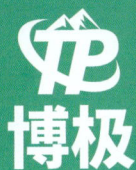

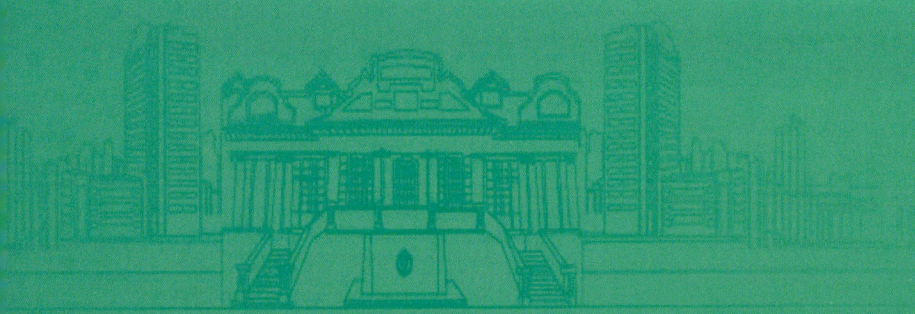

感染科
疑难病例精粹

（第一辑）

主编　谢青

上海交通大学出版社
SHANGHAI JIAO TONG UNIVERSITY PRESS

内容提要

本书包含了 32 例感染科临床医生遇见的疑难病例，主要包括一些疑难、复杂、少见的肝病和感染性疾病，以及一些收治到感染科但最终诊断为非感染性疾病的病例。本书入选的病例都是临床实践遇到的真实案例，书中详细描述了患者的临床资料和诊治过程，以及遇到诊治困境时如何"峰回路转"地最终明确诊断的过程。本书可供感染科、呼吸科、重症医学科、临床微生物科等领域的医师、研究生及规培学员参考，对拓宽临床诊治思维有极大帮助。

图书在版编目（CIP）数据

感染科疑难病例精粹. 第一辑 / 谢青主编. -- 上海：
上海交通大学出版社，2025.6. --ISBN 978-7-313
-32908-0

Ⅰ．R4

中国国家版本馆 CIP 数据核字第 20256YS975 号

感染科疑难病例精粹 （第一辑）
GANRANKE YINAN BINGLI JINGCUI (DI YI JI)

主　　编：谢　青				
出版发行：上海交通大学出版社		地　　址：上海市番禺路 951 号	
邮政编码：200030		电　　话：021-64071208	
印　　制：上海颛辉印刷厂有限公司		经　　销：全国新华书店	
开　　本：787mm×1092mm　1/16		印　　张：15.25	
字　　数：337 千字			
版　　次：2025 年 6 月第 1 版		印　　次：2025 年 6 月第 1 次印刷	
书　　号：ISBN 978-7-313-32908-0			
定　　价：128.00 元			

编 委 会

主　编　谢　青

副主编　盛滋科　周惠娟　桂红莲

编　委（按姓氏笔划排序）

王　晖　王晓琳　马铭泽　史冬梅　庄　焱　安宝燕

辛海光　纪雅丽　李　丹　杜雅楠　陈立畅　陈娟娟

张　旻　杨广德　林之莓　林兰意　周天慧　周惠娟

赵　雷　赵钢德　项晓刚　桂红莲　徐葵花　郭斯敏

曹竹君　黄　燕　黄铭厚　龚启明　盛滋科　蒋　训

谢　青　谢敬东　童学成　赖荣陶　蔡　伟　熊清芳

秘　书　莫瑞东　于梦娜

序

　　医学的发展史，在某种程度上就是一部人类与感染性疾病抗争的历史。从古老的瘟疫到现代的新发突发传染病，感染性疾病始终是威胁人类健康的重要挑战。而在这一领域中，疑难病例的诊治不仅考验着临床医生的智慧与经验，更推动着医学理论与实践的不断革新。

　　尽管医学和人工智能发展迅速，现代诊疗技术和诊疗手段不断更新，但在攻克疑难复杂病例时，临床诊疗思维依然发挥着不可替代的关键作用。通过不断总结病例诊治经验，积累周密的临床诊疗思维方式，结合现代技术，可以更加精准地解决临床各种复杂而疑难的感染性疾病，造福人类。

　　《感染科疑难病例精粹（第一辑）》一书，正是基于这样的背景应运而生。本书精选了近年来临床实践中极具代表性的感染科疑难病例，涵盖细菌、病毒、真菌、寄生虫等多种病原体所致的复杂感染，以及免疫缺陷宿主感染、不明原因发热等临床难点。每个病例均以真实的临床场景为切入点，通过抽丝剥茧的诊疗过程、多学科协作的决策分析，以及最终的经验总结，为读者呈现了一场场惊心动魄的"医学探案"。

　　上海交通大学医学院附属瑞金医院感染科的临床一线医师们协同国内专家，根据临床实践，编撰了《感染科疑难病例精粹（第一辑）》，通过总结成功经验与反思教训，结合分子诊断、宏基因组测序等新技术应用，反映了感染病学的最新进展，并在"专家点评"提炼可迁移的临床智慧。相信本书的出版必定有助于开拓和提高广大临床医师的诊疗思维和诊疗能力。

　　医学之路，道阻且长。唯愿我们以这些病例为镜，在反思中精进，在协作中共赢，为感染性疾病的诊治贡献更多中国智慧。

胡伟国
上海交通大学医学院附属瑞金医院党委书记

前　言

随着病原体的不断变异、耐药菌的蔓延以及全球化背景下传染病的快速传播，感染性疾病的诊疗正面临着前所未有的复杂性和挑战。疑难病例的积累与解析，成为推动学科进步的重要基石。

由上海交通大学出版社出版的《感染科疑难病例精粹（第一辑）》一书，正是基于这样的背景诞生。本书精选了近年来在临床实践中遇到的32个极具代表性的疑难、罕见及复杂的感染病例，涵盖"大感染"领域的重症和疑难肝病、复杂或难治感染、发热待查三大板块内容，涉及呼吸系统、中枢神经系统、血流感染、移植后感染等多类临床场景，兼具罕见病诊疗与多学科协作的示范。在这本精选集中，有常见的肝病却合并棘手的问题（如慢性乙型病毒性肝炎合并重叠综合征、肝衰竭合并耶氏肺孢子菌肺炎），有少见的肝病或感染性疾病让人"猝不及防"（如Alagille综合征、IgG4相关性硬化性胆管炎、尖端赛多孢子菌中枢神经系统感染、类鼻疽伯克霍尔德菌脾脓肿），有发热待查中的罕见病因（如Chediak-Higashi综合征）或是罕见表现（如以发热为首发表现的白塞病），还有复杂情况需要多学科"并肩作战"（如TAFRO综合征、布加综合征）。每个病例均以真实的诊疗过程为线索，通过抽丝剥茧的分析，展现临床思维的全景：从病史采集的细节挖掘、体格检查的敏锐观察，到实验室检查的精准判读、影像学特征的鉴别诊断，直至治疗方案的个体化调整与多学科协作的决策艺术。

本书的编写凝聚了上海交通大学医学院附属瑞金医院感染科临床医师和国内感染科专家的集体智慧。在每一个病例中，既可以看到详细展现的诊疗经过，又有主诊医师精要的诊疗体会总结，还有根据权威文献进行的简明综述，更有精彩扼要的专家点评。通过多维度和立体化的病例剖析，我们试图打造感染科医师临床能力提升的"高阶训练场"，将艰难深奥的临床难题转化为可触可感、可习可鉴的诊疗教案，以求帮助感染科医师举一反三、由点及面、触类旁通，让每个病例都成为他们积累临床经验的"磨刀石"。

本书可供感染科、呼吸科、重症医学科、临床微生物科等领域的医师、研究生及规培学员参考。我们期待，这些病例能成为读者应对复杂感染挑战的"思维磨刀石"，亦能启发更多同行投身感染性疾病的深入研究。医学的进步需要知识的传承与共享，若本书能为临床工作者提供些许借鉴，我们将深感欣慰。

在本书付梓之际，我们衷心感谢所有参与病例提供和分析的专家团队，以及为本书编写提出宝贵意见的同道。限于编者水平，书中难免存在疏漏之处，恳请读者不吝指正。

谢　青

上海交通大学医学院附属瑞金医院感染科主任

目 录

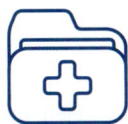

病例 1 　尖端赛多孢子菌致颅内感染一例

病例提供者：盛滋科、周惠娟
作者单位：上海交通大学医学院附属瑞金医院感染科

患者基本资料

年龄：53岁	性别：女	居住地：江西省
职业：厨师	民族：汉	婚否：已婚

一、主诉和现病史

（一）主诉

发热伴头痛6天。

（二）现病史

6天前（2023年4月2日），患者因"感冒头痛"在当地诊所用退热药3天，仍发热（具体体温、用药不详）。4月5日，患者头痛加重，出现抽搐，遂至江西某医院，查血常规示 WBC 3.7×10^9/L，Hb 96 g/L，L 0.77 $\times 10^9$/L，PLT 128×10^9/L。考虑中枢神经系统感染，予抗感染（具体用药不详）、对症处理。后转笔者所在医院急诊，血常规示 WBC 9.91×10^9/L，L 1.01×10^9/L，N 8.3×10^9/L。抢救室腰椎穿刺脑脊液（cerebrospinal fluid，CSF）涂片见真菌及退变的淋巴细胞、粒细胞，未见恶性依据；脑脊液二代测序（next-generation sequencing，NGS）示尖端赛多孢子菌（序列数1404，相对丰度97.3%）；头颅MRI示双侧额叶皮质下深部及侧脑室前后角旁白质高信号改变（轻度），延髓左前缘受血管压迫变形，左侧下鼻甲黏膜肥厚。

自发病以来，患者神志欠清，精神欠佳，胃纳差，睡眠可，小便如常，6日未解大便，体重无显著变化。

二、重要的既往史、个人史、家族史等

患者平素体健，否认高血压、糖尿病、心血管相关疾病，生长于原籍，否认疫水、疫区接触史，否认吸烟、嗜酒史。已婚已育，子女2人，配偶及子女体健。无家族性遗传病史。

三、入院体格检查

T 37.0℃，P 99 次/min，R 20 次/min，BP 150/71 mmHg。神欠清，烦躁，查体不能完全配合，颈项强直（+），凯尔尼格征（+），布鲁津斯基征（+）。皮肤、巩膜无黄染，无浅表淋巴结肿大，双肺呼吸音清；心律齐，未闻及杂音。腹稍膨，腹软，无压痛、反跳痛，未及包块，肝脾肋下未及，肠鸣音、移动性浊音（-），双下肢无水肿。

四、入院辅助检查

血常规：WBC 8.09×10^9/L，N 6.64×10^9/L，L 0.88×10^9/L；CRP、ESR、PCT、SAA、铁蛋白均正常。肝肾功能、电解质均正常。

血培养、外周血NGS：均阴性。T-SPOT：阴性。HSV、EBV、CMV、HBV、HCV、HEV、流感病毒：均阴性。G试验、GM试验、新型隐球菌乳胶凝集试验均阴性。HIV、梅毒、BK病毒、呼吸道九联检均阴性。

免疫指标：ANA、心磷脂抗体、狼疮抗凝物等均阴性。免疫球蛋白：正常。

甲状腺功能正常。肿瘤标志物：全阴。

细胞因子：IL-6 6.8 pg/ml，IL-8 57.2 pg/ml，余均正常。淋巴细胞计数：$CD3^+$细胞绝对值计数609个/μl，$CD8^+$细胞绝对值计数183个/μl，自然杀伤（natural killer，NK）细胞绝对值计数79个/μl，$CD4^+$和$CD19^+$细胞绝对值计数均正常。

住院期间复查脑脊液NGS，提示尖端赛多孢子菌序列数逐渐降低。

五、入院诊断、诊断依据和鉴别诊断

（一）入院诊断

中枢神经系统感染（尖端赛多孢子菌）。

（二）诊断依据

（1）患者为中年女性，急性起病，因"发热伴发热6天"入院；

（2）6天前患者因"感冒头痛"，在当地诊所退热药3天，仍发热。4月5日头痛加重，出现抽搐，考虑中枢神经系统感染，予抗感染、对症处理。后转笔者所在医院急诊，查血常规示WBC 9.91×10^9/L，L 1.01×10^9/L，N 8.3×10^9/L。抢救室腰椎穿刺脑脊液涂片见真菌及退变的淋巴细胞、粒细胞，未见恶性依据；脑脊液NGS示尖端赛多孢子菌；头颅MRI示双侧额叶皮质下深部及侧脑室前后角旁白质高信号改变（轻度）。

（3）既往体健，无明确慢性病史。

（4）体格检查：神欠清，烦躁，查体不能完全配合，颈项强直（+），凯尔尼格征（+），布鲁津斯基征（+）。皮肤、巩膜无黄染，无浅表淋巴结肿大，双肺呼吸音清；心律齐，未闻及杂音。腹稍膨，腹软，无压痛、反跳痛，未及包块，肝脾肋下未及，肠鸣音、移动性浊音（−），双下肢无水肿。

（5）辅助检查：见上述。

（三）鉴别诊断

（1）病毒性脑膜炎/脑炎：常见的如EB病毒（Epstein-Barr virus，EBV）、巨细胞病毒（cytomegalovirus，CMV）等疱疹病毒感染，也可以由单纯疱疹病毒感染引起。其通常在免疫力低下后出现，如受凉、淋雨、熬夜劳累等，可以出现发热、头痛，甚至意识改变等。临床上可通过脑脊液检查进一步明确诊断。结合患者发病时的临床表现，需进一步排查。

（2）化脓性脑膜炎：急性起病，典型症状有发热、头痛、呕吐、惊厥、意识障碍和颈项强直等。常见致病菌包括脑膜炎双球菌、流感嗜血杆菌、肺炎链球菌等。脑脊液检查常提示中性粒细胞升高为主，可伴有外周血中性粒细胞升高。结合患者情况，目前化脓性脑膜炎依据不足。

（3）结核性脑膜炎：是由结核分枝杆菌引起的脑膜和脊膜的非化脓性炎症性疾病。患者常有低热、盗汗、食欲减退、全身倦怠乏力等结核中毒症状。结核性脑膜炎多起病隐匿，可缺乏结核接触史，症状往往轻重不一。目前该患者无结核感染依据。

六、主要诊疗经过和病情变化

入院后予以伏立康唑200 mg q12h静滴抗真菌，甘露醇减轻脑水肿，左乙拉西坦0.5 g bid抗癫痫，地塞米松10 mg qd抗炎。治疗28天后，患者好转出院，带药回家继续治疗。出院后当晚出现头痛、恶心、低热，于当地医院就诊，继续予甘露醇250 ml qd，地塞米松2.5 mg qd静滴，伏立康唑200 mg bid抗真菌。

半月后患者再次入院诊治，继续予以上述抗真菌治疗。1周后患者感染新冠病毒，予以抗新冠病毒治疗。5天后新冠病毒核酸转阴，但患者诉四肢肌力减退。神经内科会诊意见为患者四肢肌力对称性下降，且头颅MRI未见DWI高信号，不考虑急性脑梗死可能；建议完善常规肌电图＋运动神经元病套餐、颈-胸-腰椎MRI。复查头颈胸腰MRI：急性-亚急性脑梗死可能。

继续抗真菌、抗凝治疗，发现右下肢肌力下降较前略有加重。复查头颅MRI增强提示右侧小脑病灶增强明显，提示感染可能，左侧丘脑＋左侧脑干病灶增强较前略明显，提示感染可能性大。住院期间，患者突发昏迷，完善头颅CT提示蛛网膜下腔出血。请神经内科和外科会诊，与家属充分沟通病情后，家属表示为减少患者痛苦，放弃进一步的有创治疗，自动出院。患者返回当地医院后死亡。

七、针对病情变化的检查结果

头颅CT平扫提示蛛网膜下腔出血，部分脑室内积血。脑桥、两侧小脑斑片低密度影。

八、出院诊断

中枢神经系统感染（尖端赛多孢子菌感染）。

九、预后和转归

患者最终继发蛛网膜下腔出血，死亡。

十、诊疗体会

（一）诊断及鉴别诊断

尖端赛多孢子菌为罕见真菌，临床医生对其认识不足。本例患者通过脑脊液NGS明确诊断。对中枢神经系统感染患者，若常规方法不能明确诊断，建议行脑脊液NGS，有助于诊断少见或罕见病原体感染。

（二）治疗

尖端赛多孢子菌对常用抗真菌药常耐药，给临床治疗带来了非常大的困难。该例患者前期治疗有较好的效果，但患者最终因蛛网膜下腔出血死亡。这可能部分归咎于治疗过程中合并新冠病毒感染，患者免疫力进一步下降，致真菌控制不佳。

十一、简要综述

赛多孢子菌属（*Scedosporium*）隶属于真菌界，非曲霉菌，是临床罕见的致病菌，属内常见的菌种有尖端赛多孢子菌（*S. apiospermum*）和多育赛多孢子菌（*S. prolificans*）。

尖端赛多孢子菌是近年来发现的一种新兴病原体，又称足放线病菌，广泛存在土壤、污水、粪便及腐败植物中，为条件致病菌。与曲霉具有相似的流行病学特征，尤其易发生在中性粒细胞减少的患者和接受免疫抑制剂治疗患者中，如实体器官移植、血液系统肿瘤、骨髓移植、HIV感染以及使用大量激素患者。其也可发生于免疫正常者中（罕见），如外伤、溺（污）水、有基础肺部疾病、HELLP综合征等。

尖端赛多孢子菌也被认为是继曲霉菌后的第二大常见呼吸道真菌。它可导致肺部、关节、眼部及中枢神经系统等多部位感染，严重时可导致致命性的侵袭性真菌感染，是一种罕见且致死率高的疾病。

单纯的单发或多发脑脓肿为最常见的表现形式，其他的有脑脊膜炎、脑脓肿合并脑脊膜炎、脑脓肿合并脑室炎、硬膜下脓肿、真菌球。

该病原菌诊断十分困难，诊断周期长，因脑脊液和肺泡灌洗液培养阳性率不高，通常需通过脑活检术行真菌培养才能明确诊断。NGS灵敏、准确、快速的特点，能在临床感染疾病诊断领域更好地帮助临床医生精准诊断，及时改进治疗方案，在患者康复中起到重要作用。

尖端赛多孢子菌感染预后不佳，病死率高，主要是该菌对传统抗真菌药物（如两性霉素B）具有耐药性和早期诊断困难。

专家点评

尖端赛多孢子菌是一种广泛分布于土壤、污水和动物粪便中的条件致病性真菌，对两性霉素B和氟康唑等传统抗真菌药物具有天然耐药性，这使得其感染难以被治疗。该真菌不仅侵犯免疫低下者，也能在特定情况下（如创伤、近溺水）感染免疫功能正常的个体。本病例是一名53岁免疫功能正常女性，初期以"发热伴头痛"就诊，后病情迅速进展至"抽搐"，通过脑脊液NGS检测到尖端赛多孢子菌（序列数1404，相对丰度97.3%），从而确诊。

该病例提示我们在临床实践中，对于难治性中枢神经系统感染，应提高罕见真菌病原体感染的警惕。2024年的研究表明，尖端赛多孢子菌中枢神经系统感染的病死率极高（65%～100%），及时诊断至关重要。特别是对常规治疗效果不佳的发热、头痛患者，应进行真菌病原学检测。传统培养方法对颅内真菌感染的敏感性不足，而NGS技术可在短时间内高效识别病原体，为临床决策及时提供依据。对于可疑病例，应优先考虑从病灶部位采样行NGS检测。

针对尖端赛多孢子菌感染的治疗应采取综合策略。伏立康唑是目前的一线推荐药物，能有效穿透血脑屏障，治疗时间不少于6个月，严重病例可达12个月以上。同时，积极考虑外科引流和脓肿切除，可提高治愈率，尤其对颅内感染患者。

总之，临床医生应加强对尖端赛多孢子菌感染的认知，重视分子诊断技术的应用，采取积极的药物联合外科干预的综合治疗策略，积极改善患者预后。

点　评：赖荣陶

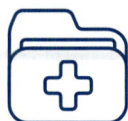

脾脓肿

病例2 ——类鼻疽伯克霍尔德菌感染一例

病例提供者：盛滋科、周惠娟
作者单位：上海交通大学医学院附属瑞金医院感染科

患者基本资料

年龄：57岁	性别：男	居住地：海南省
职业：工人	民族：汉	婚否：已婚

一、主诉和现病史

（一）主诉

反复发热3年，加重4个月。

（二）现病史

3年前（2018年）患者无明显诱因下出现发热，体温最高达38.9℃，伴畏寒寒战、头痛、大汗，体温可恢复正常。遂就诊于当地医院，自诉查血常规、肝肾功能、病原学抗体正常。后患者反复发热，多次就诊检查，结果均未发现明显异常，但频率逐渐增加。

4个月前，患者发热频率增加，按照既往服药，仍反复发热，体温最高达38.8℃，一周发热3次以上，否认其余不适。2021年11月8日于A医院就诊，PET/CT检查示：脾脏内多发代谢增高灶，脾脏原发淋巴瘤不除外，脾门轻度代谢淋巴结，考虑受累可能；胃底部胃壁增厚，代谢增高，倾向炎性，建议结合胃镜检查；双侧颈部、锁骨区、双侧腋窝、腹股沟多发反应性淋巴结；右肺中叶慢性炎性条索。

患者遂于笔者所在医院血液科门诊就诊，查血常规：WBC 6.05×10^9/L，Hb 110 g/L，PLT 99×10^9/L；肝肾功能、电解质、T-SPOT、细胞因子、肿瘤标志物、免疫固定电泳、外周血白细胞形态均未见明显异常。免疫球蛋白：α_1球蛋白7.53 g/L，γ球蛋白22.21 g/L。予莫西沙星抗感染、新癀片对症治疗。笔者所在医院感染科门诊拟"发热待查"收住入院。

发病以来神清，精神可，进食可，睡眠较差，大小便无殊，3年来体重下降8 kg，近4个月来体重下降3 kg。

二、重要的既往史、个人史、家族史等

患者有糖尿病史20余年，平素血糖控制不佳，目前甘精胰岛素注射液早6 U晚10 U治疗，空腹血糖控制在9 mmol/L左右。10余年前行胆囊切除术，3年前行肾脏碎石取石术，否认外伤史。否认病毒性肝炎、结核等传染病病史。

出生于浙江省温州市，从事皮鞋加工行业，2009年迁于海南省三亚市定居，从事果园种植管理工作。吸烟史20余年，每日20支，否认长期饮酒史。已婚已育，1子1女。母亲乳腺癌病史，已去世；父亲高血压病史。

三、入院体格检查

T 36.3℃，P 78次/min，R 16次/min，BP 139/69 mmHg。神清，精神可，颈软，气管居中，甲状腺无肿大。双肺呼吸音清，未闻及明显干、湿啰音。心律齐，各瓣膜区未闻及病理性杂音。腹部平坦，腹软，无压痛及反跳痛，肝脾肋下未及。肾区叩击痛阴性。双下肢无水肿，四肢肌力及肌张力正常，病理反射未引出。

四、入院辅助检查

（2021.11.30）血常规：WBC 4.70×10^9/L，N 2.61×10^9/L，L 1.57×10^9/L，Hb 100 g/L，PLT 95×10^9/L，CRP 19 mg/L，SAA 40.71 mg/L；ESR 41 mm/h；PCT 0.07 ng/ml。

生化：BG 8.21 mmol/L，PAB 154 mg/L，ALT 12 IU/L，AST 12 IU/L，ALP 74 IU/L，GGT 21 IU/L，TBIL 11.5 μmol/L，ALB 33 g/L，Cr 81 μmol/L，电解质无异常，TG 1.90 mmol/L，TC 3.44 mmol/L，HDL-C 0.62 mmol/L，LDL-C 2.06 mmol/L。

凝血功能：APTT 28.0 s，PT 12.6 s，Fg 4.7 g/L，Fg 3.5mg/L，D-二聚体定量 0.90 mg/L。

α-干扰素9.6 pg/ml，γ-干扰素70.4 pg/ml，IL-2 9.5 pg/ml，IL-4 3.9 pg/ml，IL-5 < 2.4 pg/ml，IL-17 38.7 pg/ml，IL-6 56.7 pg/ml，IL-8 48.2 pg/ml，IL-10 3.5 pg/ml，TNF 3.7 pg/ml。

$CD3^+$、$CD4^+$、$CD8^+$ T细胞计数正常，NK绝对计数 93个/μl。

多次血培养：阴性。T-SPOT：阴性。呼吸道病毒15联：阴性。HBV、HCV、HIV、EBV、CMV均阴性。

G试验、GM试验、隐球菌乳胶凝集试验均阴性。

肿瘤标志物：AFP、CEA、CA125、CA199、NSE、PSA等均正常。

ANA正常。免疫球蛋白：IgG 18.34 g/L，IgA 3.63 g/L，IgM 1.09 g/L，IgE < 4.4 IU/ml；β_2-微球蛋白2555 ng/ml，铁蛋白 476.9 ng/ml。

甲状腺功能正常；免疫固定电泳正常。

尿常规：葡萄糖（++++），余阴性。粪便常规：无异常。

腹部B超：胆囊切除术后；脾稍厚伴散在片状低回声区；肝胰体未见明显异常；门静

脉未见明显异常。

浅表淋巴结B超：未见淋巴结肿大。

心脏超声：未见明显异常。

肺部CT：两肺多发微小结节；两肺多发条片影；双侧胸膜增厚，左侧胸腔积液，左下肺膨胀不全。

腹部MRI增强：脾脏肿大伴多发信号异常及出血可能，局部与胃壁分界不清。

五、入院诊断、诊断依据和鉴别诊断

（一）入院诊断

① 发热待查；② 脾脏占位性病变；③ 2型糖尿病。

（二）诊断依据

（1）患者为中年男性，慢性起病，因"反复发热3年，加重4个月"入院。

（2）三年前（2018年）患者出现发热，T_{max} 38.9℃。自行服药（布洛芬、对乙酰氨基酚），体温可恢复正常。后患者反复发热，多次就诊检查，结果均未发现明显异常，但频率逐渐增加。4个月前，患者发热频率增加，按照既往服药，仍反复发热，T_{max} 38.8℃，一周发热3次以上。2021年11月8日于外院就诊，PET/CT检查示：脾脏内多发代谢增高灶，脾脏原发淋巴瘤不除外，脾门轻度代谢淋巴结，考虑受累可能。

（3）糖尿病史20余年，平素血糖控制不佳，目前甘精胰岛素注射液早6 U晚10 U治疗，空腹血糖控制在9 mmol/L左右。

（4）体格检查：如上述。

（5）辅助检查：如上述。

（三）鉴别诊断

（1）细菌感染：常表现为发热，可低热或高热，可伴有畏寒，以及感染部位的局部临床表现，如咳嗽咳痰、尿急尿痛等。血常规多提示白细胞升高，以中性粒细胞升高为主，CRP、PCT升高。可通过细菌培养明确诊断。该患者发热，抗感染治疗部分有效，需进一步排查细菌感染。

（2）淋巴瘤：可表现为发热，以反复高热多见，可伴有血细胞减少，乳酸脱氢酶升高。抗感染治疗无效。影像学检查多提示淋巴结肿大，确诊依赖于病理结果。该患者慢性病程，多为低热，目前需进一步排查。

六、主要诊疗经过和病情变化

入院后完善相关检查后，予以头孢曲松＋米诺环素抗感染治疗，但患者仍有间断发热。经多学科讨论后，2021年12月9日于放射介入科行CT引导下经皮脾穿刺。穿刺液培养

5天细菌真菌厌氧菌未生长；穿刺液细胞学检查：见散在个别淋巴细胞，未见恶性证据。脾脏穿刺液NGS结果示类鼻疽伯克霍尔德菌。

调整抗生素为美罗培南1 g q8h，后体温控制好转。半月后复查腹部MRI示脾脏占位较前无明显变化。2022年2月17日行脾切除术，脓液培养：类鼻疽伯克霍尔德菌。术后患者病情稳定，无发热，好转出院。

七、针对病情变化的检查结果

脾组织病理：凝固性坏死，灶内少量中性粒细胞，灶周围见较多浆细胞和少量组织细胞、淋巴细胞浸润；未见肿瘤依据，符合慢性炎症伴显著坏死病理改变。

八、出院诊断

① 脾脓肿（类鼻疽伯克霍尔德菌感染）；② 2型糖尿病。

九、预后和转归

痊愈出院，随访1年余，患者状况良好，未有类鼻疽伯克霍尔德菌感染复发。

十、诊疗体会

（一）诊断及鉴别诊断

类鼻疽（melioidosis）潜伏期通常小于21天，也可长达数月甚至数年。类鼻疽的早期确诊至关重要，对降低病死率具有重要意义。类鼻疽的诊断仍依赖于传统的细菌培养，该方法耗时5～7天，严重延误患者诊断和治疗。

在类鼻疽流行区，血清学方法常用于初筛，辅助类鼻疽诊断。但在实际应用中，基于抗体的方法敏感性和特异性并不高，限制了血清学方法的临床应用。

（二）治疗

类鼻疽伯克霍尔德菌对多种药物天然耐药，如青霉素G、氨苄西林、第一代和第二代头孢菌素、大多数氨基糖苷类、大环内酯类、利福平及多黏菌素等。在体外通常对复方磺胺甲噁唑（TMP/SMZ）、阿莫西林/克拉维酸、替卡西林/克拉维酸、部分第三代头孢菌素、喹诺酮类、四环素类、氯霉素和碳青霉烯类等抗菌药物敏感。有报道称该菌对TMP/SMZ耐药率超过55%，对哌拉西林/他唑巴坦和头孢他啶的耐药率分别为15.8%、18%，尚未发现对亚胺培南耐药。

类鼻疽治疗：引流、清创，合适的抗感染治疗。初期强化治疗：一线药物至少包含头孢他啶（2 g q6h）或亚胺培南、美罗培南（1 g q8h）静脉注射等（据肾功能调整剂量）。亚胺培南对类鼻疽伯克霍尔德菌的抗菌活性强于美罗培南，强化期治疗首选亚胺培南，疗程至少2周，如果有化脓性感染并发症，则延长至6周，骨髓炎6周，中枢神经系统感染8周。

清除期：序贯复方磺胺甲噁唑（优选）+多西环素（次选）口服，3个月；骨髓炎、中枢神经系统感染可延长6月。阿莫西林克拉维酸（次选）。

十一、简要综述

类鼻疽（俗称"泥土病"）为人兽共患传染病。海南省是我国类鼻疽的主要疫源地。近10年间，海南省医院收治的类鼻疽病确诊病例明显增多，病例分布范围不断扩大。

类鼻疽由类鼻疽伯克霍尔德菌引起，该菌属伯克霍尔德菌属（Burkholderia），为短而直、中等大小、非发酵革兰阴性球杆菌，腐生菌。需氧，无荚膜，无芽孢，一端有3条以上鞭毛，运动活泼。为条件致病菌，可胞内存活。特别喜欢生长在热带和亚热带地区潮湿土壤及水中，像水稻田和烂泥。常见于东南亚、澳大利亚的北部和北美洲的南部，在我国分布于海南、广东、广西、福建、香港、台湾等地。世界卫生组织和美国将该菌列为潜在的生物恐怖剂。

人主要通过损伤的皮肤与污染的水或土壤接触，以及吸入受污染空气感染类鼻疽伯克霍尔德菌。可引起肺炎、肺脓肿、败血症、脓毒症、皮肤软组织感染等。

临床表现：发热（最常见，＞90%）、体重减轻、乏力、头痛、咳嗽、胸痛、咯血、局部肿胀或疼痛、淋巴肿大等。急性败血症是类鼻疽最严重的临床表现。

急性感染在短时间内导致患者多脏器衰竭、休克和死亡，如不及时治疗则病死率高达25%～70%。临床表现呈"多样性"，除了常见肺部感染和败血症，还引起脓肿（肺、肝、脾、软组织）、化脓性关节炎、骨髓炎、脑膜炎、淋巴结炎、泌尿道感染、腮腺炎等。慢性感染（＞2月），约10%，常难治。慢性者似空洞型肺结核表现、脾脓肿等。

引起的急性重症或者慢性反复感染极易误诊和漏诊。

亚临床型：流行区中有相当数量的人群，受类鼻疽感染后而临床症状不明显，血清中可测出特异性抗体，一般不会发展为显性类鼻疽，但有糖尿病等诱因存在时，仍有机会发病。

类鼻疽的危险因素：糖尿病（最主要）、酗酒、抽烟、男性、肾脏疾病、慢性阻塞性肺疾病、心脏病等。

类鼻疽易复发，尤其在免疫功能低下者尽量予以长疗程的抗感染治疗。重症类鼻疽复发率为15%～30%。全球总体病死率为9%～70%，糖尿病、老年人、慢性肾病预后差。疫区戴口罩，注意在多雨季节防止伤口暴露于土壤和泥水。

专家点评

  该病例是一个以长期间断发热为主要表现的复杂感染病例，最终确诊为类鼻疽伯克霍尔德菌感染所导致的脾脓肿。

  该病是一种人畜共患的地方性传染病，其主要流行于海南、广东、广西、福建等沿海省份，尤其以海南和广东高发，这一流行病学特征与本例患者的居住地及职业特点相符合，对确定发热原因具有重要指导价值。

  此外，该患者长达3年反复发热，常规抗感染治疗无效，PET/CT提示脾脏局部病灶，但未见全身淋巴结肿大及骨髓受累，结合患者长期糖尿病导致免疫功能低下，应首先积极排查隐匿性或少见病原体感染的可能。特别是在传统病原体培养手段仍无法明确时（类鼻疽伯克霍尔德菌常规血培养阳性率仅约30%，需采用选择性培养基），NGS可显著提高病原体检出率（尤其对苛养菌、罕见病原体）。另外，NGS检测的标本应尽可能选取局灶性病灶（如脓肿、组织）的穿刺液或活检组织、骨髓、组织间液等，其次是血液、支气管肺泡灌洗液，尽可能减少背景菌的干扰，提高确诊率。该病例就是通过对脾脏病灶穿刺组织进行NGS得以确诊，为治疗方案选择提供了决定性证据。

  总之，类鼻疽病在临床易误诊，需结合流行病学史、临床特点、影像学等综合判断，并运用多种病原体检测方法如血培养、NGS等提高诊断效率，从而才能有效控制该病的危害。

点　评：辛海光

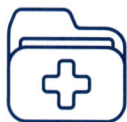

小小针刀，险酿大祸

病例3 ——一例侵袭性B族链球菌感染的诊治

病例提供者：桂红莲、蔡伟
作者单位：上海交通大学医学院附属瑞金医院感染科

患者基本资料

年龄：74岁	性别：女	居住地：浙江省宁波市
职业：退休	民族：汉	婚否：已婚

一、主诉和现病史

（一）主诉

左髋腰疼痛1个月，加重伴行走困难3周。

（二）现病史

2020年12月底，患者无明显诱因下自觉腰部及髋部疼痛，以左侧为重，无发热、寒战，无肢体活动障碍，无头晕、乏力，无腹痛、腹胀等。于当地A医院查腰椎MRI，提示$L_{3\sim4}$、$L_{4\sim5}$、$L_5 \sim S_1$椎间盘突出可能（报告未见）。2021年1月5日起于当地医院A行"小针刀"治疗"腰椎间盘突出"，共两次。随后患者突然出现行走困难，左侧髋部疼痛较前明显加重，遂于当地B医院住院治疗。2021年1月16日血常规+CRP提示：WBC 5×10^9/L，N% 91.1%，CRP 230 mg/L。肝功能：TBIL 18 μmol/L，ALB 30.8 g/L，ALT 90 IU/L，AST 18 IU/L，ALP 290 IU/L，GGT 174 IU/L。肾功能：Cr 49 μmol/L。2021年1月17日胸部CT提示：① 两肺多发微小结节灶，建议年度复查；② 左下肺纤维灶；③ 左侧髂腰肌低密度灶，炎症、肿瘤不能除外，建议进一步检查。2021年1月18日头颅MRI提示脑白质轻度缺血性改变。2021年1月19日双下肢血管彩超提示双下肢股动脉、腘动脉、胫前动脉、胫后动脉内中膜增厚，左下肢股深静脉血栓形成。2021年1月19日PET/CT提示主要见$T_{7\sim9}$椎旁软组织肿胀（累及邻近膈肌及胸膜）伴^{18}F-FDG摄取增高，左髂腰肌及耻骨肌囊性占位伴^{18}F-FDG边缘摄取增高，考虑感染性病变，建议治疗后复查，以排除其他原因。2021年1月24日腹部CT平扫+增强：① 左侧髂腰肌、腰大肌及左髋关节前方肌间隙异常密度影，脓肿可能，请结合临床；② 双肾多发低强化影，感染性病变可能；③ 胆囊息肉可能；④ 子宫未见；⑤ 脾脏低强化结节。于当地B医院住院期间，患者诊断为腰间盘突出，给予地塞米松、甘露醇、塞来昔布对症治疗，考虑椎旁、髂窝及其他多发性深部脓肿，予以利奈唑胺 0.6 g q12h＋美罗培南 0.5 g q6h 抗感染治疗，请外科会诊后认为无外科切排指征。现患者症状无好转，下肢活动困难，小便失禁，留置导尿管，2021年1月28日转至笔者所在医院介入科进一步治疗。

患者自发病以来，神清，精神欠佳，食欲尚可，二便未见明显异常，体重未见明显减轻。

补充材料：小针刀是由金属材料做成的，在形状上似针又似刀的一种针灸用具，长短不一，一般为 10～15 cm，直径为 0.4～1.2 mm 不等。腰椎间盘突出症是其临床适应证之一，治疗时通常以椎间隙压痛点（椎间关节处）取穴，在腰部痛点中心进针刀，针刀尖到达椎间小关节韧带周围组织时进行疏通剥离 3～4 次，出针刀。应用前必须高压灭菌，或经酒精浸泡消毒，否则容易导致医源性感染。

二、重要的既往史、个人史、家族史等

疾病史：自诉有糖尿病病史 3 年，但未曾规范治疗，否认高血压等其他慢性病史，否认乙型病毒性肝炎（以下简称"乙肝"）、结核等传染病史。

手术外伤史：10 余年前因"子宫内膜癌"行子宫全切术。

个人史：否认疫区接触史，否认吸烟、饮酒史。

家族史：否认家族相关病史。

三、入院体格检查

T 36.7℃，P 99次/min，R 18次/min，BP 111/64 mmHg。神志清楚，精神稍差，扶入病房，对答切题，体位为右侧卧位，查体合作。皮肤、巩膜无黄染，浅表淋巴结未及肿大。双肺呼吸清，未及明显干、湿啰音。心律齐，未闻及病理性杂音。腹平软，下腹部见一个 5 cm 长陈旧性手术瘢痕，全腹部无明显压痛，肝脾肋下未及，肠鸣音正常范围。病理征阴性。

专科体检：左腰部、左侧髋部、左大腿内侧、左侧肩关节均可触及皮下包块，大小不等，鹌鹑蛋样至鹅蛋样大小，触之质韧，表面皮肤色红，局部有压痛。

四、入院辅助检查

（2021.01.19）当地医院 PET/CT：①"宫颈癌术后放化疗后"，术区局部目前未见明确复发征象；② $T_{7\sim9}$ 椎旁软组织肿胀（累及邻近膈肌及胸膜）伴 ^{18}F-FDG 摄取增高，左髂腰肌及耻骨肌囊性占位伴 ^{18}F-FDG 边缘摄取增高，考虑感染性病变，建议治疗后复查，以排除其他原因；③ 左大腿皮下软组织肿胀；③ 双肺炎性肉芽肿，双肺纤维条索灶及钙化灶，双颌下、颈部、双肺门、纵隔及腋窝炎性淋巴结，冠状动脉钙化斑块形成，双侧胸腔少量积液，双乳腺纤维腺瘤；④ 慢性胃炎，胆囊腺肌症，脾脏肿大，腹盆腔及腹膜后炎性淋巴

结，腹盆腔少量积液；⑤ 老年脑改变，脑白质变性，左下鼻甲肥大，全组鼻旁窦炎，双中耳炎，甲状腺腺瘤；⑥ 脊柱退行性变，L_3 椎体血管瘤，$C_{3\sim7}$ 及 $L_1 \sim S_1$ 椎间盘膨突，左肩袖损伤，腹部、腰臀部及双下肢水肿。

此次入院后：（2021.01.28）血常规+CRP：WBC 6.13×10^9/L，N% 89.3%，N 5.48×10^9/L，CRP 200 mg/L。生化：BG 9.15 mmol/L，PAB 88 mg/L，ALT 25 IU/L，AST 35 IU/L，TBIL 15.8 μmol/L，ALB 34 g/L，ALP 155 IU/L，GGT 115 IU/L，Cr 50 μmol/L，K^+ 3.26 mmol/L。HbA1C 7.2%。病毒：HAV（−），HBsAb（＋），HBeAb（＋），HBcAb（＋），HCV（−），HDV（−），HEV（−），EBV、CMV、HSV-Ⅰ、HSV-Ⅱ均（−）。CD系列：$CD3^+$ 61.5%，$CD3^+CD4^+$ 26.8%，$CD3^+CD8^+$ 35.7%。尿蛋白：1095 mg/24 h。自身抗体：ANA、AMA、SMA、ENA均（−）。

五、入院诊断、诊断依据和鉴别诊断

（一）入院诊断

① 多发软组织脓肿；② 2型糖尿病。

（二）诊断依据

（1）患者为老年女性，糖尿病病史明确。
（2）患者在医源性操作（小针刀）后出现行走困难、左侧髋部疼痛症状。
（3）血常规提示 WBC 5×10^9/L，N% 91.1%，CRP 230 mg/L。
（4）影像学提示左侧髂腰肌、腰大肌及左髋关节前方肌间隙异常密度影，脓肿可能。

（三）鉴别诊断

多发软组织脓肿病原学不明，需考虑细菌、结核或者其他病原体，待完善微生物学检查后明确。

六、主要诊疗经过和病情变化

（2021.01.28）（第一次引流）CT引导下左侧大腿脓肿引流置管，引流出乳黄色液体，送检培养等。次日转入笔者所在科室继续治疗，转科后继续阿卡波糖100 mg tid 口服降糖治疗，给予亚胺培南西司他丁 0.5 g q8h+替考拉宁 0.2 g qd 联合抗感染治疗。

（2021.02.01）根据2021.01.31脓液（第一次）微生物报告证实B族链球菌（group B Streptococcus，GBS），根据药敏情况调整抗感染方案：左氧氟沙星注射液 0.5g qd+万古霉素 0.5 g q8h，之后根据万古霉素谷浓度调整至万古霉素 0.5g q12h。

（2021.02.03）（第二次引流）CT引导下左侧大腿腹股沟下方脓肿引流置管，引流出乳黄色液体，送检培养等。同日左侧肩关节脓肿处破溃流脓，予以局部换药处理。

（2021.02.09）（第三次引流）CT引导下左侧膝关节旁脓肿引流置管，同时拔除第一次放置的左大腿引流管。

（2021.02.26）拔除第二次放置的左大腿腹股沟下方引流管及第三次放置的左膝关节旁引流管。停用原抗感染方案，改为左氧氟沙星片0.5 g qd 口服2周。整个病程总结如图3-1所示。

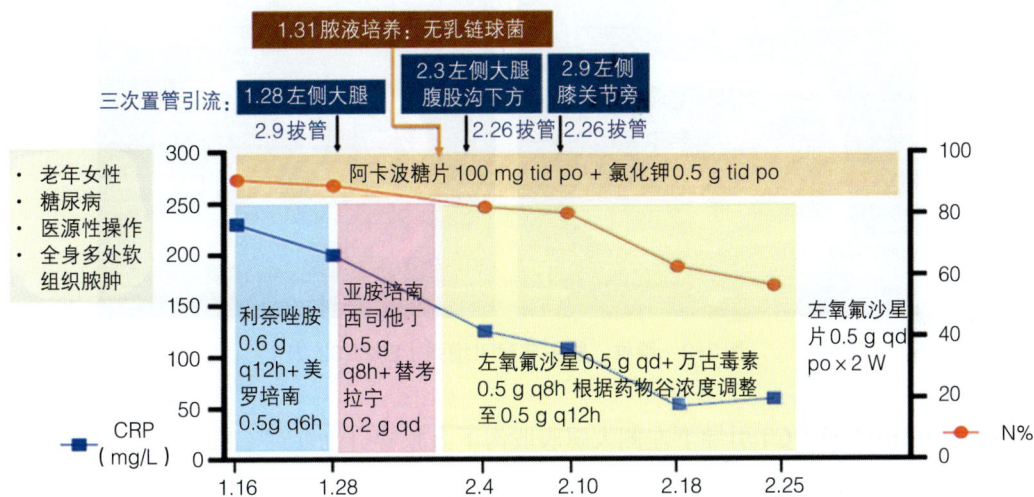

图3-1 本例患者病程总结

七、针对病情变化的检查结果

（1）（2021.01.28）CT引导下左侧大腿脓肿引流置管（第一次引流），见图3-2A。

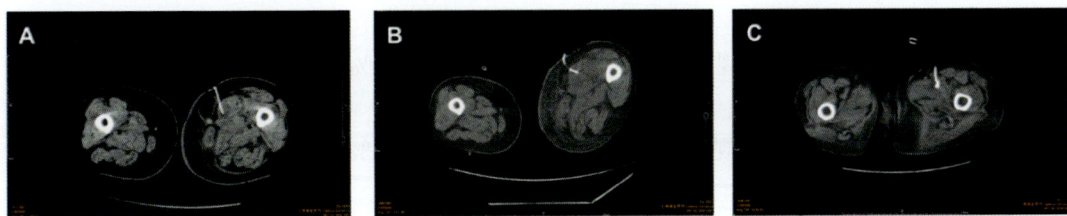

图3-2 CT引导下脓肿引流置管

A. CT引导下左侧大腿脓肿引流置管；B. CT引导下左侧大腿腹股沟下方脓肿引流置管；C. CT引导下左侧膝关节旁脓肿引流置管

（2）（2021.01.31）脓液（第一次）微生物报告提示为B族链球菌。药敏情况：对青霉素、万古霉素、四环素、莫西沙星、左氧氟沙星、利奈唑胺、奎努普汀/达福普汀、替加环素敏感；克林霉素、红霉素、呋喃妥因耐药。

（3）（2021.02.01）腰椎、髋关节MRI增强：左侧髂腰肌、髂窝内多发脓肿，向下延伸至左腹股沟、左髋关节前侧及左大腿软组织内，向后累及左侧骶髂关节、髋臼骨质及周围软组织、左臀肌组织；腰椎退变，$L_{4\sim5}$、$L_5 \sim S_1$椎间盘变性伴轻度膨出；右髂骨后侧肌肉组织内片状异常信号影；腰背部软组织水肿；双髋关节退变，左髋关节少量积液（图3-3）。

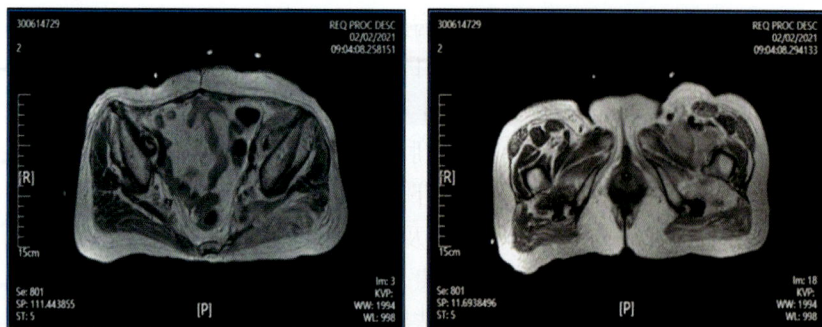

图3-3　腰椎、髋关节MRI增强（2021.02.01）

（4）（2021.02.03）CT引导下左侧大腿腹股沟下方脓肿引流置管（第二次引流），见图3-2B。

（5）（2021.02.04）血常规+CRP：WBC 6.20×10^9/L，N% 82.2%，N 5.10×10^9/L，CRP 125.4 mg/L。

（6）（2021.02.07）脓液（第二次）微生物回报为B族链球菌。药敏情况：对青霉素、万古霉素、四环素、莫西沙星、氨苄西林、左氧氟沙星、利奈唑胺、奎努普汀/达福普汀、替加环素敏感；克林霉素、红霉素耐药。

（7）（2021.02.09）CT引导下左侧膝关节旁脓肿引流置管（第三次引流），见图3-2C。

（8）（2021.02.10）血常规+CRP：WBC 6.30×10^9/L，N% 80.2%，N 5.04×10^9/L，CRP 108.2 mg/L。

（9）（2021.02.18）血常规+CRP：WBC 3.83×10^9/L，N% 62.8%，N 2.41×10^9/L，CRP 51.6 mg/L。

（10）（2021.02.25）血常规+CRP：WBC 4.14×10^9/L，N% 56.6%，N 2.35×10^9/L，CRP 59 mg/L。

（11）（2021.02.26）腰椎MRI增强：腰椎退变，腰椎序列不稳，腰椎侧弯，$L_{4\sim5}$椎间盘膨出，腰骶部皮下筋膜炎，请结合临床，随访。

八、出院诊断

①侵袭性B族链球菌（invasive group B *Streptococcus*，iGBS）；②2型糖尿病。

九、预后和转归

本例患者出院后第5个月电话回访，一切正常，血糖控制良好。

十、诊疗体会

（一）诊断及鉴别诊断

本例患者为老年女性，有2型糖尿病病史，此次医源性操作（小针刀）后出现全身多处软组织脓肿，从发病初（2021年1月19日）PET/CT提示椎旁软组织（累及邻近膈肌及胸膜）、左髂腰肌及耻骨肌高代谢，到2021年1月24日腹部CT增强提示左侧髂腰肌、腰大肌及左髋关节前方肌间隙异常密度影（脓肿），继而2021年2月1日腰椎、髋关节MRI增强提示左侧髂腰肌、髂窝内多发脓肿，向下延伸至左腹股沟、左髋关节前侧及左大腿软组织内，向后累及左侧骶髂关节、髋臼骨质及周围软组织、左臀肌组织，最后2021年2月9日膝关节CT提示左侧膝关节旁脓肿，该患者疾病进展快，累及范围广。幸而脓液培养证实B族链球菌，结合临床表现和辅助检查结果，符合iGBS诊断。

（二）治疗

在充分局部引流的基础上，使用有效的足疗程抗生素治疗，最终达到临床治愈。

十一、简要综述

（一）病原学

B族链球菌（GBS），又称无乳链球菌，是一种革兰阳性球菌，常定植在人体生殖道、胃肠道、皮肤和婴儿的上呼吸道。

（二）易感人群

三类人群易感，分别为：① 新生儿——GBS是在子宫内或通过阴道分娩时获得的。新生儿GBS感染最常见的表现是无感染灶的菌血症、脓毒症、肺炎和（或）脑膜炎。② 妊娠期女性——GBS是妊娠期女性发生泌尿道感染、绒毛膜羊膜炎、产后子宫内膜炎及菌血症的常见病因。③ 非妊娠期成人——临床中越来越常见，GBS导致非妊娠期成人发生无感染灶菌血症、脓毒症、软组织感染及其他局灶性感染。

（三）流行病学

GBS感染引起的侵袭性疾病在非妊娠期成人中越来越常见，非妊娠期成人GBS感染在美国侵袭性GBS病中占3/4以上，在病死人群中占90%。其发病率随年龄增加而上升，≥65岁成人中高达26例/10万人。

（四）危险因素

非妊娠期成人侵入性GBS的主要潜在疾病或者危险因素包括糖尿病、肥胖、恶性肿瘤、HIV感染、晚期肝病、肾脏疾病、心血管疾病等。

（五）临床表现

（1）皮肤和软组织感染：最常见的临床表现为蜂窝织炎、脓肿，还有病例发生坏死性筋膜炎伴中毒性休克样综合征。

（2）无明确感染源的菌血症：这种病例通常为院内感染并且病死率高。

（3）泌尿生殖系统感染：最多见的是膀胱炎和肾盂肾炎，还有附睾炎、尿道炎和前列腺炎。

（4）呼吸道感染：通常为多重感染，最常伴金黄色葡萄球菌感染。

（5）骨和关节感染：一般为社区获得性，累及大关节。

（6）其他较少见的临床表现：心内膜炎、脑膜炎、眼内炎、腹腔内感染和感染性动脉瘤。

（7）中毒性休克样综合征：其表现包括发热、皮疹、低血压和电解质失衡，并伴有尿道感染和坏死性筋膜炎。

（六）诊断

GBS可以定植于直肠、肛周、阴道、宫颈、尿道、皮肤和咽部（定植率在20%～35%之间）。从正常情况下无菌的身体部位，如血液、脑脊液（CSF）、胸膜液和骨，分离到GBS，方可确诊GBS感染。

（七）治疗

在抗菌药物敏感性方面，青霉素G是对GBS体外活性最强的药物，GBS分离株通常对青霉素类和头孢菌素类敏感。中国香港和日本出现了对青霉素敏感性下降的GBS分离株，但对头孢菌素类和万古霉素仍然敏感。若患者对青霉素类和头孢菌素类药物过敏，可选择万古霉素和氟喹诺酮类。GBS对复方磺胺甲噁唑天然耐药，对大环内酯类、四环素类和克林霉素的耐药性在增加。

疗程取决于针对的感染类型。一般疗程为：泌尿道感染1～3日；皮肤和软组织感染10日；脑膜炎2～3周；骨髓炎或心内膜炎至少4周。

（八）感染的结局

非围产期GBS感染病死率较高，美国2008—2016年的非妊娠期成人平均病死率为6.5%。转归较差的相关因素包括年龄＞65岁、中枢神经系统疾病、酗酒、休克、肾衰竭、意识水平受损和卧病在床。

部分患者也会出现再发或反复感染，原因可能有如下3种情况：消化道或泌尿生殖系统持续带菌、接触导致的再感染；初始感染疗程不足；再发比再感染更常见，复发患者的共存疾病负担更大。

专家点评

本例患者为老年女性，"小针刀"治疗后出现不典型症状，随后迅速出现多发软组织脓肿，累及左侧髂腰肌、腹股沟、大腿及肩部，甚至波及椎旁、髋臼及关节，累及范围广泛，给诊治带来一定困难。医生通过细致分析影像学检查结果，结合脓液培养发现B族链球菌，诊断为侵袭性GBS。

GBS常为新生儿及孕产妇感染病原，但近年来在老年及慢病人群中的发病率显著升高。该患者在基础代谢性疾病（糖尿病）背景下，由医源性操作诱发，导致暴发性软组织感染。由于该菌具备强黏附性及趋化因子，可沿筋膜间隙或经血行播散，形成多发脓肿，患者病情进展迅速，治疗具有挑战性。在本例治疗过程中，多次CT引导下精准脓肿穿刺引流联合针对性抗感染治疗（初期使用碳青霉烯类联合糖肽类，后期调整为喹诺酮类联合万古霉素），患者经合理干预后临床转归良好。本病例的诊疗体现了现代医学全面分析、精确诊断、多学科协作、动态追踪以及合理用药的理念。

该病例同时也提示，在高龄及糖尿病患者中进行有创操作时，须严格把控无菌原则，术后密切监测感染征象；对于医源性操作后出现的复杂感染，要警惕少见病原体感染的可能；对疑似深部软组织感染者，应密切观察病情变化，必要时及早行影像学检查和病原学送检，实现快速定位、精准诊断和合理治疗，以改善患者预后。

点　评：郭斯敏

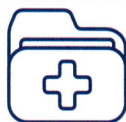

粗球孢子菌感染一例

病例提供者:盛滋科、林之莓
作者单位:上海交通大学医学院附属瑞金医院感染科

患者基本资料

年龄:24岁	性别:男	居住地:美国洛杉矶
职业:学生	民族:汉	婚否:未婚

一、主诉和现病史

(一)主诉

发现右锁骨上、左侧肋弓、腰肿块2个月,发热1周。

(二)现病史

2018年3月初在美国读书期间,患者发现右侧锁骨上肿块,无红肿、热、痛等不适,自行口服抗生素无效。1周后发现左侧第6肋前胸壁处肿块,伴后腰背部酸痛。两处肿块进行性增大,且左侧腰背部出现新发肿块。诉右侧锁骨上肿块呈鸡蛋大小,继而出现皮肤红肿、皮温升高、疼痛明显;左前胸壁及左腰背部肿块高于皮面,直径5~6 cm,无明显皮肤红肿及疼痛。

2018年4月回上海,入院前1周出现间断性发热,体温维持在37~38.3℃,伴夜间盗汗。遂至上海某医院行胸部CT:右侧胸锁关节旁、左侧第6前肋胸壁下软组织影伴骨质破坏,左侧肩胛骨、L_4椎体右侧骨质破坏。腹部CT:左侧髂骨、耻骨下支耻骨破坏,伴髂骨旁软组织肿块。查血常规:WBC 12.2×10^9/L,N% 77%,CRP 127 mg/L。为进一步诊治来笔者所在医院特需血液内科就诊,拟"多发肿块"收住入院。

自发病以来,患者神志清,精神、胃纳可,大小便无殊,近6个月体重下降15 kg。

二、重要的既往史、个人史、家族史等

平素体健。否认高血压、糖尿病等慢性基础疾病。否认肝炎、结核等传染性疾病史。

否认手术、外伤、输血史。否认药物、食物过敏史。否认烟酒史。未婚。否认相关家族遗传性病史。

三、入院体格检查

T 38.0℃，P 120次/min，R 22次/min，BP 136/78 mmHg。神清，精神可，瘦高体形，一般情况可，无贫血貌，皮肤、黏膜未见黄染及瘀点瘀斑。双肺呼吸音清，未及明显干、湿啰音；心率120次/min，律齐，未及明显杂音；腹平软无压痛，肝脾肋下未及，双下肢无水肿。鼻尖处少量皮损，右锁骨上鸡蛋大小肿块，红肿热痛，左第6前肋胸、左侧季肋部肿块，边界清晰，暗紫色，直径7～8 cm，按压无明显疼痛，波动感不明显。

四、入院辅助检查

院外检查（2018.04）：

胸部CT：右侧胸锁关节旁、左侧第6前肋胸壁下软组织影伴骨质破坏，左侧肩胛骨、L_4椎体右侧骨质破坏。

腹部CT：左侧髂骨、耻骨下支耻骨破坏，伴髂骨旁软组织肿块。

血常规：WBC 12.2×10^9/L，N% 77%，CRP 127 mg/L。

骨扫描：全身多处骨质破坏伴显像剂浓聚，左侧第6前肋及右前上胸壁软组织占位，考虑恶性肿瘤（血液系统来源）可能，不排除炎性疾病。

五、入院诊断、诊断依据和鉴别诊断

（一）入院诊断

全身多发肿块待查。

（二）诊断依据

（1）患者为年轻男性，亚急性起病，因"发现右锁骨上、左侧肋弓、腰肿块2个月，发热1周"入院。

（2）2018年3月初在美国读书期间发现右侧锁骨上肿块，无红肿、热、痛等不适，自行口服抗生素无效。1周后发现左侧第6肋前胸壁处肿块，伴后腰背部酸痛。两处肿块进行性增大，且左侧腰背部出现新发肿块。

（3）查体：鼻尖处少量皮损，右锁骨上鸡蛋大小肿块，红肿热痛，左第6前肋胸、左侧季肋部肿块，边界清晰，暗紫色，直径7～8 cm，按压无明显疼痛，波动感不明显。

（3）血常规提示白细胞以及中性粒细胞升高，CRP升高。胸部CT：右侧胸锁关节旁、左侧第6前肋胸壁下软组织影伴骨质破坏，左侧肩胛骨、腰4椎体右侧骨质破坏。

（三）鉴别诊断

（1）感染性疾病：在感染早期，可以表现为肿块，后期可破溃，还有发热，局部皮肤温度升高、色红、疼痛，血常规提示白细胞升高。确诊有赖于病原体的获得。结合患者临床表现，需进一步排查感染可能。

（2）肿瘤性疾病：多表现为占位性病变，可有发热，影像学提示占位。确诊有赖于肿块的活检病理。该患者为年轻男性，有发热、多发肿块，暂不能完全排除肿瘤可能。

六、主要诊疗经过和病情变化

入院后第二天（2018.05.04）行肿块B超时，右侧前胸壁胸锁关节下方肿块破溃，按压时见黄绿色脓液流出，伴剧痛。（2018.05.07）创面脓液涂片见多量炎细胞，提示化脓性炎症。

（2018.05.10）脓液丝状菌生长；未找见抗酸杆菌。脓液外送NGS测序检出粗球孢子菌。

（2018.05.10）在全麻下行右颈部及左胸壁脓肿切开引流术（图4-1），大量脓液，探查皮下可及数个分隔脓腔，深及胸壁，大小约10 cm×10 cm，反复刮除脓腔坏死组织送病理。

（2018.05.17）脓液涂片未找见抗酸杆菌、细菌和真菌。胸壁软组织活检：真菌性肉芽肿继发化脓性炎，伴凝固性坏死，脓肿形成。可见孢子囊，考虑播散性真菌感染（图4-2）。

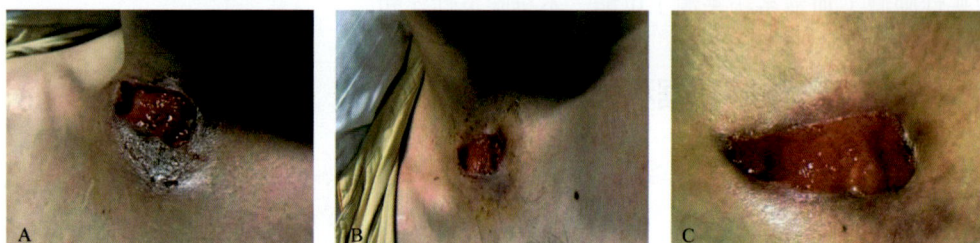

图4-1　患者入院后颈部病灶变化

A.入院后第一周；B.入院后第二周；C.入院后第四周

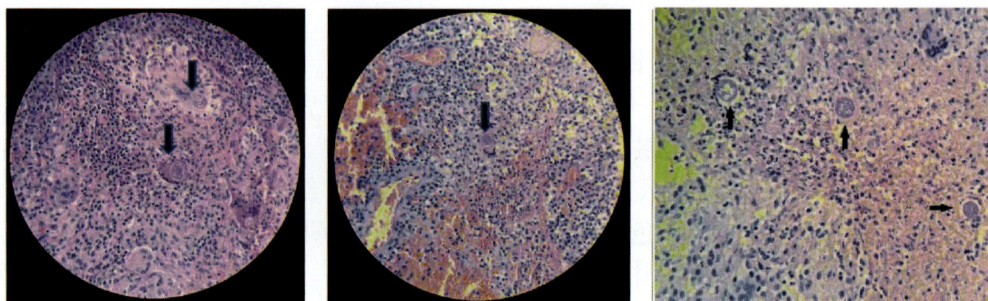

图4-2　胸壁软组织活检：真菌性肉芽肿继发化脓性炎，伴凝固性坏死，脓肿形成，可见真菌孢子囊（HE染色，×400）

（2018.06.08）在全麻下行左腰背部脓肿切开引流术，术后病理示左侧腰背部肉芽肿伴脓肿形成，可见较多真菌孢子。同时，血液NGS和脓液NGS均提示大量粗球孢子菌检出（图4-3）。

中文名	拉丁文名	检出序列数	中文名	拉丁文名	检出序列数
A 属种					
假丝酵母属	*Candida*	3	近平滑念珠菌	*Candida parapsilosis*	3
球孢子菌属	*Coccidioides*	8	粗球孢子菌	*Coccidioides immitis*	3
B 属种					
球孢子菌属	*Coccidioides*	1454	粗球孢子菌	*Coccidioides immitis*	272
C 属种					
球孢子菌属	*Coccidioides*	13620	粗球孢子菌	*Coccidioides immitis*	2520
球孢子菌属	*Coccidioides*	13620	球孢子菌	*Coccidioides posadasii*	36

图4-3 2018.06.08在全麻下行左腰背部脓肿切开引流术，采集脓液、坏死组织和血液标本行NGS，均提示大量粗球孢子菌检出

A.血液；B.脓液；C.坏死组织
胸壁软组织活检：真菌性肉芽肿

结合患者流行病学史、症状体征、病理及病原学检测结果，排除恶性肿瘤后，可明确诊断为播散性球孢子菌病。

初始治疗予两性霉素B脂质体（总量2180 mg，2018.06.29停药）联合氟康唑200 mg qd静脉滴注治疗9周。临床症状有所改善，因出现窦性心率过速、顽固性低钾（2018.05.24）、肝肾功能损害（2018.06.23），改为伊曲康唑静滴200 mg qd治疗3周，序贯伊曲康唑口服液200 mg bid，治疗4周。同时予加强术后伤口换药等对症支持治疗。

入院后曾予以哌拉西林他唑巴坦、莫西沙星、左氧氟沙星、利奈唑胺等治疗，疗效不佳。住院期间的血常规、炎症指标变化见表4-1。

PET/CT示全身多处软组织密度灶伴多发骨质破坏。抗真菌治疗3个月复查PET/CT，结果提示较前病灶吸收不明显，但无新发病灶，仍需长期继续治疗。

经抗真菌治疗后，患者体温复常，全身关节痛、乏力等症状消失，复测血常规白细胞计数、中性粒细胞百分比等炎症指标下降，创口组织送检培养阴性、病理未找到真菌孢子，复检血清和组织病原体核酸二代测序阴性。

2018.08.15出院，目前继续伊曲康唑口服抗真菌治疗，随访观察。

七、针对病情变化的检查结果

（2018.05.07）血培养、创面培养：细菌、真菌、厌氧菌未生长。

（2018.05.08/2018.05.14）T-SPOT：结核感染T细胞（A抗原）和（B抗原）均为0。

（2018.05.08/2018.05.11/2018.05.17）创面分枝杆菌培养8周未检出。

（2018.05.14）HIV（－），疱疹病毒、CMV、EBV均（－）。多次G试验、GM试验（－）。肿瘤标志物（－）。

ANA、ANCA（－）。

骨髓穿刺：骨髓增生明显活跃，粒红比增高；粒系增生活跃，核右移，部分粒细胞颗粒增多增粗；考虑感染表现。

表4-1　住院期间的血常规和炎症指标变化

日期	WBC（×10⁹/L）	N%（%）	Hb（g/L）	PLT（×10⁹/L）	CRP（mg/L）	ESR（mm/h）	PCT（ng/ml）	G试验
5.4	15.25	79.6	118	545		102		
5.11	16.68	78.9	97	601	19.2	119	0.4	
5.17	15.82	88	98	515	95	92		
5.24	14.33	75	86	392	86		0.19	阴性
5.31	11.54	72.5	85	320	72		0.15	阴性
6.4	9.49	65	96	297	49		0.12	阴性
6.11	11.71	67.3	91	319	65		0.14	阴性
6.18	13.61	73.1	89	399	84		0.27	阴性
6.25	19.85	82	103	366	115		0.25	
6.28	21.31	85.3	95	326	122		0.47	阴性
7.5	17.82	81.5	90	414	139		0.34	阴性
7.9	18.16	80.2	86	471	179		0.23	阴性
7.16	20.8	84.6	81	409	119			阴性
7.23	18.55	81.5	76	296	98		0.23	阴性
8.2	13.37	73.2	68	344	91		0.25	阴性
8.13	13.21	76.2	71	427	39		0.23	

胸部CT平扫（2018.05.24）：右肺上叶团片影，纵隔内多发肿大淋巴结，双侧胸壁破溃，皮下积气。

胸部CT增强（2018.06.12）：右肺上叶炎性病变，较2018.05.24 CT相仿；纵隔内多发肿大淋巴结；两侧胸腔少量积液。左侧第6前肋、右侧锁骨骨质破坏；双侧胸壁肿胀。

骨盆MRI增强（2018.06.15）：左腰背部肿块切开术后改变，左侧腰背部、左侧臀肌、左侧竖脊肌及左侧髂肌、$L_{2\sim3}$椎体右侧腰大肌旁多发团块影，$L_2 \sim S_1$椎体及部分附件、左侧髂骨骨质破坏伴信号异常，拟多发恶性肿瘤伴局部感染可能，或特殊感染可能；双侧髋关节腔内少量积液。

骨盆MRI平扫（2018.07.04）：左腰背部肿块切开术后改变，左侧腰背部、左侧臀肌、双侧竖脊肌及左侧髂肌、$L_{2\sim3}$椎体右侧腰大肌旁多发软组织肿块，$L_2 \sim S_1$椎体及部分附件、左侧髂骨、耻骨骨质破坏伴信号异常，结合病史，首先考虑真菌感染累及，范围较2018.06.14老片明显增大；双侧髋关节腔内少量积液。

八、出院诊断

播散性粗球孢子菌感染。

九、预后和转归

患者好转出院，继续抗真菌治疗半年。之后在门诊随访1年余无复发，继续去美国求学。

十、诊疗体会

（一）诊断及鉴别诊断

发热伴多发肿块需要考虑真菌感染的可能。在普通真菌涂片、镜检和培养的同时，还可以采取NGS，获得病原学依据。

（一）治疗

粗球孢子菌的抗感染治疗比较棘手。播散性感染需积极应用两性霉素B、伊曲康唑等药物静脉抗真菌感染，并且疗程较长。注意长期随访，防止复发。

在抗真菌的同时，还要积极请外科协助，行伤口清创。

十一、简要综述

1. 粗球孢子菌的定义与分布

粗球孢子菌是属于球孢子菌属（*Coccidioides spp.*），为双相真菌。自然界常呈菌丝相，分隔成段有传染性的关节孢子，称为关节菌丝型。组织中则形成球形厚壁孢子囊，内含内生孢子，称为孢子型或小球体。该属分为粗球孢子菌（*C. immitis*）和posadasii球孢子菌（*C. posadasii*）。

粗球孢子菌主要存在于土壤、空气、水、动物皮毛和粪便中，主要经呼吸道，也可在外伤后经皮肤感染侵入机体感染发病。

2. 球孢子菌病的流行病学

球孢子菌病于1892年首先在阿根廷被发现，是一种地方流行病，主要流行于美国西南部地区（加利福尼亚圣华金河谷的山谷热）、墨西哥北部部分地区以及中美洲和南美洲部分地区。欧亚非洲也有个案报道，随着国际人口流动，非流行区（如中国、日本、印度等）球孢子菌病的报道日渐增加。但在我国仍极少发现，1958—2015年，共发现30例，分布于11省市，其中24例（80%）无明确疫区接触史。

3. 球孢子菌病的临床表现

临床上50%～60%的患者呈无症状隐性感染，40%的患者有自限性的感冒或流感样症状，10%的患者可发展为肺炎，＜1%的患者发展为播散性感染。

因受累脏器而异，可伴发热、寒战、盗汗、体重减轻、肌肉疼痛及疲乏等全身症状。累及肺部的球孢子菌病可有咳嗽、咳痰、咯血、气促、发热等症状（类似CAP）。常见影像学表现为弥漫性粟粒样病灶、肺叶或肺段实变，或出现结节病灶、浸润灶、空洞、胸腔积液等多种表现。

皮肤感染者可表现为皮肤结节性红斑、多形红斑及对称性多关节痛等反应性症状。播散性感染最常涉及的部位为皮肤、骨骼和中枢神经系统。中枢神经系统感染患者可出现头痛、呕吐伴神经系统症状。脾脏、泌尿系统、肠道及腹膜累及，严重播散性感染可致感染性休克、多脏器功能衰竭，甚至危及生命，感染的严重程度与机体免疫状态相关。

4. 球孢子菌病的诊断

球孢子菌感染的诊断需结合患者的流行病学史、临床表现、体征、实验室检查和影像学表现。需与淋巴瘤、实体恶性肿瘤全身转移等鉴别。若从无菌体液或组织培养到具有特征性关节孢子的丝状真菌，或病理学检查发现特征性的小球体结构，可确诊球孢子菌病。培养和病理学检查的阳性率较低，且病理学检查因有创性而没有被广泛开展，给临床诊断带来了难度。采用联合实时定量PCR方法和真菌基因组扩增测序亦可以帮助诊断球孢子菌病。

CT、MRI、骨扫描和PET/CT等可用于明确病灶部位。播散性感染建议首选PET/CT检查，可为了解病灶侵犯范围及指导活检部位提供依据。

血清学检测可以辅助诊断。目前针对粗球孢子菌的血清学检测有酶免疫分析和免疫扩散，均为定性试验，可同时检测IgM和IgG，灵敏度较好，主要用于诊断。

补体结合试验（complement fixation test，CF）可定量检测IgG，但灵敏度较差，可作为疗效监测和预后判断指标，即CF效价＞1∶32提示播散可能性大，CF效价下降提示病情好转。主要在流行区作为常规检测，非流行区不常规。目前国内尚无粗球孢子菌的血清学检测试剂。

5. 球孢子菌病临床分类

（1）原发性肺球孢子菌病：60%无症状，40%多表现为流感样症状。重症者可有发热、胸痛、咳嗽、无力。典型胸片在肺中下叶有2～3 cm大小结节，愈后留下钙化点。

（2）皮肤球孢子菌病：意外接触感染本菌孢子后，接触处产生下疳样结节性损害，可能有局部淋巴结炎，但无内脏病变，少见。

慢性肺球孢子菌病：5%原发性肺球孢子菌病发展为慢性，临床表现似肺结核。

播散性球孢子菌病：多见于免疫抑制患者，病死率为50%。暴发型表现为发热、盗汗、呼吸困难、消瘦，肺部泛发型粟粒样改变，病情迅速恶化而死亡。30%～50%累及脑和脑膜，40%发生骨髓炎，可累及肝、脾、肾上腺、眼、前列腺等。播散型疾病的危害因素包括黑人和亚裔、妊娠、免疫抑制（如艾滋病）。

6. 球孢子菌病的治疗

不同临床类型的球孢子菌病的治疗方案差异甚大。轻症肺部感染不需积极治疗即可自愈，重症患者治疗难度大、预后差。慢性、皮肤软组织、骨骼、播散性感染常迁延不愈，停药后复发率高，疗程达数月、数年，甚至终身。

推荐所有皮肤软组织感染者治疗（至少6个月）。首选口服唑类药物（氟康唑400 mg/d、伊曲康唑 200 mg bid），治疗失败者静脉用两性霉素B。若存在广泛且危及肢体、易造成脊髓损伤的椎体感染，或严重的骨感染，起始治疗应用两性霉素B。两性霉素B建议≤12周，并外科会诊。

有症状的球孢子菌病患者恢复后可获得长期的免疫力。播散性粗球孢子菌治疗困难，复发率较高（治疗2年后仍可复发）。目前无有效疫苗可预防粗球孢子菌感染。

专家点评

球孢子菌病是由于感染粗球孢子菌而发病的一种局限性或播散性疾病。国内球孢子菌病例报道极少。本例患者确诊为播散性粗球孢子菌感染，病情重且复杂，确诊后经抗感染及脓肿切开引流术等方法成功救治，为该病诊疗提供了参考。

患者在流行病区居住过，表现为全身多发肿块，其中锁骨、左前胸壁体表肿块经切开引流出脓液，脓腔坏死组织经病理检查，发现真菌性肉芽肿，可见孢子囊。腰背部也检出脓肿形成及真菌孢子。脓液培养发现丝状真菌生长。血液及脓液经核酸测序鉴定出病原体为粗球孢子菌。利用MRI及PET/CT等影像学检查，明确了病灶部位，为了解病灶侵犯范围及指导活组织检查部位提供了依据。

由于该感染常迁延不愈，且停药后复发率高，治疗上有一定难度，疗程较长，首选唑类药物治疗。两性霉素B疗效虽确切，但不良反应大，一般不作为首选。有症状的患者恢复后可获得长期的免疫力，目前无有效疫苗。

总之，诊断球孢子菌病需结合流行病学史，除了真菌培养及病理检查外，核酸序列检测对诊断同样有意义。同时球孢子菌病需与淋巴瘤、实体恶性肿瘤等进行鉴别诊断。目前抗真菌治疗方案可以控制球孢子菌病的病情，但难以达到根治目标，需长期的抗真菌治疗和定期随访，也要注意监测长期用药的药物不良反应。

点　评：林兰意

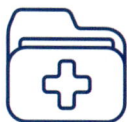

病例 5 牛舔出来的感染？

病例提供者：盛滋科、王晖
作者单位：上海交通大学医学院附属瑞金医院感染科

患者基本资料

| 年龄：32岁 | 性别：女 | 居住地：江苏省 |
| 职业：售货员 | 民族：汉 | 婚否：已婚 |

一、主诉和现病史

（一）主诉

头痛1月余，右眼痛2周。

（二）现病史

2017年12月15日，患者因劳累压力大，出现左侧头顶部疼痛，继而转至左侧颞部、眶周，伴乏力，体温38℃。于当地医院门诊就诊（就诊资料未提供），诊断"偏头痛发作"，予对乙酰氨基酚口服，当日缓解，次日疼痛再次出现。12月18日，患者出现左眼复视，不能外展。12月20日于当地医院门诊就诊，头颅CT无殊，予氟桂利嗪口服，当日缓解，次日头痛再次出现，后患者在家自服布洛芬止痛。12月25日，患者出现右侧颞部、顶部、枕部疼痛，于上海某医院神经内科门诊就诊。予甲钴胺片、加巴喷丁，疼痛缓解，自觉疼痛消失后停药，但左眼内斜视、复视仍存在，无发热。2018年1月2日，当地眼科医院以"左眼外直肌麻痹"收治入院。住院期间右侧顶枕部痛加剧，体温正常，查出"肝损伤"。治疗1周后（具体不详）左眼内斜视好转出院。

2018年1月9日，患者出现右眼内搏动性疼痛。1月11日下午右侧头痛，因老家人称该症状为"虎石"，采用偏方，让牛舔双眼，牛舔时患者称自己闭着眼睛。当日夜间，患者出现右侧眶周肿胀，伴发热（未测）。1月12日至连云港某医院门诊就诊，血常规示白细胞升高，中性粒细胞升高（具体未见），自觉发热，体温未测。增强MRI示垂体饱满，脑电图无殊。回家后用偏方"牛胎衣熬水服用"，右侧顶部头痛缓解，枕颞部仍有疼痛，伴复视、发热。自服消炎药1月余，疗效欠佳。1月24日至笔者所在医院眼科门诊就诊。

自发病以来，患者神清，精神可，夜眠可，二便无殊，体重未见明显改变。

二、重要的既往史、个人史、家族史等

既往体健，无烟酒嗜好，无特殊家族史。

三、入院体格检查

神清，精神可，一般情况可，皮肤、黏膜未见黄染及瘀点、瘀斑，可见右侧眼睑红肿，双肺呼吸音清，未及明显干、湿啰音；心率78次/min，律齐，未及明显杂音；腹平软无压痛，肝脾肋下未及，双下肢无水肿。

四、入院辅助检查

血常规（2018.01.24）：WBC 9.67×10^9/L，N% 89.4%，Hb 107 g/L，PLT 269×10^9/L，ESR 102 mm/h，CRP 12.5 mg/L。

肝功能（2018.01.24）：ALB 29 g/L，ALT 239 IU/L，AST 93 IU/L，ALP 646 IU/L，GGT 431 IU/L，TBIL 15.7 mmol/L；肾功能：Cr 51 mmol/L。

头颅MRI平扫和眼球MRI（2018.01.25）：右侧眼球后软组织及内眦增厚肿胀，符合眶周感染，不排除肿瘤性病因；附见鼻旁窦及右侧乳突炎症。

鼻旁窦CT增强（2018.01.26）：右侧眼眶内眼球周围软组织肿胀，垂体形态饱满，右侧海绵窦增大、强化不均，结合病史需考虑炎症可能，痛性眼肌麻痹综合征待排。鼻旁窦炎，蝶窦内可疑软组织密度灶。

五、入院诊断、诊断依据和鉴别诊断

（一）入院诊断

眶周感染。

（二）诊断依据

（1）患者为年轻女性，亚急性发病，因"头痛1月余，右眼痛2周"入院。

（2）2017年12月15日因劳累压力大，出现左侧头顶部疼痛，继而转至左侧颞部、眶周，伴乏力，体温38℃。病程中出现右侧眶周肿胀。

（3）查体：右侧眼睑红肿。

（4）血象提示炎症细胞升高，轻度贫血，ESR升高，影像学提示眶周感染表现。

（三）鉴别诊断

（1）变态反应性睑缘炎。

（2）鼻咽部肿瘤。

（3）眶上静脉和海绵窦的肉芽肿性炎（Tolosa-Hunt综合征）。

六、主要诊疗经过和病情变化

患者入院后完善相关检查，多次脑脊液NGS提示罗尔斯顿菌属、棒状杆菌属、坦纳菌属、链球菌属、伯克霍尔德菌属、葡萄球菌、假单胞菌属、中慢生根瘤菌属等，予以头孢曲松联合万古霉素抗感染治疗。住院期间，眼睑脓肿破溃（图5-1），脓液培养为表皮葡萄球菌，继续予以上述抗感染治疗。

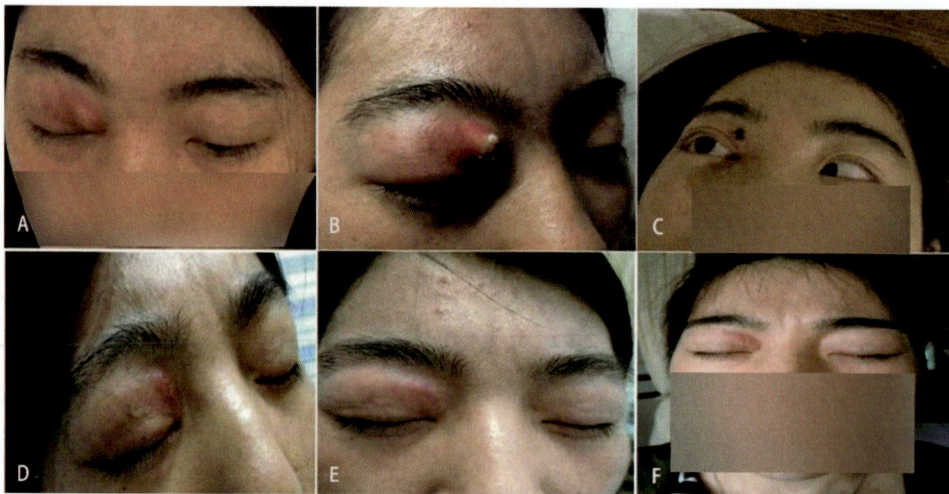

图5-1　患者眼部病灶变化

A.右眼肿胀，难睁开；B.破溃（脓液：表皮葡萄球菌）；C.破溃后第5天；D.破溃后第16天；E.破溃后第43天；F.出院后1个月复查

患者住院期间，诉眼球活动和视力逐步好转，复查脑脊液提示病情恢复（表5-1）。抗感染后肺内病灶好转。

表5-1　脑脊液常规与生化变化

日期	有核细胞计数（×10⁶/L）	多核细胞（%）	单个核细胞（%）	脑脊液蛋白定量（mg/L）	Cl⁻（mmol/L）	葡萄糖（mmol/L）
2018.02.07	80	10%	90%	340.01	129	2.01
2018.02.13	94	6%	94%	435.72	132	2.7
2018.02.28	100	10%	90%	536.63	129	2.3
2018.03.07	1	NA	NA	411.79	130	2.5

七、针对病情变化的检查结果

HBV、HCV、HIV、RPR抗体、弓形虫、风疹病毒、HSV、CMV、EBV抗体均阴性。T-SPOT（-）；布鲁氏菌抗体（-）。多种寄生虫抗体（-）。

G试验、GM试验（-）；自身免疫抗体、ANCA（-）；肿瘤标志物（-）；凝血功能、甲状腺功能正常。

肝、胆、胰、脾、肾、胸水、腹水、心脏超声：未见明显异常。

头部MRI增强（2018.02.01）：右侧眼球后软组织及内侧增厚肿胀，符合眶周感染，不排除肿瘤性病因。

头部MRI增强（2018.02.11）：右侧眼球后软组织及内眦增厚肿胀，符合眶周感染，较前（2018.02.01）明显吸收好转，右侧海绵窦肿胀，可符合海绵窦感染表现。

头部MRI增强（2018.02.27）：右侧眼球后及内眦软组织增厚，符合眶周感染，较前（2018.02.11）吸收好转；右侧海绵窦增厚改变，较前似略显变饱满。

头部MRI增强（2018.03.15）：右侧眼球后及内眦软组织增厚，符合眶周感染，较前（2018.02.26）略吸收；右侧海绵窦增厚改变，较前相仿；附见鼻窦及双侧乳突炎症。

头颅MRA（2018.02.27）：左侧颈内动脉近段管腔轻度狭窄，双侧颈内动脉海绵窦段管腔明显狭窄，右侧椎动脉略细小。

头颅MRA（2018.03.12）：左侧颈内动脉C_2段管腔轻度狭窄，双侧颈内动脉虹吸段壁毛糙，局部管腔狭窄。

八、出院诊断

①眶周感染；②海绵窦感染。

九、预后和转归

患者抗感染后明显好转，行动自如，无后遗症。眼部症状改善，未出现失明，眼球活动正常。出院后随访无病情反复。

十、诊疗体会

（一）诊断及鉴别诊断

外周血WBC升高，提示急性细菌性感染。推荐行腰椎穿刺以鉴别眶周蜂窝织炎与感染性海绵窦血栓形成，并可能检出病原体。在75%的病例中可通过腰椎穿刺发现炎症细胞。其中有半数病例的脑脊液表现可能提示有脑膜旁病灶。在1/3的患者中，脑脊液成分与细菌性脑膜炎中所见情况相同。

影像学检查如高分辨率眼眶CT增强或增强MRI均易于显示感染性海绵窦静脉血栓形

成。其可显示出减弱或不规则增强区域、外侧壁增厚及海绵窦膨突。进行颈动脉造影时，可显示颈动脉海绵间窦段缩窄或完全梗阻。受感染的海绵窦内存在强烈炎症，因此，该节段颈动脉会发生痉挛甚至可能形成血栓。MRI和CT也易于发现颈内动脉缩窄或闭塞，是目前优选的影像技术。

（二）治疗

外科手术：对于已确诊的蝶窦感染，应大力考虑外科手术引流；并且一旦有所决定，就应立即进行引流。对受感染的蝶骨进行清创后，可发生迅速改善。

对于眶周感染并发脓毒性海绵窦血栓患者，后者相关总体病死率为30%。尽管采用了恰当的抗生素治疗，但感染仍可扩散至脑膜，甚至扩散至垂体。另有30%的患者出现了严重后遗症，包括持续性眼动力弱、失明、轻偏瘫或者垂体功能不全。

在伴有蝶窦感染的海绵窦血栓形成患者中，并发症发病率和病死率尤其高（均为50%）。与面部和牙齿感染相比，蝶窦病变的诊断和治疗更常被延误。就诊时，蝶窦感染的延迟诊断会导致更为广泛的海绵窦受累。

十一、简要综述

硬脑膜窦血栓形成包括3种基本综合征：海绵窦血栓形成、横窦血栓形成、上矢状窦血栓形成。

三种综合征都可以致剧烈头痛，是促使就诊的常见主诉。患者（大于65岁）则更常表现为精神状态改变，且无前驱头痛。海绵窦通过眼下和眼上静脉接收来自面静脉和翼丛的血液回流，包括鼻、眶、扁桃体和软腭在内的面部感染，可通过该途径扩散至海绵窦。

海绵窦是最常发生感染和形成血栓的硬脑膜窦。最可能引起脓毒性海绵窦血栓形成的原发感染部位有3处：面部感染累及所谓的危险区（面部中间1/3，即眼和鼻周围的区域），该区域引流至眼静脉；鼻疖是引起这一并发症的最常见的面部感染，尤其是在未使用抗生素时挤压或引流鼻疖；蝶窦和（或）筛窦感染。

感染可经导静脉引起，或在发生蝶窦炎的情况下通过穿透蝶窦侧壁进行扩散。筛窦感染能够向外侧扩散至眼眶，然后经眼上静脉扩散至海绵窦。蝶窦感染的诊断尤为困难，故常延误治疗，为感染扩散至海绵窦提供了时间。

牙周感染（少见）可引起这一并发症，感染经翼静脉丛扩散至海绵窦。中耳炎及其相关并发症（乳突炎）引起海绵窦病变较为罕见。

海绵窦感染的临床表现：海绵窦血栓形成的早期症状并不具有特异性，但若头痛患者的体检发现脑神经征（尤其是侧向凝视麻痹），则应考虑这一诊断的可能性。

头痛是最常见的早期症状，常在发热和眶周水肿数日前即出现。海绵窦感染可呈亚急性或慢性病程（罕见），此时，可在眼部症状发生数月前就出现头痛。头痛常为锐痛；疼痛的严重程度呈进行性加重，会影响睡眠，且使用镇痛药不能缓解。疼痛部位通常位于三叉神经眼支和上颌支支配的皮区。因此，其通常为累及眶后和额区、偶尔放射至枕区的单侧性头痛。剧烈头痛是使患者就诊的最常见原因。当患者于病程早期、出现神经功能障碍之前就诊时，常被误诊为偏头痛。

该病中常常与头痛伴发的其他症状包括：眼部肿胀/眶周水肿，较早出现，始于单眼受累，但会在 24 ～ 48 h 之内经海绵间窦扩散，导致另一只眼肿胀、复视；精神状态改变（如嗜睡、意识模糊及昏迷），可以在眼部出现症状后快速发生，精神状态低迷较常见于老年患者和致死性病例。罕见主诉包括畏光、流泪和上睑下垂。

大部分此类病例会出现发热、双侧上睑下垂、眼肌麻痹、眼球突出和球结膜水肿的典型症候群；一般认为后两者是由眼静脉闭塞所致。

眼部眼肌麻痹是一项重要发现，是由第三（动眼神经）、第四（滑车神经）及第六（展神经）对脑神经的功能障碍所致。受感染的海绵窦出现广泛炎症，可以损害上述神经：侧向凝视麻痹（孤立性展神经功能障碍）可以先于完全性眼肌麻痹出现，尤其是在慢性蝶窦炎病例中。展神经位于海绵窦内侧且被血液环绕，因而对炎症性损害更具易感性。

动眼神经功能障碍可致上睑下垂、瞳孔散大及眼肌无力，该神经完全麻痹会导致患眼朝向外下侧。动眼神经支配可调节虹膜的瞳孔括约肌。

三叉神经眼支（Ⅴ1）和上颌支（Ⅴ2）支配皮区的感觉减退或者感觉过敏可能较为轻微，但几乎总是存在。为了检查有无上述情况，应对以下区域的痛觉和轻触觉进行检查，包括前额、鼻背和角膜（Ⅴ1），以及上唇、鼻外侧和上部面颊（Ⅴ2）。

视盘水肿可以导致视力丧失。颅内动脉/眼动脉的海绵间窦段的感染性动脉瘤压迫视神经导致失明已有所报道。

脓毒性海绵窦血栓形成的主要治疗方法是抗感染治疗，但在特定病例中，抗凝、糖皮质激素和外科手术是合适的辅助治疗方法。

抗感染：应针对引起此种感染的可能病原体，立即开始大剂量静脉用抗菌药物治疗。金黄色葡萄球菌占 70%，是几乎所有伴面部感染或蝶窦炎的致病菌，包括抗甲氧西林金黄色葡萄球菌。链球菌（包括肺炎链球菌、咽峡炎链球菌和草绿色链球菌）较为少见。有时可培养出厌氧菌（包括拟杆菌某些种和梭杆菌某些种），而在伴鼻窦、牙齿或扁桃体感染的情况下最常见。真菌较为少见，包括毛霉菌病的根霉菌某些种和其他病原体、曲霉菌等。

血栓可能会使抗生素渗透受限，故推荐延长大剂量静脉用抗生素的治疗时间。为确保灭菌，通常至少需要治疗 3 周。经验性治疗应包括使用万古霉素覆盖社区获得性抗甲氧西林金黄色葡萄球菌。若药敏试验显示为甲氧西林敏感金黄色葡萄球菌，则应使用萘夫西林（2 g q4h 静脉给药）或苯唑西林（2 g q4h 静脉给药）来代替万古霉素，并调整剂量，以使其血清谷浓度达到 15 ～ 20 μg/ml。万古霉素进入脑脊液的渗透性较差，其穿透无炎症脑膜和有炎症脑膜的比例分别约为 1% 和 5%。

万古霉素的替代药物包括利奈唑胺（0.6 g bid，静脉给药或口服）、SMZ（5 mg/kg q8/12h，静脉给药）和达托霉素（6 mg/kg qd，静脉给药）。尽管有关这些方案治疗抗甲氧西林金黄色葡萄球菌所致中枢神经系统感染的有效性资料尚不充分，但不能使用万古霉素或者万古霉素治疗无效时，这些药物是合理的替代选择。目前仍需进一步的研究以确证这些药物对中枢神经系统感染的治疗益处。

具有抗金黄色葡萄球菌活性的药物应与第三代或第四代头孢菌素联用，如头孢曲松（2 g q12h 静脉给药）或头孢吡肟（2 g q8/12h 静脉给药）。若需覆盖假单胞菌属，则优选头孢吡肟。

若怀疑为牙齿或鼻窦感染，则应添加抗生素以覆盖厌氧菌。静脉用甲硝唑（0.5 g q8h）对厌氧菌感染非常有效。对于脑脓肿，推荐使用更大剂量的甲硝唑［以 15 mg/kg 的负荷量（通常为 1 g）开始，随后一次的剂量为 7.5 mg/kg（通常为 0.5 g），q6h］。

患者很少需要开展抗真菌治疗，应仅在活检证实为侵袭性真菌感染时采用。

专家点评

海绵窦感染是脑血管疾病中一种感染严重的特殊类型，又称为脓毒性海绵窦血栓形成，急性多来自头面部疖肿，因面部静脉腔内无瓣膜，无法防止血液回流，当肌肉收缩时，血液可以逆流，因此皮肤感染可导致致命的海绵窦血栓性静脉炎。危险三角区的静脉分布和动脉基本上是一致的，并分别构成深浅两个网。深部静脉网不仅与浅静脉的分支相通，而且与眼眶、颅腔海绵窦相通，因此可以并发海绵窦感染。

民间流传着所谓的治疗眼疾的偏方——牛舌舔眼睛，期望利用牛的唾液来杀菌，但往往病情无好转，反而更加严重，因为牛唾液中含多种微生物病原体，不仅不能杀菌，反而会加重感染。本例患者因劳累后亚急性起病，表现为头痛，继而转至眶周，牛舔双眼后，相当于用脏的东西挤压了患处，引发眶周肿胀、复视、不能外展，致病情恶化。结合临床表现、实验室检查及 MRI、MRA 等影像学检查分析，最后确诊为眶周感染并发海绵窦感染，根据多次脑脊液 NGS 检测病原体结果及经验，予以了强效广谱抗生素联合抗感染治疗。最终患者病情明显好转，得到了成功救治，不仅眼部症状改善，眼球活动正常，还未出现失明等后遗症。出院后随访无病情反复。

综上所述，海绵窦炎如延误诊治，病死率很高，应强调及时就诊、早期诊断和及时治疗的重要性。

点 评：林兰意

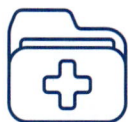

病例 6 · 肝衰竭合并耶氏肺孢子菌肺炎一例

病例提供者：盛滋科、王晖
作者单位：上海交通大学医学院附属瑞金医院感染科

患者基本资料

年龄：41岁	性别：男	居住地：江苏省
职业：工人	民族：汉	婚否：已婚

一、主诉和现病史

（一）主诉

肤黄、尿黄、腹胀、双下肢水肿1个月。

（二）现病史

1个月前患者大量饮酒，误服冰箱除冰剂（成分：融冰因子分散助剂）2天后出现肤黄、尿黄、腹胀、下肢水肿，伴有乏力、纳差、腹泻等。2024年10月4日至A医院就诊，查血常规示：WBC 12.9×10^9/L。生化示：TBIL 469 μmol/L，ALT 19 U/L，AST 96 U/L。腹部超声示：肝脾肿大。予以保肝、退黄、抗感染治疗（具体不详），症状无缓解。2024年10月9日至B医院急诊，查生化示：TBIL 520 μmol/L，ALT 25 U/L，AST 83 U/L，嗜肝病毒均阴性；诊断为"慢加急性肝衰竭、酒精性肝硬化失代偿期"，予以保肝、退黄、利尿、甲泼尼龙40 mg qd×5天，复查TBIL 406 μmol/L，ALT 36 U/L，AST 60 U/L。2024年10月18日就诊于笔者所在医院感染科。

自起病以来，患者神清，精神可，食欲未见明显异常，尿液颜色深黄，大便正常，体重增加5 kg左右，夜眠可。

二、重要的既往史、个人史、家族史等

疾病史：糖尿病病史，血糖控制不理想。个人史：吸烟20余年，60支/日；饮酒史10余年，每天500 g左右白酒，折合酒精量约140 g/d。婚育史：已婚已育，育有一女，体健。家族史：否认。

三、入院体格检查

T 36.6℃，P 78 次/min，R 19 次/min，BP 126/71 mmHg，体重 68 kg。神清，精神可，对答切题，查体配合，皮肤、黏膜、巩膜重度黄染，肝掌（+）、蜘蛛痣（+）。无咳嗽、咳痰，无胸闷、气急，心、肺部听诊无殊。腹部膨隆，无腹壁静脉曲张，轻度压痛、反跳痛，肝、脾肋下触诊不满意，墨菲征（－），移动性浊音（+），肠鸣音正常。双下肢凹陷性水肿，扑翼征阴性。

四、入院辅助检查

（2024.10.19）血常规：WBC 26.18×10^9/L，N 24.7×10^9/L，Hb 127 g/L，PLT 118×10^9/L，CRP 42 mg/L。生化：ALT 64 IU/L，AST 116 IU/L，ALB 32 g/L，TBIL 479 μmol/L，DBIL 232 μmol/L，ALP 184 IU/L，GGT 518 IU/L，LDH 200 IU/L。凝血功能：PT 17.3 s，INR 1.49。嗜肝及非嗜肝病毒指标：HBsAg（－），HAV、HCV、HDV、HEV、HSV、EBV、CMV 抗体均阴性；HIV、梅毒抗体（－）。免疫、代谢性指标：ANA（－），ANCA（－），自免肝指标（－）、甲状腺功能（－）。肿瘤标志物：AFP 8.77 ng/ml，CEA 2.22 ng/ml，CA125 606.9 U/ml，CA199 104.0 U/ml，CA724 6.70 U/ml，CA242 9.5 U/ml，铁蛋白 323.6 ng/ml。

腹部超声：肝脏、脾脏肿大，胆囊壁增厚水肿，胆囊不充盈，左侧胸腔积液（最大深度 11 mm），腹腔积液（最大深度 80 mm），门静脉流速减低，胰体肾未见明显异常。肝硬度：E 73.7kPa，CAP 167 dB/m。

五、入院诊断、诊断依据和鉴别诊断

（一）入院诊断

① 慢加急性肝衰竭；② 酒精性肝硬化失代偿期；③ 多浆膜腔积液（腹水、胸水）；④ 耶氏肺孢子菌肺炎（*Pneumocystis jirovecii* pneumonia，PJP）（重度）；⑤ 2 型糖尿病

（二）诊断依据

（1）患者为中年男性，亚急性起病，因"肤黄、尿黄、腹胀、双下肢水肿 1 个月"入院。

（2）1 个月前患者大量饮酒，误服冰箱除冰剂后出现肤黄、尿黄、腹胀、下肢水肿，伴有乏力、纳差、腹泻等。外院先后查生化指标示 TBIL 469 μmol/L，ALT 19 U/L，AST 96 U/L；TBIL 520 μmol/L，ALT 25 U/L，AST 83 U/L。诊断为"慢加急性肝衰竭、酒精性肝硬化失代偿期"，予以保肝、退黄、利尿、甲泼尼龙 40 mg qd×5 天，复查 TBIL 406 μmol/L，ALT 36 U/L，AST 60 U/L。

（3）既往糖尿病病史，血糖控制不理想。有吸烟史 20 余年，60 支/日；饮酒史 10 余年，每天 500g 左右白酒，折合酒精量约 140 g/d。

（4）精神可，对答切题，查体配合，皮肤、黏膜、巩膜重度黄染，肝掌（+）、蜘蛛痣（+）。无咳嗽、咳痰，无胸闷、气急，心、肺部听诊无殊。腹部膨隆，无腹壁静脉曲张，轻度压痛、

反跳痛，肝、脾肋下触诊不满意，墨菲征（-），移动性浊音（＋），肠鸣音正常。双下肢凹陷性水肿，扑翼征阴性。

（三）鉴别诊断

（1）药物性肝衰竭：常有可疑药物的服用史，常见的如含有对乙酰氨基酚的药物，一些中药（如何首乌、土三七等），或者一些化疗药。临床可有转氨酶、总胆红素升高等表现。结合该患者病史，发病前有误服冰箱除冰剂病史，药物性肝衰竭需进一步排查。

（2）酒精性肝衰竭：患者发病前有多次大量饮酒史，病毒性肝炎标志物阴性，需考虑酒精性肝衰竭可能。

六、主要诊疗经过和病情变化

患者入院后完善相关检查，予以常规保肝、降酶、退黄治疗，但总胆红素下降不明显。后予以5次人工肝治疗，总胆红素下降明显。但住院期间患者突发高热、呼吸困难，完善常规化验、外周血NGS和胸部CT检查（图6-1），诊断为耶氏肺孢子菌肺炎（重度），同时存在肝衰竭。与家属充分沟通病情后予以复方磺胺甲噁唑（TMP/SMZ）治疗，患者病情逐步好转，复查胸部CT（图6-2）较前明显吸收，予以出院。

TMP/SMZ抗感染具体用法：11月19日至12月7日，TMP/SMZ注射液4 ml tid + TMP/SMZ 3片 bid；12月8日至12月16日，TMP/SMZ注射液4 ml q12h + TMP/SMZ 2片 bid；出院后10天，TMP/SMZ 2片 bid。

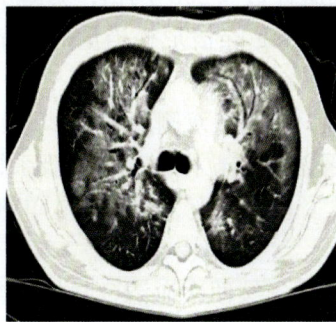

图6-1　发病时患者的胸部CT表现　　　图6-2　抗感染治疗3周后患者的胸部CT表现

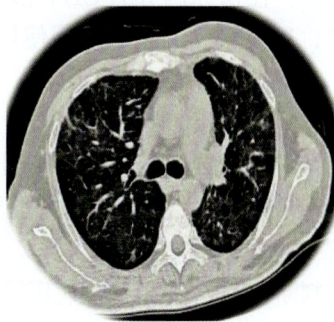

七、针对病情变化的检查结果

血常规：WBC 17.73×10^9/L，N 15.8×10^9/L，Hb 114 g/L，PLT 190×10^9/L，CRP 52 mg/L。肝功能：TBIL 214.4 μmol/L，DBIL 93.8 μmol/L，ALB 31 g/L，PAB 38 mg/L，ALT 20 IU/L，AST 14 IU/L，ALP 126 IU/L，GGT 153 IU/L。肾功能：Cr 64 μmol/L，UA 179 μmol/L，eGFR 115.6 ml/（min·1.73m²）。凝血功能：PT 19.5s，INR 1.69。电解质：钠132 mmol/L，钾3.38 mmol/L，

钙 1.86 mmol/L，磷 0.89 mmol/L，镁 0.73 mmol/L。

八、出院诊断

① 慢加急性肝衰竭；② 酒精性肝硬化失代偿期；③ 多浆膜腔积液（胸水、腹水）；④ 耶氏肺孢子菌肺炎（重度）；⑤ 2 型糖尿病。

九、预后和转归

患者肝功能好转，耶氏肺孢子菌肺炎治愈出院。半月后随访，肝功能和肺炎情况病情稳定。

十、诊疗体会

（一）诊断及鉴别诊断

肺孢子菌肺炎的危险因素集中于免疫受损者，包括：血液系统肿瘤（淋巴系肿瘤较多）患者；关节炎、慢性阻塞性肺病、哮喘长期系统性用糖皮质激素的患者（泼尼松≥20 mg/d，持续≥1个月）；使用环磷酰胺、甲氨蝶呤等免疫抑制剂的患者；移植受者晚发耶氏肺孢子菌肺炎（PJP）感染（＞6个月），常伴移植物抗宿主病。

诊断PJP需要考虑以下三方面的因素。

（1）宿主因素：任何原因导致CD4$^+$淋巴细胞计数＜200个/μl；暴露于与T细胞功能障碍相关的药物；过去60天内超过2周使用≥0.3 mg/kg泼尼松当量的治疗剂量；实体器官移植。

（2）临床诊断标准：任何一致的影像学特征，特别是双侧磨玻璃影、实变、小结节或单侧浸润、结节性浸润伴或不伴空洞、多灶性浸润、粟粒样改变；呼吸系统症状（咳嗽、呼困、低氧血症）伴胸部X线或CT影像学异常（包括实变、小结节、单侧浸润、胸腔积液或囊性病变）。

（3）真菌学判断标准：排除其他病因后，至少连续两次血清G试验检查结果≥80 pg/ml；实时定量PCR检测呼吸道标本见耶氏肺孢子菌DNA。

但确诊PJP对取样和标本要求高，且对于有危险因素且有症状的患者，往往意味着病情危重，推荐应采取尽早的治疗措施，无须等待病原学结果即可启动治疗。

（二）治疗

目前在肝衰竭患者中用TMP/SMZ治疗PJP的证据较少。但PJP的病情常较为危重，进展快，建议与患者家属充分沟通病情后，权衡利弊，予以TMP/SMZ抗感染治疗。目前仍需更多的临床数据证实TMP/SMZ在肝衰竭患者中治疗PJP的安全性。

十一、简要综述

PJP是由一种机会致病菌——耶氏肺孢子菌引起的间质性浆细胞性炎症，是一种严重的呼吸系统机会感染性疾病，总体病死率为48% ～ 67%。

患者感染后早期肺部体征为阴性，无痰，常因发热、胸闷气短、咳嗽等临床症状就诊。病情进一步进展，活动后可出现进行性呼吸困难，因此早期的临床诊断较为困难。

目前PJP的一线治疗药物为复方磺胺甲噁唑（TMP/SMZ）。TMP/SMZ是磺胺甲噁唑（SMZ）和甲氧苄啶（TMP）按照5∶1的比例组成的复方制剂。SMZ与对氨基苯甲酸（PABA）结构类似，结合二氢蝶酸合成酶（DHPS）的基因位点，从而抑制二氢蝶酸生成。TMP抑制二氢叶酸还原酶（DHFR），可使细菌的四氢叶酸合成受到阻断，使磺胺药的抗菌作用增强数倍至数十倍，甚至出现杀菌作用，并延缓耐药性的产生。这两个组分构成双重阻断叶酸代谢，疗效大大增强。TMP/SMZ静脉制剂的达峰速度快，药物浓度高。对于病情危重、无法口服药物者，可采用静脉给药。TMP、SMZ半衰期一致，协同性较好。

对SMZ不耐受的患者可应用二线药物。二线方案可选：伯氨喹30mg/d 口服＋克林霉素600 mg q8h，或喷他脒 4 mg/（kg·d）静脉注射，或阿托伐醌 750 mg q8 ～ 12h/d。挽救治疗可以应用TMP/SMZ 15 ～ 20 mg/kg＋卡泊芬净70 ～ 50 mg/d。有研究显示，与TMP/SMZ单药治疗相比，在有效性方面，TMP/SMZ联合卡泊芬净可提高PJP治疗的总有效率，且有效性结局指标均有更好的改善；对安全性结局指标的评价结果显示，联合用药并未增加肝肾功能的损害。因此，TMP/SMZ联合卡泊芬净较TMP/SMZ单药在治疗PJP方面具有更好的疗效且安全性风险并未增加。对特殊患者如重症、TMP/SMZ单药治疗药物不良反应严重或耐药的患者，可考虑卡泊芬净联合治疗。

专家点评 ···

耶氏肺孢子菌肺炎是一种常见的机会性感染性疾病，多见于HIV感染、血液系统肿瘤、实体瘤、移植、风湿病以及长期服用免疫抑制剂的患者，而肝衰竭患者继发PJP感染的病例报道较少，临床往往容易忽视。

本例患者出现PJP感染，一方面与长期饮酒、糖尿病、肝衰竭造成免疫功能低下有关，另一方面糖皮质激素的应用也是造成感染的重要危险因素。PJP主要通过呼吸道传播，多为院内感染，非HIV感染者病情进展更加迅速，应及早诊断。

痰液、支气管肺泡灌洗液、血液镜检仍然是确诊PJP的金标准，但阳性率较低。qPCR是诊断PJP最常用的方法，灵敏度和特异度均较高，而NGS在提高早期诊断率方面具有迅速、高效和无偏倚性等优点，还可以检出其他混合感染，较PCR检测更具优势，结合临床表现及肺部影像学特征可确诊PJP。

TMP/SMZ是治疗PJP的一线药物，但容易出现消化道不适、高血红蛋白血症、肝毒性及过敏等不良反应，特别是对于本例合并严重肝损害的患者，临床医生更需考虑药物安全性问题，提前做好医患沟通。有报道使用低剂量TMP/SMZ治疗方案的临床疗效良好，但仍需进一步的临床研究证实。

总之，对于肝衰竭患者，应严格把握糖皮质激素使用指征，并在治疗过程中密切关注患者免疫功能（如CD4+、CD8+T细胞亚群计数）变化和继发感染的问题，采取快速有效的手段尽早诊断是改善预后的关键，必要时应进行PJP预防治疗。

点　评：辛海光

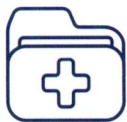

病例7 "非主流"肝脓肿

病例提供者：盛滋科、史冬梅
作者单位：上海交通大学医学院附属瑞金医院感染科

患者基本资料

年龄：59岁	性别：男	居住地：上海市
职业：退休	民族：汉	婚否：已婚

一、主诉和现病史

（一）主诉

乙肝"小三阳"30余年，发热10天。

（二）现病史

30余年前发现乙肝"小三阳"病史，定期检查肝功能、腹部B超等均在正常范围，未进行治疗。2010年6月体检发现肝占位性病变，7月入住上海A医院行"肝癌"手术切除。术后病理提示肝细胞癌。定期随访，当时未行抗病毒治疗。2014年随访期间发现病毒载量高于参考范围（报告未见），遂开始予以恩替卡韦抗病毒治疗。2018年5月随访时发现肝内肝癌复发（多发），遂分别于2018年5月及7月行经导管动脉化疗栓塞术（transcatheter arterial chemoembolization，TACE），术后患者胃肠道反应较为剧烈，夜晚无明显诱因下出现发热，伴干咳、尿急、排尿困难。2018年10月行放疗。2018年12月开始服用甲磺酸阿帕替尼靶向治疗。患者于2019年1月4日自行服用"泰诺"后好转。1月6日晨再次发热，体温最高38.4℃，咳嗽伴咳痰，为黏稠白痰，其余症状同前。1月10日患者就诊于上海B医院急诊，查血常规示WBC 7.17×10^9/L，N% 87.4%，Hb 80g/L，PLT 41×10^9/L，CRP 160.6 mg/L；上腹CT平扫示肝癌术后，肝右叶见团块状混杂密度影，内见多发气泡和高密度影，少量腹水；胸部CT平扫示双肺上叶轻微肺气肿，右肺中叶纤维条索灶，主动脉硬化；头颅CT平扫示伪影多，双侧额叶及岛叶区腔隙灶。为进一步诊治，门诊拟"发热"收治入院。

自发病以来，患者神清，精神萎，胃纳可，二便如常，睡眠可，近期体重未见下降。

二、重要的既往史、个人史、家族史等

慢性乙肝30年，肝癌术后8年。长期居住于上海，否认毒物、放射性物质接触史。

三、入院体格检查

T38.9℃，BP 89/44 mmHg。神清，精神软，呼吸急促，不能平卧，口腔多发溃疡形成，皮肤、巩膜未见黄染，蜘蛛痣（-），肝掌（-），全身浅表淋巴结未及肿大。双肺呼吸音粗，两肺下叶可闻及少许湿啰音及哮鸣音。心率102次/min，律齐，未闻及病理性杂音。腹膨隆，可见陈旧瘢痕，无压痛，无反跳痛，未见腹壁浅静脉显露，肝肋下未及，脾肋下3指，墨菲征（-），肝肾区叩痛（-），移动性浊音（+）。双下肢无水肿。神经系统查体（-）。

四、入院辅助检查

外院检查见现病史。

五、入院诊断、诊断依据和鉴别诊断

（一）入院诊断

① 肝占位性病变；② 脓毒症；③ 肺部感染；④ 腹水；⑤ 中度贫血；⑥ 肝恶性肿瘤术后；⑦ 乙肝后肝硬化失代偿期。

（二）诊断依据

（1）患者为中年男性，急性起病，表现为发热，伴咳嗽咳痰、尿急、排尿困难。

（2）既往有乙肝肝硬化失代偿期病史，肝恶性肿瘤手术、放化疗病史，口服靶向药物1个月。

（3）查体：精神软，T 38.9℃，呼吸急促，不能平卧，两肺下叶可闻及少许湿啰音及哮鸣音，心率102次/min，腹膨隆，脾肋下3指，移动性浊音（+）。

（4）实验室检查：血象升高、CRP升高；CT示肝右叶见团块状混杂密度影，内见多发气泡和高密度影。

（三）鉴别诊断

（1）肝癌复发：常伴有甲胎蛋白等肿瘤标志物升高，B超和MRI提示占位性病变。该患者既往有肝恶性肿瘤病史，此次发现肝占位，需进一步排查肿瘤可能。

（2）肝脓肿：常有发热，血常规提示白细胞升高，CRP升高，局部肝区不适，影像学

提示占位性病变，抗感染有效。该患者有发热，CRP升高，需进一步排查肝脓肿的可能。

六、主要诊疗经过和病情变化

入院后予以完善相关检查，予以碳青霉烯类抗感染治疗。第4天两侧血培养均提示咽峡炎链球菌阳性，根据药敏试验结果予以头孢曲松2.0g q12h降阶梯抗感染治疗，体温逐渐恢复正常。入院10天后，影像学提示肝脓肿有液化，给予穿刺引流术，术后引流出淡黄色脓液（至出院约1000 ml），细菌培养为阴性。

七、入院后针对病情变化的检查结果

（1）炎症相关指标。血常规：WBC 7.68×10^9/L，N% 91.9%，Hb 67 g/L，PLT 14×10^9/L；PCT 53.57 ng/ml；CRP 159 mg/L；ESR 92 mm/h。G试验（−）。内毒素试验（鲎试验）<7.8 pg/mL；尿、痰培养均（−）。血培养：咽峡炎链球菌（+）。

（2）肿瘤相关指标：AFP 1.05 ng/ml，CA125 109.10 U/ml，CA199 32.30 U/ml，CEA 3.13 ng/ml。

（3）常规生化指标（表7-1）：ALB 20 g/L，ALT 53 IU/L，AST 81 IU/L，ALP 315 IU/L，GGT 147 IU/L，胆红素正常；肾功能、电解质正常；PT 16.1 s。

（4）影像学检查。胸部CT平扫：慢性支气管炎、肺气肿改变考虑，右肺中叶索条影，右肺下叶膨胀不全，双侧胸腔积液。腹部MRI增强：肝癌术后改变；肝右叶及肝上间隙内异常团片影（约43 mm×82 mm），积液伴感染可能；肝内多发转移灶；肝右静脉、肝中静脉及门静脉右支显示欠清；肝内胆管轻度扩张；胆囊术后改变；脾大；腹水；两侧腹壁软组织肿胀。心超：未见明显异常。

表7-1 住院期间血生化和血常规主要指标恢复情况

日期	ALT/AST（IU/L）	PCT（ng/mL）	CRP（mg/L）	WBC（×10⁹/L）	N%（%）	PLT（×10⁹/L）	PT（s）
1.15	53/81	53.57	159	7.68	91.9	14	16.1
1.18	25/60	3.65	148	7.18	87.7	69	15
1.21	18/20	1.13	163	10.5	91.6	84	14.2
1.28	16/16	0.36	61	3.7	71.7	147	15
2.4	14/23	0.17	53	3.19	72.7	130	13.9
2.11	16/23	0.09	36	4.12	68.3	113	14.8
2.18	13/19	0.13	33	6.57	52.5	127	12

八、出院诊断

① 肝脓肿（咽峡炎链球菌感染）；② 肺部感染；③ 重度贫血；④ 低蛋白血症；⑤ 多浆膜腔积液；⑥ 肝恶性肿瘤术后；⑦ 乙肝肝硬化失代偿期。

九、预后和转归

经过积极抗感染和引流，患者预后良好。

十、诊疗体会

（一）诊断及鉴别诊断

对肝占位的诊断，需要考虑常见的肝恶性肿瘤和肝脓肿。通过患者的临床表现，如发热，肝区不适，结合影像学、甲胎蛋白、血培养、血常规，以及CRP等炎症指标，全面评估病情。

（二）治疗

对重症感染或肝脓肿患者，初始治疗可以考虑强有力且覆盖革兰阳性菌和革兰阴性菌的联合治疗。积极寻找病原体依据，同时监测抗感染疗效。若有病原体结果，且治疗效果欠佳，可考虑根据病原体药敏选药。

该例患者为相对免疫抑制患者，近半年有反复入院病史、手术史、抗生素使用史，存在耐药菌感染风险，结合患者入院时病情危重，初始抗感染建议选择碳青霉烯类抗菌药物。入院后患者血培养提示咽峡炎链球菌感染，及时换用头孢曲松抗感染，避免碳青霉烯类过度使用。

十一、简要综述

（一）肝脓肿病原体

咽峡炎链球菌（*Streptococcus anginosus*）群是肝脓肿的重要致病菌。金黄色葡萄球菌、化脓性链球菌及其他革兰阳性球菌是特定情况下的病原体。念珠菌也可导致肝脓肿。结核性肝脓肿并不常见，但在培养未获得典型化脓菌的情况下应予以考虑。应将阿米巴病考虑为原发性肝脓肿的病因，尤其是对过去6个月曾到疫区或来自疫区者。

肺炎克雷伯菌是原发性肝脓肿的重要新兴致病菌，在亚洲最常见。在中国，外科和非外科手术的肝脓肿以肺炎克雷伯菌和大肠埃希菌为主（约90%），常对抗生素敏感，产ESBL罕见。

（二）咽峡炎链球菌与感染

咽峡炎链球菌（*S. anginosus*）群［也称米勒链球菌（*S. milleri*）群］是草绿色链球菌的一个亚群，其包括3个不同的链球菌种：咽峡炎链球菌（*S. anginosus*）、中间型链球菌（*S. intermedius*）以及星座链球菌（*S. constellatus*）。分离出咽峡炎链球菌群细菌时应将其视为真正的病原体，与草绿色链球菌其他菌种不同。咽峡炎链球菌存在于人口腔和胃肠道的正常菌群中，有引起脓肿（特征性）和全身感染的能力。

感染类型包括口腔感染（如咽炎或牙周脓肿）、头颈部感染、皮肤软组织感染、菌血症、中枢神经系统感染、腹部感染、肺部感染、心内膜炎、泌尿系感染等；咽峡炎链球菌所致口腔、头颈部和腹部感染通常为混合感染。

在咽峡炎链球菌感染者中，实体肿瘤患者最常见（32%）；35%的患者混合感染。咽峡炎链球菌对青霉素（100%）、克林霉素（95%）、红霉素（85%）敏感。

（三）抗菌药物选择

大多数咽峡炎链球菌群细菌对 β-内酰胺类药物敏感。头孢曲松为首选药物，活性极高、给药次数较少且具有良好的组织穿透力。青霉素G的最低抑制浓度通常≤0.125μg/ml。治疗时不选择氟喹诺酮类、大环内酯类药物，对氨基糖苷类耐药，磺胺类不能杀灭该菌群分离株。

若怀疑混合感染和（或）革兰染色和培养结果证实混合感染，则应调整抗生素方案来治疗其他微生物（如厌氧菌），方法为使用一种上述药物加甲硝唑或克林霉素，β-内酰胺类/β-内酰胺酶抑制剂合剂或碳青霉烯类抗生素。疗程取决于感染的性质，一般情况下应给予抗生素治疗直到感染的临床体征消退（4～6周）。

（四）脓肿的治疗

患者可能出现局灶性脓肿，此时应行血培养。医生应仔细评估患者是否存在1个或多个局灶性化脓性感染部位，实施全面的病史询问和体格检查，选择合适的影像学检查方法。

治疗脓肿时，除静脉抗生素外常还需要引流/清创。若存在不适合手术引流的多个小脓肿，则可能需要延长抗生素治疗（长达6～8周）；对直径≤5 cm的脓肿进行引流，建议用细针抽吸。对直径＞5 cm的脓肿进行引流，建议采取经皮置管引流；引流管应保留到没有引流物时再拔除（一般最长7日）。对多发性、包裹性、基础疾病需手术治疗，经皮引流效差者可考虑手术治疗。

专家点评 ··

　　该病例患者为59岁男性，乙肝肝硬化、肝癌术后，因发热、咳嗽伴黏稠白痰及口腔多发溃疡入院，最终确诊为咽峡炎链球菌所致肝脓肿。

　　从病原体感染的角度讲，该患者存在免疫功能障碍的状态，乙肝肝硬化、TACE、放疗及靶向治疗（甲磺酸阿帕替尼）为其感染高危背景。入院后查腹部CT显示肝内气泡影，血培养明确咽峡炎链球菌。咽峡炎链球菌是常见的口腔定植菌，正常情况下不引起感染，而患者口腔溃疡为病原体侵入创造了条件，结合TACE术后坏死组织形成的易感环境，血源性播散成为肝脓肿的主要途径。

　　治疗策略上，初始选用碳青霉烯类抗菌药物覆盖潜在耐药菌，体现了对重症感染的审慎处理。血培养结果明确后，及时降阶梯至头孢曲松，充分利用咽峡炎链球菌对β-内酰胺类的高敏感性，确保疗效的同时避免抗菌药物过度使用。影像学提示脓肿液化后，穿刺引流术清除约1000 ml脓液，显著改善预后，凸显肝脓肿管理中抗生素与介入治疗协同的重要性。

　　此病例诊治成功的关键在于精准病原学诊断、合理抗感染策略及多学科协作。这也提示，免疫抑制患者出现发热、口腔溃疡及咳嗽时，需高度警惕脓肿及多器官感染，血培养与影像学检查不可或缺。肝硬化相关患者应优化口腔卫生，病程中需严密监测感染征象，及时干预以降低并发症风险。

点　评：曹竹君

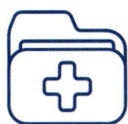

一例单纯疱疹病毒性脑炎的治疗

病例提供者：盛滋科、谢青

作者单位：上海交通大学医学院附属瑞金医院感染科

患者基本资料

年龄：40岁	性别：女	居住地：上海市
职业：公司职员	民族：汉	婚否：已婚

一、主诉和现病史

（一）主诉

发热10天。

（二）现病史

2021.06.30，患者在浙江安吉漂流后受凉，07.03出现发热，体温峰值39.7℃，有畏寒、轻度的记忆力下降情况，无咳嗽、咳痰，无恶心、呕吐，无咽痛，无关节酸痛等症状，自行服用"退热药物"，体温仍反复出现。07.06至上海A医院就诊，体温约39℃，查血常规：WBC 13.96×10^9/L，Hb 154 g/L，N% 86.11%，L% 9.42%，N 12.02×10^9/L，CRP 15 mg/L；甲流、乙流病毒阴性，凝血功能正常；头颅CT平扫未见异常；胸部CT：右肺上叶多发小结节灶；上腹部平扫+增强CT：肝左叶占位性病变，考虑血管瘤，右肾囊肿。考虑细菌感染，予"头孢、环丙沙星"抗感染治疗，患者仍有反复高热症状。07.07起出现明显的健忘症状，诉失去味觉、饥饿感等。

2021.07.09至笔者所在医院急诊，查血常规：WBC 8.45×10^9/L，N% 80.2%，L% 14.5%，Hb 130 g/L，CRP 8.0 mg/L，予"头孢他啶、左氧氟沙星"治疗，对乙酰氨基酚退热。体温仍有反复。2021.07.10出现四肢、躯干部皮肤红色皮疹，不高于皮面，按压可褪色。请皮肤科会诊，考虑药物性皮疹，予抗过敏等治疗。过程中患者逐渐出现嗜睡，对答不切题。

2021.07.12发热门诊MDT：建议立即收治入院。完善血培养、腰椎穿刺、脑脊液和外周血NGS，完善细胞因子、IgE等检查，治疗上予停用头孢，换用美罗培南1 g q6h+磷霉素4 g q8h，地塞米松5 mg qd，暂不考虑血液系统疾病。07.13入住感染科。

发病来，神志欠清，精神萎，二便无殊，体重无明显变化。

二、重要的既往史、个人史、家族史等

既往史：一般健康状况良好。否认糖尿病、高血压等慢性病史。否认乙肝、结核等传染病史。

个人史：否认输血史，否认食物药物过敏史，否认烟酒等不良嗜好。

生育史：1-0-0-1，2009年剖宫产。月经史正常。

家族史：否认家族遗传性疾病史，父亲有高血压和糖尿病。

三、入院体格检查

神志欠清，精神软，发育正常，营养良好，问答不切题，计算力、定向力、记忆力明显下降，全身浅表淋巴结未及肿大。口腔黏膜光滑，双侧瞳孔等大等圆，对光反射灵敏，无球结膜水肿。颈强制，抵抗明显。双肺呼吸音清，未及杂音，心率120次/min，律齐，无杂音。腹部平软，无压痛、反跳痛。四肢肌力下降，肌张力可，左下肢查多克征（±），巴宾斯基征（－），余病理征（－），右下肢病理征（－）。

四、入院辅助检查

07.12急诊抢救室腰椎穿刺：脑脊液压力350 mm H_2O。脑脊液常规生化：有核细胞计数 $150 \times 10^6/L$，单核细胞77%；微量蛋白821.55 mg/L，氯化物124 mmol/L，糖3.28 mmol/L。脑脊液隐球菌抗原检测（－）；脑脊液送检培养及NGS。

五、入院诊断、诊断依据和鉴别诊断

（一）入院诊断

中枢神经系统感染。

（二）诊断依据

（1）患者为年轻女性，急性起病，因"发热10天"入院。

（2）患者在浙江安吉漂流后受凉，4天后于07.03出现发热，体温最高达39.7℃，伴畏寒、有轻度的记忆力下降，体温仍反复出现。07.06血常规：WBC $13.96 \times 10^9/L$，Hb 154 g/L，N% 86.11%，L% 9.42%，N $12.02 \times 10^9/L$，CRP 15 mg/L；甲流、乙流病毒（－）；头颅CT平扫未见异常。予"头孢、环丙沙星"抗感染无效，病程中出现明显的健忘症状，诉失去味觉、饥饿感等。并出现四肢、躯干部皮肤红色皮疹，请皮肤科会诊，考虑药物性皮疹，予抗过敏等治疗。过程中患者逐渐出现嗜睡、对答不切题等意识变化。

（三）鉴别诊断

（1）流行性乙型脑炎：本病经蚊虫叮咬传播，流行于夏秋季，临床常表现为高热、意识障碍、抽搐、病理反射阳性，血常规提示白细胞升高。结合患者发病季节和临床表现，需进一步排除。

（2）细菌性脑膜炎：多有免疫力低下病史，表现为发热、头痛，伴或不伴精神状态和意识的改变，脑脊液提示白细胞总数升高，以中性粒细胞升高为主，糖和氯化物偏低，抗菌药物治疗常有效。患者临床表现符合，但抗感染治疗疗效不佳，需进一步排除。

六、主要诊疗经过和病情变化

入院后给予美罗培南1 g q8g联合万古霉素抗感染，更昔洛韦5 mg/kg q12h抗病毒，地塞米松1mg qd，静脉丙种球蛋白20 g qd×5 d，甘露醇125 ml q8h，维生素C等支持治疗。

07.14脑脊液NGS结果回报：人类疱疹病毒Ⅰ型，改用阿昔洛韦750 mg q8h抗病毒治疗；余治疗同前。

07.16头颅MRI示左侧颞叶、岛叶脑回形态肿胀、皮质信号异常（图8-1）。

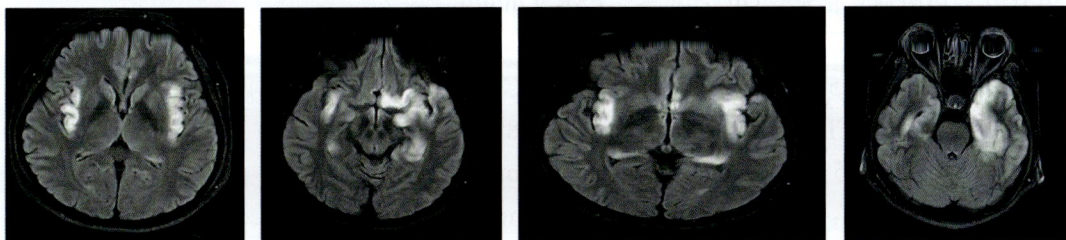

图8-1 头颅MRI：左侧颞叶、岛叶脑回形态肿胀、皮层信号异常，符合病毒性脑炎改变

期间请神经内科会诊协同诊治，排除自身免疫性脑炎，07.20停用美罗培南，07.22复查脑电图改善，复查腰椎穿刺：脑脊液压力正常，150 mmH$_2$O，细胞计数下降至58×10^6/L，蛋白下降至548.8 mg/L；NGS提示HSV-1序列数较前升高，99；地塞米松减量至7.5 mg qd，甘露醇减量至125 ml q12 h。

疾控中心回报乙脑抗体检测阴性。

脑电图随访：

07.15脑电图：弥漫性慢波活动，前半球显著，伴尖慢波发放。

07.22脑电图：弥漫性慢波活动，右侧明显。

07.29脑电图：δ频带分布于双侧颞枕区，功率值增高。

患者临床症状逐渐改善，体温正常，意识逐渐恢复，四肢肌力逐渐恢复，一般情况稳定，可下床自由活动，但记忆力无明显恢复，短时记忆较差。07.26复查头颅MRI较前显著好转（图8-2），07.27开始请康复科介入进行康复训练。

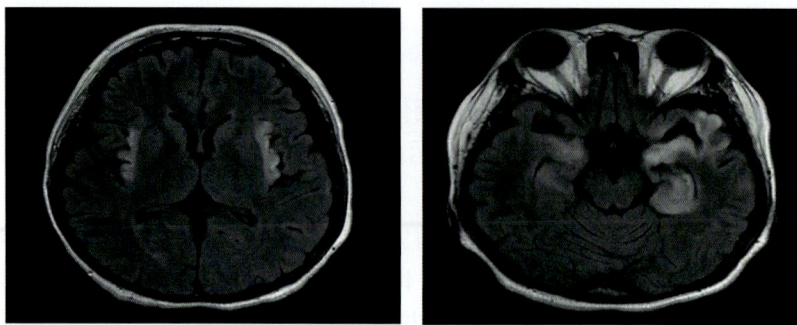

图8-2　复查头颅MRI：水肿减轻，病灶改善

七、入院后针对病情变化的检查结果

（07.14）血常规：WBC 8.93×10^9/L，N% 83.0%，L% 9.8%，N 7.40×10^9/L，L 0.88×10^9/L，Hb 122 g/L，LT 265×10^9/L。CRP 5 mg/L。PCT 0.55 pg/ml。

血生化：BG 5.83 mmol/L，ALT 11 IU/L，AST 19 IU/L，ALP 44 IU/L，GGT 21 IU/L、TBIL 11.6 μmol/L，ALB 32 g/L，BUN 3.0 mmol/L，Cr 53 μmol/L，LDH 268 IU/L，CK 54 IU/L。电解质：正常。DIC：正常。ESR 9 mm/h。

粪常规、尿常规：正常。

T细胞：$CD3^+$58.4%，$CD3^+CD4^+$32.4%，$CD3^+CD8^+$21.6%，$CD4^+/CD8^+$ 1.50，CD3绝对计数514个/μl，CD4绝对计数285个/μl，CD8绝对计数190个/μl。

细胞因子：IL-5 36.6 pg/ml，IL-8 30.3 pg/ml。

甲状腺功能：T_3 0.93 nmol/L，T_4 15.76 nmol/L，FT_3 2.73pmol/L，FT_4 15.78 pmol/L，TSH 1.62 IU/ml，TGAb 1.19 IU/ml，rT3 105.58 ng/dl。

体液免疫：IgG 7.99 g/L，IgA 2.13 g/L，IgM 1.09 g/L，IgE 10.4 IU/mL，C3 1.23 g/L，C4 0.37 g/L。抗链球菌溶血素"O"57kIU/L，类风湿因子（-），转铁蛋白2.10 g/L。

T-SPOT（-）。呼吸道病原体（-）。CMV、EBV抗体：IgM（-）。外周血单纯疱疹病毒（herpes simplex virus，HSV）-1＜1.0×10^3copies/ml，HSV-2＜1.0×10^3copies/ml。真菌G/GM试验（-）。

肿瘤学指标（-）。血培养、中段尿培养（-）。自身免疫性肝炎指标（-）。鼻咽拭子病毒学（-）。

复查脑脊液压力：110 mmH$_2$O。脑脊液常规生化：颜色无色，透明度清亮，红细胞（镜检）（+）；有核细胞计数135.00×10^6/L，单核细胞百分比99%；脑脊液蛋白定量781.98 mg/L，脑脊液氯化130 mmol/L，脑脊液糖3.66 mmol/L。

八、出院诊断

单纯疱疹病毒性脑炎（herpes simplex encephalitis，HSE）。

九、预后和转归

患者一般情况改善，运动未受明显影响，但出院时记忆力仍未完全恢复。1个月后随访该患者，记忆力逐步恢复中。

十、诊疗体会

（一）诊断及鉴别诊断

结合患者临床表现和病史，首先考虑中枢神经系统感染可能大。常见的病原体有细菌、病毒和真菌。通过腰椎穿刺对脑脊液进行检查能够给诊断提供非常有价值的线索。细菌、病毒和真菌感染的脑脊液常规和生化表现不尽相同。同时临床上还可以行细菌涂片、培养、染色等进一步明确病原体。此外，脑脊液病原体NGS检测对病原学诊断有重要价值。

影像学检查在中枢神经系统感染中也具有重要价值，能够较好地发现和定位病灶，随访影像学变化对病情的演化也可能有帮助。

该例患者通过NGS明确病原体是HSV。这种病毒感染在口唇较为常见，引起脑炎并不常见。那么是否存在宿主免疫力低下或免疫缺陷的因素？我们也进行了宿主基因组外显子测序，未发现已知的与该病毒感染相关的基因有突变。

（二）治疗

明确病原体后，治疗上根据病原体类型进行相关药物治疗。本例患者最终明确是HSV感染，治疗上首选阿昔洛韦静脉抗感染。抗病毒的疗程应个体化，一般建议2～3周。同时辅以降颅压、改善炎症反应等对症支持治疗。

脑炎常遗留后遗症。该例患者在体力和运动方面已经完全恢复如常，但记忆力短期内未能恢复，需要出院后继续进行功能训练。尽快明确病原体、及时治疗对预后极为重要。

十一、简要综述

病毒性脑炎是由多种病毒感染引起的急性中枢神经系统感染性疾病，100多种病毒可引起脑炎。病毒感染累及脑膜和脑实质，各个年龄段均可发病，流行季节为春夏季。

多数患者经治疗后预后良好，但也有少数病例如单纯疱疹病毒性脑炎（HSE）预后不良。全球范围内，HSE是最常见的散发性急性病毒性脑炎。但年发病率仅（2～4）/1 000 000。50岁以上患者最常见，无性别差异。

在大多数HSE病例中，脑炎的症状和体征在几天的过程中逐渐发展。最常见的表现包括脑病、发烧、癫痫发作（可达40%）、头痛和局灶性神经功能缺损。脑病是指在脑炎及许多其他非炎性疾病中可能发生的意识混乱、行为和其他认知变化的临床状态。

医院就诊的主要原因是癫痫发作（32%）、行为异常（23%）、意识丧失（13%）和神志不清（13%）。神经系统损害症状突出，主要与颞叶病变有关，甚至可导致脑出血。部分患者因病情严重、进展迅速而死亡或留有后遗症。

1. HSE的发病机制

HSE的发病机制尚未完全明确。HSV如何入脑尚不明确，炎症反应引起脑损伤。*TLR3-TICAM/TRIF-IRF3*通路突变，*TLR3*突变，*TICAM1, TRAF3, UNC93B1, TBK1, IRF3*突变均在疾病发生过程中起作用。

2. HSE的诊断

HSE的诊断主要依据病史、体格检查、脑脊液、病原学及血清学检测、影像学等进行综合判断，脑电图及腰椎穿刺检查为首选检查手段。

（1）脑脊液检查：HSE的脑脊液结果差异较大，表现为中等程度的淋巴细胞性细胞增多（$10 \sim 200$ 个 $/mm^3$），可能出现红细胞升高、蛋白质的中度升高（$50 \sim 100$ mg/dl），葡萄糖可正常。

（2）病原学检查：包括病毒分离、病毒特异性抗体及病毒抗原检测等，是诊断病毒性脑炎的金标准；但耗时较长、过程复杂、花费较高，普及有一定难度。

（3）病毒核酸检测：用PCR检测脑脊液中的HSV-1 DNA和HSV-2 DNA，灵敏度为96%，特异性为99%。疾病早期病毒核酸检测可能为假阴性，但如果临床高度怀疑HSE，可凭经验继续使用阿昔洛韦，并对第3～7天获得的脑脊液标本进行重复PCR检测。

（4）脑电图：若病情进展加重，脑电图可出现广泛性平坦或暴发性抑制性脑电波，可协助临床诊断和评估预后（无特征性变化）。HSE患者的额颞叶和枕叶区域更容易出现周期性放电和局灶性慢化。

（5）头颅影像学：CT成像通常不足以评估脑炎，但常作为初始检查，可能提示其他病因并快速评估有无水肿和（或）脑室移位，判断可能需要干预或禁忌腰椎穿刺。

头部MRI是评估脑炎的首选（价值巨大，T2加权和FLAIR），大多数HSE病例呈阳性结果，尤其是在病程早期。典型的MRI表现包括与近颞叶、眶额叶和岛叶皮质水肿区域相对应的T2加权像上的不对称高信号病变；在HSE早期阶段的弥散加权成像上常见弥散限制，并且可能是最早的神经影像学表现之一。

（6）血清学检测：CRP、S100b、基质金属蛋白酶（matrix metalloproteinase, MMP）-9、IgG、胱抑素C等均有不同程度的特异性改变。

3. HSE的治疗

目前HSE采用综合治疗，以抗病毒及对症支持治疗为主。轻症者给予抗病毒、保护脑细胞及降低颅内压等治疗；重症者给予激素及丙种球蛋白等治疗，辅助其他以提高治疗效果。

（1）对症支持治疗：对于高热、发生惊厥、颅内高压者等，可采取相应对症治疗措施。

（2）抗病毒治疗：静脉应用阿昔洛韦疗效确定（首选），耐药者也可以应用更昔洛韦或膦甲酸。尽快静脉输注阿昔洛韦10 mg/kg q8h 14～21天，口服吸收差；对于非免疫缺陷患者，阿昔洛韦的疗程一般为14天，对于免疫缺陷患者，应延长至21天；由于该药经肾排泄，需根据肾功能调整用量。经阿昔洛韦治疗后，后续的90天口服泛昔洛韦不改善患者神经方面的后遗症。

（3）激素的应用：临床前和动物研究表明，在HSE中使用糖皮质激素可能具有潜在的益处，但针对人类的临床证据很少。英国脑炎指南建议不要在HSE中常规使用糖皮质激素，对于轻中度HSE应慎用糖皮质激素，对于重症或伴有顽固性颅内高压患者，早期以及短疗程应用激素可减少炎症等并发症的发生。

（4）丙种球蛋白：可提高激素和受体的结合能力，起协同作用。

（5）其他治疗：重症患者配合高压氧，其他治疗包括营养脑神经、康复训练及中医中药等，对改善预后也有很好的治疗作用。

4. HSE的预后

HSV可诱发自身免疫性脑炎，产生自身抗体。阿昔洛韦使用前，病死率＞70%；阿昔洛韦治疗后的病死率＜20%（约为15%）。2/3的患者出院时有后遗症；出院后，可继续症状改善。老年、昏迷、延迟阿昔洛韦抗感染都是预后差的因素。

专家点评

此病例为一名40岁女性，因发热10天、记忆力下降、嗜睡等症状入院，最终确诊为HSE。患者急性起病，初始表现为发热伴轻度记忆力下降，后出现嗜睡、味觉丧失及药物性皮疹，腰椎穿刺显示脑脊液压力升高、淋巴细胞为主的细胞增多及蛋白升高，头颅MRI提示左侧颞叶水肿，提示中枢神经系统感染，高度支持病毒性脑炎。后续脑脊液NGS快速明确HSV-1感染，排除细菌性脑膜炎及流行性乙型脑炎，体现了NGS在病原学诊断中的关键价值。患者无明确免疫缺陷，HSE可能与受凉、疲劳诱发的病毒再激活相关。

治疗上，入院初期经验性使用美罗培南联合万古霉素覆盖细菌感染，同时启动更昔洛韦抗病毒，辅以地塞米松和丙种球蛋白控制炎症。NGS确诊HSV-1后，迅速调整为阿昔洛韦750 mg q8 h，联合降颅压及支持治疗有效控制病情。复查脑脊液及MRI显示炎症缓解，脑电图改善，患者意识及运动功能恢复，但记忆力未完全恢复，遗留短期记忆障碍。早期阿昔洛韦治疗虽能显著降低死亡率，但神经功能修复仍需长期康复干预。此外，约30%的HSE患者可能继发自身免疫性脑炎，出院后随访需警惕抗体介导的二次损伤。

本例患者的诊治过程也充分展示了发热伴神经症状患者需高度警惕HSE可能，腰椎穿刺结合NGS及MRI是诊断核心。阿昔洛韦应尽早启动，疗程个体化，辅以激素及支持治疗可改善预后。出院后康复训练对记忆力恢复至关重要。本病例为HSE诊治提供了实践参考。

点　评：曹竹君

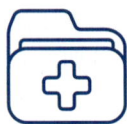

病例 9　复杂泌尿系感染一例之惊喜重重

病例提供者:陈娟娟
作者单位:南方医科大学南方医院感染内科疑难感染诊疗中心

患者基本资料

年龄:42岁	性别:女	居住地:广东省惠州市
职业:文员	民族:汉	婚否:已婚

一、主诉和现病史

(一)主诉

反复尿频、尿急、尿不尽2年余。

(二)现病史

患者2017年开始反复出现尿频、尿急、尿不尽,无血尿、脓尿,无尿痛,无发热,当地诊所考虑"泌尿系感染",反复给予抗生素治疗(具体种类不详),用药后好转,停药后病情反复。2018年7月24日至2018年8月1日,患者在惠州市第一人民医院住院,查静脉肾盂造影示"右输尿管下段扩张并右肾积液、右输尿管下段囊肿与狭窄鉴别",遂行"右侧输尿管镜检+输尿管扩张+置管引流术",术后予"头孢地尼"抗感染治疗,病情好转后出院。

2018年11月更换输尿管内支架后患者出现发热,经积极抗感染治疗后好转(具体用药不详)。此后患者反复出现尿频、尿急,长期使用抗生素治疗。2019年7月4日至2019年7月9日在惠州市第一人民医院住院,查尿培养为"白色念珠菌","对两性霉素B、5-氟胞嘧啶均敏感,对氟康唑、伊曲康唑、伏立康唑均耐药"。患者为求进一步诊治,至笔者所在医院就诊,门诊以"泌尿系感染"收入院。

自发病以来,患者精神状态一般,体力下降,食纳尚可,睡眠一般,尿频、尿急、尿不尽,夜尿增多,5～6次/晚,大便正常,体重无明显变化。

二、重要的既往史、个人史、家族史等

否认高血压、冠心病、糖尿病史。否认痢疾、疟疾、肝炎及结核等传染病史。2018年行"右侧输尿管镜检+输尿管扩张+置管引流术"。否认过敏史、输血史、外伤史。否认吸烟史、饮酒史、生食史。

月经规律，初潮年龄14岁，3/28天。末次月经：2019.07.01。月经量较少，无痛经。适龄结婚，配偶及1子体健。父亲健在，母亲因脑出血去世，有高血压家族史，否认家族性遗传病史，否认家族性肿瘤病史。

三、入院体格检查

T 36.4 ℃，P 80次/min，R 18次/min，BP 105/73 mmHg。神清，正常面容，皮肤、巩膜无黄染，皮肤无瘀点、瘀斑，全身浅表淋巴结未扪及肿大。颈静脉正常。呼吸节律规整，双肺叩诊呈清音，双肺呼吸音清，未闻及干、湿啰音及胸膜摩擦音。心率80次/min，心律齐，各瓣膜区未闻及杂音。腹部外形正常，全腹软，无压痛及反跳痛，腹部未触及包块，肝脾肋下未触及，肾区叩痛（－）。移动性浊音（－），四肢无水肿，各关节未见异常。病理反射未引出。

四、入院辅助检查

2019年7月惠州市第一人民医院尿培养提示：白色念珠菌。药敏：对两性霉素B、5-氟胞嘧啶敏感，对氟康唑、伊曲康唑、伏立康唑均耐药。

五、入院诊断、诊断依据和鉴别诊断

（一）入院诊断

泌尿系感染（白色念珠菌感染）。

（二）诊断依据

（1）中年女性，慢性病程急性发作。

（2）以反复尿频、尿急、尿不尽、夜尿增多为主要临床表现，间断使用抗生素治疗，病情反复。

（3）查体无明显阳性体征。

（4）辅助检查：详见上述。

（三）鉴别诊断

患者表现为慢性病程，病情迁延，既往有右输尿管下段扩张合并右肾积液病史，1年前曾行右侧输尿管镜检+输尿管扩张+置管引流术。此次主因外院中段尿培养提示白色念珠菌，药敏提示耐药菌，泌尿系真菌感染诊断基本明确。需反复留取中段尿培养进一步明确真菌感染，同时注意排查是否存在泌尿系混合感染的可能。

六、主要诊疗经过和病情变化

2019年7月17日至2019年8月12日患者在笔者所在科室住院。诊断为泌尿系白色念珠菌感染，用药前连续三次留取中段尿培养标本，根据外院尿培养药敏，予两性霉素B脂质体（国产），逐渐加量至50 mg足量静脉滴注qd+5-氟胞嘧啶1 g口服qid抗真菌治疗（2019年7月18日至2019年7月31日，2019年7月27日调整5-氟胞嘧啶剂量为0.5 g口服qid）。患者在治疗过程中出现肾功能损害，肌酐进行性升高，伴恶心、右肾区坠胀感，出现血尿伴血凝块，无法耐受两性霉素B静脉滴注，遂改为两性霉素B膀胱冲洗，仅冲洗1天，患者亦无法耐受，考虑入院后多次留取尿培养未查及真菌，抗真菌治疗已近2周，暂停抗真菌治疗。

住院期间多次留取中段尿培养，2019年7月23日、2019年7月29日分别培养到粪肠球菌，菌落计数分别 $> 10^5$/ml和 $> 10^4$/ml，药敏提示对替考拉宁、万古霉素、环丙沙星、氨苄西林、呋喃妥因敏感，余均耐药。

2019年7月26日中段尿提示抗酸杆菌镜检（+），中段尿X-pert提示：利福平耐药基因（$rpoB$）A段、B段、C段、D段、E段、结核分枝杆菌复合群（MTB）DNA均为（+），$rpoB$为（−）。2019年7月29日结核 γ-干扰素释放试验（+）：基础水平N 0.36 IU/ml，刺激水平 > 10 IU/ml，T−N > 10 IU/ml。

泌尿系粪肠球菌感染及泌尿系结核感染诊断明确，根据肌酐清除率予替考拉宁0.4 g q12 h首24 h，后续0.2 g qd静脉滴注抗细菌治疗（2019年7月24日至2019年8月11日），2019年8月5日开始加用异烟肼+利福平+吡嗪酰胺+乙胺丁醇抗结核治疗，辅以碱化尿液、护肝、排石等治疗。

患者自诉既往术后未发现结石等，但此次出现复杂泌尿系感染，原因不明。故患者于2019年7月30日完善CT全腹平扫（上、中、下腹），提示：① 右肾多发囊性低密度影、右侧输尿管及膀胱壁增厚并右侧输尿管及肾盂肾盏扩张、积水，考虑为泌尿系感染可能性大，请结合临床。② 右肾小结石；右输尿管中段致密影，考虑为输尿管结石或管壁钙化。③ 肝脏S5段钙化灶。请泌尿外科会诊，建议：① 对右肾小结石及右侧输尿管小结石，可口服排石药物辅助排石，尿石通4 g bid；屈他维林40 mg bid；② 多饮水，1个月后复查CT。

于患者出院前连续留取3次中段尿培养，均未查及结核、细菌及真菌，患者无发热，无尿频、尿急、尿痛及尿不尽感，一般情况明显改善，抗细菌感染疗程足，复查炎症指标无明显异常，肌酐明显下降，予带药出院，继续抗结核治疗并嘱患者定期门诊复查随诊。2019年8月12日，患者出院。

七、针对病情变化的检查结果

（2019.07.18）查血常规：WBC 7.22×10^9/L，L% 18.6%，Hb 124 g/L，PLT 237×10^9/L。血生化：IBIL 3.7 μmol/L，TP 61.4 g/L，ALB 36.2 g/L，UA 480 μmol/L。尿常规：尿白细胞 5073.30/μl，尿红细胞 18.10/μl，尿酵母菌 68/μl，尿隐血（++），尿白细胞（+++），尿蛋白（+），微浊。

感染指标：ESR 29 mm/h，CRP、PCT未见异常。术前八项：HBcAb 0.01 COI，HBeAb 0.09 COI，HBsAb > 1000.00 IU/L，余（−）。粪常规、肾功能、空腹血糖均未见明显异常。

肝、胆、胰、脾彩超：肝内光点粗糙，回声增强、分布欠均匀，肝内强回声光团（血管瘤可能）；胆囊壁欠光滑，胰、脾未见明显异常。双肾、输尿管、膀胱彩超：右侧输尿管上段扩张，右肾积液；右肾盂及输尿管管壁毛糙、增厚；右肾实质回声增强；双肾结石？钙化灶？膀胱壁毛糙。常规心电图检查：① 窦性心律；② 心电轴显著左偏。胸部正侧位片：① 双肺上叶少许陈旧性病灶；② PICC管末端位于第3胸椎右侧水平（右头臂静脉内）。

（2019.07.29）结核 γ-干扰素释放试验（+）：基础水平N 0.36 IU/ml，刺激水平 > 10 IU/ml，T−N > 10 IU/ml。复查感染指标：ESR 40 mm/h，CRP 5.75 mg/L。肾功能：BUN 11.7 mmol/L，Cr 290 μmol/L，UA 470 μmol/L。血常规及肝功能基本正常。

（2019.07.30）CT全腹平扫（上、中、下腹）：① 右肾多发囊性低密度影、右侧输尿管及膀胱壁增厚并右侧输尿管及肾盂肾盏扩张、积水，考虑为泌尿系感染可能性大，请结合临床；② 右肾小结石；右输尿管中段致密影，考虑为输尿管结石或管壁钙化；③ 肝S5钙化灶。

（2019.08.3）尿红细胞位相：尿红细胞 28 000/ml，镜检白细胞（++++），均一型 85%，多形型15%。

（2019.08.11）复查血常规：WBC 5.15×10^9/L，Hb 118 g/L，PLT 247×10^9/L。血生化：AST 47 U/L，IBIL 1.4 μmol/L，TP 61.7 g/L，ALB 37.9 g/L，Cr 166 μmol/L，胱抑素C 1.71 mg/L，UA 695 μmol/L，Ca 2.19 mmol/L，P 1.55 mmol/L。感染指标：CRP 8.05 mg/L，PCT 0.120 ng/ml，ESR 45 mm/h。尿常规：尿白细胞 2165.10/μl，尿红细胞 84.00/μl，尿酵母菌 117/μl，尿隐血（+），尿白细胞（+++），尿蛋白（+），混浊。

八、出院诊断

① 泌尿系感染（粪肠球菌，耐药白色念珠菌）；② 泌尿系统结核；③ 肾多发囊肿（右侧）；④ 肾积水伴肾输尿管结石（右侧）；⑤ 肾结石伴肾积水（右侧）；⑥ 低钾血症；⑦ 低蛋白血症；⑧ 肝功能不全；⑨ 高尿酸血症。

九、预后和转归

该患者于2019年8月19日复查血常规、CRP、PCT，均未见明显异常，ESR36 mm/h，肝肾功能恢复正常。目前仍予异烟肼+利福平+吡嗪酰胺+乙胺丁醇抗结核治疗中。

十、诊疗体会

（一）诊断

该患者非老年人、非妊娠期、非围绝经期，无糖尿病基础，无器官及骨髓移植手术史，非免疫缺陷人群。自诉无尿路结石，外院静脉肾盂造影示"右输尿管下段扩张并右肾积液、右输尿管下段囊肿与狭窄鉴别"，行"右侧输尿管镜检+输尿管扩张+置管引流术"后。

患者自诉未发现泌尿系统结构或功能的异常，但反复出现尿频、尿急、尿不尽的症状，间断不规律用药。此次出现复杂泌尿系感染，同时合并感染了三种病原菌，分别为耐药白色念珠菌、粪肠球菌以及罕见的结核分枝杆菌。患者感染的病原体不是常见的革兰阴性杆菌，考虑与患者既往不规律使用抗生素有关。

同时，在笔者所在医院的全腹CT提示右肾多发囊性低密度影、右侧输尿管及膀胱壁增厚并右侧输尿管及肾盂肾盏扩张、积水，右肾小结石，右输尿管中段致密影，考虑为输尿管结石或管壁钙化，因此宿主因素也在其中发挥了较为重要的作用。

（二）鉴别诊断

该患者的临床表现、外院及笔者所在医院的检验、检查结果均提示泌尿系感染，疾病定位诊断较为明确，只是病原学定性诊断"惊喜不断"——既有外院培养出的耐药白色念珠菌，又有笔者所在医院先后培养出的粪肠球菌和结核分枝杆菌。尤其是结核分枝杆菌，留取尿培养当天镜检即查到结核分枝杆菌，加做尿X-pert亦提示阳性。

（三）治疗

虽然患者的复杂泌尿系感染诊断明确，病原体也先后证实为耐药白色念珠菌、粪肠球菌以及结核分枝杆菌，但在治疗过程中出现了较为严重的肾功能损害，甚至出现血尿等，故抗真菌治疗遇到阻力。所幸住院期间多次复查中段尿镜检和培养均未再找到真菌感染证据，出院后复查中段尿培养亦正常。在粪肠球菌和结核分枝杆菌的治疗中未见明显不良反应。

尤其值得注意的是，当患者合并多重感染时，建议根据病原菌的侵袭性、毒力、感染数量等因素综合评估治疗优先级别，长疗程的抗结核治疗可留至最后，以免因药物相互作用、耐受性差、不良反应叠加等情况导致治疗中止。

十一、简要综述

复杂泌尿系感染（urinary tract infections，UTIs）与宿主因素（如糖尿病或免疫缺陷）和泌尿系统解剖结构或功能异常（如尿路梗阻、尿道括约肌功能障碍等引起不完全排尿）有关，异质性较强。其往往具有难以根除、易复发、迁延难愈、病程长、并发症严重、预后不良、病死率高等特点，若长期反复感染后治疗不彻底，则可进展为慢性肾功能衰竭，甚至进入终末期肾病。

复杂泌尿系感染常见的易感因素包括：泌尿系任何部位的梗阻（如结石、异物等）、排尿不完全、膀胱输尿管反流、前列腺良性增生、糖尿病、免疫力低下及使用免疫抑制剂、妊娠期、围绝经期女性、慢性肾炎、慢性肾盂肾炎、多囊肾、医源性因素、神经源性膀胱等。

常见复杂泌尿系感染的临床表现有：排尿困难、尿频、尿急、尿痛、肋椎角压痛、耻骨上疼痛和发热等，但是神经源性膀胱或导管相关尿路感染的临床症状也可能不具有典型性。其临床表现多种多样，可以是严重的急性梗阻性肾盂肾炎伴尿毒症，也可以是较轻的导管相关尿路感染，如是后者，一旦取出导管，则症状便可能自动消失。同时，临床医生还必须认识到，某些症状，尤其是下尿路相关的症状，不仅可以由尿路感染引发，还可以由泌尿系统的其他疾病引起，例如具有脊柱病变和神经源性膀胱的患者就可能发生良性前列腺增生和自主神经功能障碍。

复杂泌尿系感染的病原微生物比普通泌尿系感染更为复杂，且更易出现耐药，尤其是经治的复杂泌尿系感染。主要致病菌群有：埃希菌属、变形杆菌属、克雷伯菌属、假单胞菌属、沙雷菌属和肠球菌属。其中，肠杆菌科占绝对优势（60%～75%），大肠埃希菌是最常见的病原体。当然，也要结合不同医院的优势细菌谱综合考量。

治疗方面，医生必须综合评估泌尿系统结构和功能异常以及潜在的复杂因素。针对复杂泌尿系感染的最佳抗感染方案，需综合评估感染的严重程度、当地的耐药情况以及特定的宿主因素等。此外，建议常规进行多次中段尿培养和药敏测试，并在药敏回报前进行初步的经验性治疗。

具体到经验性治疗方案的选择，由于阿莫西林、甲氧西林、环丙沙星以及其他氟喹诺酮类药物均存在高度耐药，因此不适合用于肾盂肾炎和复杂泌尿系感染的经验性治疗。

对于具有全身症状、需要住院治疗的复杂泌尿系感染患者，建议初始治疗时选择静脉用药，如氨基糖苷类药物联合含/不含阿莫西林的抗生素，或者联合二代或三代头孢菌素，抑或是广谱青霉素联合/不联合氨基糖苷类药物。鉴于氟喹诺酮类药物的耐药程度很高，特别是当患者在过去6个月内使用过环丙沙星时，不推荐使用氟喹诺酮，仅在轻症患者初始启动口服抗生素时或者患者对β-内酰胺类抗生素过敏时才推荐作为经验性治疗方案。

疗程方面，建议治疗7～14天，具体持续时间须根据临床情况综合评估。

专家点评

本例中年女性以反复尿路感染症状就诊，病程长达2年，经历多次抗生素治疗无效。最终确诊为耐药白色念珠菌+粪肠球菌+泌尿系结核三重感染，合并右肾结石、积水及结构异常。

本例诊疗过程体现了三大特点。① 病原体复杂性：先后检出真菌（耐药白色念珠菌）、细菌（粪肠球菌）及结核分枝杆菌，且均与长期抗生素滥用相关。② 诊治曲折性：初始抗真菌治疗因肾功能损害被迫中止，后续发现结核感染，需调整方案。③ 宿主因素关键性：右输尿管狭窄、结石及肾积水构成感染迁延的解剖基础。诊疗过程中通过多次中段尿培养、抗酸染色及X-pert检测，明确结核诊断，避免漏诊；在抗真菌治疗受限后，及时转向控制细菌及结核感染，优先处理可干预病原体。结合泌尿外科意见处理结石及梗阻，从源头减少感染复发风险。

该病例为复杂泌尿系感染的经典范例，强调病原学精准诊断、解剖学评估及个体化治疗三位一体的管理策略，对类似病例具有重要的参考价值。

点　评：王　晖

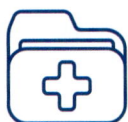

病例 10 一例腹胀、腹痛患者的临床诊治分析

病例提供者：蒋训、崔燕青、高蕾、赵颖

作者单位：东部战区总医院（原解放军第八一医院）感染科（蒋训、高蕾）、影像科（赵颖）；南京中医药大学（崔燕青）

患者基本资料

年龄：47岁	性别：女	居住地：安徽省天长市
职业：农民，平时在当地玩具厂务工	民族：汉	婚否：已婚

一、主诉和现病史

（一）主诉

反复乏力、纳差、腹胀、腹痛4月余。

（二）现病史

2018年7月，患者无明显诱因下出现腹痛，疼痛位于脐周，为持续性隐痛。在A医院查WBC 2.4×10^9/L，N 1.9×10^9/L，RBC 3.86×10^{12}/L，Hb 68 g/L，PLT正常。胃镜：慢性胃炎。腹部彩超：① 胆囊壁毛糙、稍厚；② 脾脏轻度肿大；③ 腹盆腔积液（中等量）。给予利尿等对症治疗后，患者腹胀、腹痛无好转。

2018年8月20日，患者转至B医院，入院后查WBC 2.54×10^9/L，RBC 3.76×10^{12}/L，Hb 68 g/L，PLT正常；肝功能无明显异常。腹部彩超：腹腔少量积液。胃镜：① 胃体息肉；② 慢性胃炎，Hp阴性。肠镜：末端回肠未见明显异常，回盲部明显变形，见陈旧性瘢痕，见较多假憩室及黏膜桥形成，升结肠至结肠肝区见较多陈旧性瘢痕，余结直肠未见明显器质性病变，诊断为回盲部病变。胸部CT示：① 两肺少许渗出及索条灶，左侧少量胸腔积液；② 下叶散在小结节；③ 右侧斜裂局部增厚，邻近支气管牵拉扩张；④ 右侧底胸膜钙化；⑤ 双侧乳腺钙化灶，腹腔散在积气。予头孢哌酮/他唑巴坦抗感染、奥美拉唑抑酸、升高白细胞、补充红细胞、纠正贫血、利尿等对症支持治疗。2018年8月27日，患者出院。

2018年9月9日，患者因腹胀、腹痛再次至C医院就诊。骨髓穿刺检查提示：增生活跃骨髓象，有缺铁因素。妇科液基薄层细胞学检查：未见上皮内病变或恶性病变。继续予以利尿、抗感染等对症治疗，稍好转患者出院回家休养。但患者仍感腹痛、腹胀、乏力，于2018年11月1日转至笔者所在医院住院治疗。

自发病以来，患者精神、睡眠一般，食欲不佳，大、小便正常，无发热，无呕血、黑便，4个月来体重减轻5 kg。

二、重要的既往史、个人史、家族史等

否认高血压、冠心病、糖尿病史。否认肝炎、结核或其他传染病史。否认过敏史。否认外伤史，否认手术史。2018年8月20日在B医院曾输注红细胞2 U。否认烟酒嗜好。否认冶游史。月经正常。否认有家族遗传病、传染病史。

三、入院体格检查

T 36.6℃，P 84次/min，R 18次/min，BP 106/72 mmHg。神清，消瘦，面容正常，皮肤、巩膜无黄染，皮肤无瘀点、瘀斑，全身浅表淋巴结未扪及肿大。颈静脉正常。呼吸节律规整，双肺叩诊呈清音，双肺呼吸音清，未闻及干、湿啰音及胸膜摩擦音。心率84次/min，心律齐，各瓣膜区未闻及杂音。腹部膨隆，腹软，腹围85.2 cm，全腹部有压痛、反跳痛，未及包块，肝脾肋下未及。移动性浊音（+）。四肢无水肿，各关节未见异常。病理反射未引出。

四、入院辅助检查

（2018.11.01）血生化：TBIL 9.8 μmol/L，DBIL 3.4 μmol/L，ALT 8.0 U/L，AST 17.0 U/L，GGT 17.0 U/L，ALP 76.0 U/L，LDH 157.0 U/L，ALB 44.6 g/L，Cr 67.0 μmol/L，估算肾小球滤过率87.0 ml/（min1.73 m²），钠134.0 mmol/L，钾5.3 mmol/L。血常规：WBC 5.9×10^9/L，N% 81.3%，RBC 5.06×10^{12}/L，Hb 118.0 g/L，PLT 515×10^9/L，CRP 33.1 mg/L。凝血酶原活动度81.5%。尿蛋白阴性。铁蛋白68.9 μg/L，铜蓝蛋白527.0 mg/L，血清铁3.6 μmol/L，血清铜25.21 μmol/L。γ-球蛋白23.42%，ESR 17 mm/h，类风湿因子未见升高，免疫球蛋白IgG稍偏高（16.65 g/L），IgA及IgM均正常，免疫球蛋白亚类IgG4未见升高，自身免疫性肝病全套抗体均阴性。结核杆菌T细胞免疫反应阴性，抗结核菌IgG、IgM均阴性。艾滋、梅毒抗体均阴性。甲状腺功能：TSH、FT₃、FT₄未见明显异常。HAV、HCV、HDV、HEV血清学标志物均阴性，HBsAb、HBeAb、HBcAb均阳性。肿瘤标志物：AFP、CEA、CA50、CA199、CA724、CA153均未见升高，CA125 381.4 U/ml。

胸、腹部彩超：左侧胸腔积液（肩胛线第8～10肋间可见深约3.5 cm的液性暗区），右侧未见胸腔积液；肝区回声粗密不均（请结合临床排除肝硬化），外形规则，血管走向清，胆囊继发性改变，胰腺因气体干扰显示不清，脾厚＜4.0 cm，肋下未及，门静脉内径1.0 cm，腹腔积液（肝周线样，左下腹7.5 cm，右下腹2.2 cm，下腹部4.3 cm，盆腔2.3 cm）；双肾及输尿管未见异常。

胸部X线片：两肺纹理增多。

五、入院诊断、诊断依据和鉴别诊断

（一）入院诊断

①腹水待查（肝源性？恶性？）；②自发性腹膜炎可能；③胸腔积液。

（二）诊断依据

（1）患者为中年女性，既往否认有慢性肝病病史。

（2）以乏力、纳差、腹胀、腹痛伴反复的胸、腹腔积液为主要临床表现。

（3）查体：腹部膨隆，腹软，腹围85.2 cm，全腹部有压痛、反跳痛，未及包块；肝脾肋下未及，移动性浊音阳性，四肢无水肿。

（4）辅助检查：见上文。

（三）鉴别诊断

腹水的不同类型及原因如下。

（1）门静脉高压性腹水：肝前性，主要是门静脉血栓形成（一般无腹水）；肝性，主要是肝硬化；肝后性，主要为巴德-希阿里综合征及静脉闭塞病。

（2）心性腹水：如右心衰竭（肺心病），缩窄性心包炎。

（3）恶性腹水：如腹膜癌，腹内肿瘤（肝细胞癌，肝转移，间皮瘤，恶性淋巴瘤等）。

（4）炎性腹水：如自发性细菌性腹膜炎，继发性细菌性腹膜炎、结核性腹膜炎、胶原病，生殖器感染。

（5）胰源性腹水：急、慢性胰腺炎。

（6）罕见的腹水类型：如重度血白蛋白减少（肾炎综合征、巨大肥厚性胃炎等），肠系膜静脉血栓形成，尿毒症，甲状腺功能减退，乳糜性腹水，腹腔积血（如外伤），梅格耶斯综合征及其他。

行诊断性腹水穿刺并进行蛋白含量、细胞计数和分类测定及显微镜检（革兰染色、抗酸染色及培养）以及必要时的细胞学检查可对大多数的腹水做出定性鉴别。渗出液（蛋白质含量＞30 g/L，比重＞1.018，细胞多）提示恶性肿瘤、感染、胶原病或胰源性腹水；渗出液可为浆液性、纤维性、血性或乳糜性。血性渗出液提示恶性肿瘤，罕见于结核、外伤或胰腺炎。

六、主要诊疗经过和病情变化

（一）患者腹胀考虑肝源性腹水吗？腹痛考虑自发性腹膜炎吗？

患者因反复腹胀、腹痛4月余，于2018年11月1日转至笔者所在医院。入院后完善自身免疫性肝病全套、五型肝炎病毒免疫学指标、血清铜、铁、铜蓝蛋白、铁蛋白、甲状腺功能、生化全套、三大常规、艾滋、梅毒、血清学肿瘤指标、结核T细胞及结核抗体、胸片、腹部及心脏彩超等检查。

查体：腹部柔软，全腹部有压痛、反跳痛，移动性浊音阳性，四肢无水肿。

检查结果显示患者免疫球蛋白G稍偏高，HBsAb、HBeAb、HBcAb均阳性，提示既往感染过HBV，血清学肿瘤指标唯有CA125偏高，白蛋白正常，腹水，左侧胸腔积液，肝区回声粗密。抽取患者腹水微浑，性质为渗出液。

综合上述检查及检验，初步考虑患者腹胀可能为肝源性腹腔积液所致，腹痛为自发性腹膜炎，治疗上给予呋塞米、螺内酯利尿，头孢曲松/他唑巴坦钠抗感染，腹腔穿刺放腹水。但患者腹水原因不明，患者白细胞、中性粒细胞、CRP、PCT均未见明显升高，利尿及放腹水治疗后，患者腹水减少不明显，腹水生成较快，且伴有腹痛，无发热，治疗效果不佳。为进一步明确患者肝脏情况，于2018年11月6日查腹部MRI：肝包膜及腹膜均匀增厚、强化，网膜及系膜区结构模糊伴条索状及网格状强化，左腹部肠管壁表面局部毛糙伴强化，考虑感染性腹膜炎可能，肝硬化，腹水，附见左侧胸腔积液、右下肺炎症。MRA示：脾动脉由肠系膜上动脉发出，胃左动脉发出肝左叶外叶动脉，肝总动脉分出肝左内叶动脉，均考虑动脉发育变异；肝中静脉与肝右静脉共干；门静脉系统未见异常。

初步排除肝血管异常导致的腹水，根据MRI检查（图10-1），患者肝脏形态欠规则，脾大，仍考虑肝硬化可能，腹痛考虑为感染所致。于2018年11月14日给予患者行经颈静脉肝穿刺检查，病理证实患者肝细胞未见异常，无肝硬化表现。

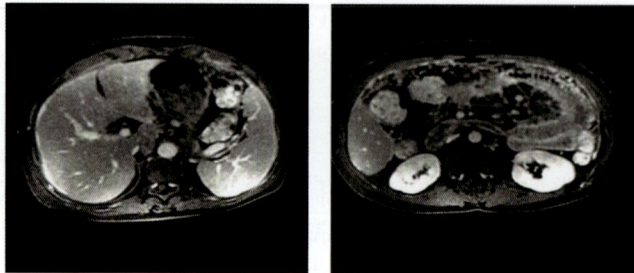

图10-1　患者上腹部MRI表现

（二）患者腹胀、腹痛考虑妇科感染性疾病或妇科肿瘤吗？

患者血及腹水CA125偏高，腹部MRI显示肝包膜及腹膜均匀增厚、强化，网膜及系膜区结构模糊伴条索状及网格状强化，左腹部肠管壁表面局部毛糙伴强化，且无肝细胞损害，腹部压痛，考虑Fitz-Hugh-Curtis综合征（Fitz-Hugh-Curtis syndrome，FHCS）或妇科肿瘤可能。请妇科会诊，完善宫颈分泌物培养，再结合患者为中年女性，生活、工作单一，胃镜无特别发现，排除FHCS。进一步查盆腔CT，子宫及双侧附件未见占位性病变，未见妇科肿瘤。

（三）患者腹胀、腹痛考虑腹膜肿瘤、结核性腹膜炎吗？

患者盆腔CT显示网膜、系膜广泛增厚，结构模糊伴多发小结节，考虑自发性腹膜炎，但恶性肿瘤广泛转移也不能除外（图10-2）。查T淋巴细胞极低，HIV阴性，骨髓穿刺检查未见异常，建议患者完善PET/CT检查，患者因经济原因拒绝。患者于2018年12月6日行腹腔镜探查，见腹腔内多发粘连束带，盆腔及结肠旁有中等量深黄色腹水，壁腹膜、大网膜、肠壁、小肠系膜布满黄豆大小结节，横结肠粘连腹壁（图10-3），根据探查所见，考虑黏液腺癌腹腔广泛转移，切除部分大网膜送检（图10-3）。

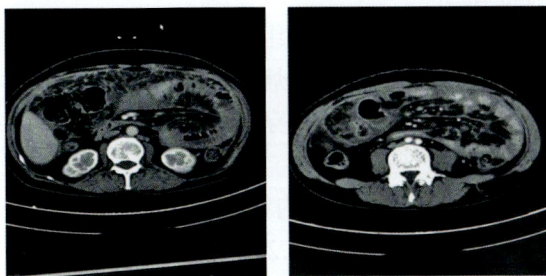

图10-2　患者中腹部及盆腔CT表现

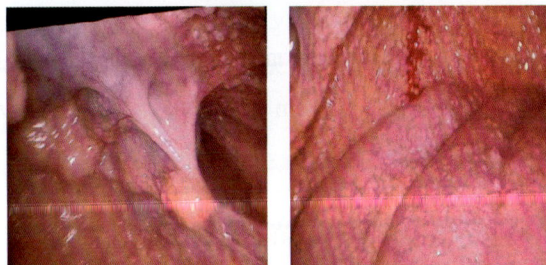

图10-3　腹腔镜下探查所见

（四）患者腹胀、腹痛最终确诊为结核性腹膜炎

患者大网膜结节病理：纤维脂肪组织中见大量肉芽肿病变，局部似有凝固性坏死，请结合临床排除特异性感染（如结核可能）。进一步查TB-DNA阳性。患者于2018年12月13日出院，转至上海某医院，经过异烟肼、利福平、乙胺丁醇、吡嗪酰胺、莫西沙星诊断性抗结核治疗近1年，随访该患者腹痛、腹胀已好转。

七、针对病情变化的检查结果

（2018.11.01）详见"入院辅助检查"。

（2018.11.02）腹水颜色：淡黄色，外观微浑，李氏试验（＋），RBC 815×10^6/L、形态均一，WBC 316×10^6/L，L% 95%，N% 5%，杆菌、球菌、霉菌及新型隐球菌均未检出。腹水蛋白63.6 g/L，腹水糖5.9 mmol/L，腹水氯93 mmol/L，腺苷脱氨酶54.5 U/L。腹水培养3天未检到细菌。腹水涂片未找到癌细胞。

（2018.11.06）腹部MRI：肝包膜及腹膜均匀增厚、强化，网膜及系膜区结构模糊伴条索状及网格状强化，左腹部肠管壁表面局部毛糙伴强化，考虑感染性腹膜炎可能，肝硬化，腹水，附见左侧胸腔积液、右下肺炎症。MRA示：脾动脉由肠系膜上动脉发出，胃左动脉发出肝左叶外叶动脉，肝总动脉分出肝左内叶动脉，均考虑动脉发育变异；肝中静脉与肝右静脉共干；门静脉系统未见异常。

（2018.11.11）肝肾功能未见明显异常，CA125 210.6 U/ml，血管内皮生长因子180.89 pg/ml。腹水涂片未找到癌细胞。

（2018.11.14）肝穿刺检查病理：肝穿刺组织见较完整肝小叶结构，部分肝细胞索排列紊乱，肝细胞轻度浊肿伴嗜酸性变，可见点灶状坏死及灶性碎屑状坏死，未见明确桥形坏死，单个汇管区无扩大，无纤维组织增生。穿刺组织边缘见增生的纤维组织。相当于慢性肝炎G2S0-1。

（2018.11.16）肝血流彩超：肝内静脉内径分别为左支0.45 cm，中支0.63 cm，右支0.58 cm，流速分别为左支0.25 m/s，中支0.23 m/s，右支0.27 m/s。肝动脉内径约为0.38 cm，最大流速为0.51 m/s，RI 0.62。门静脉内径约为1.1 cm，最大流速为0.2 m/s。心脏彩超：二、三尖瓣轻度反流，左室整体收缩功能正常低值，左室舒张功能减低，心律失常，射血分数53%。

（2018.11.19）经阴道子宫附件：子宫未见明确占位声像图改变，宫颈纳氏囊肿，左侧卵巢囊性回声（待观察），腹腔积液（6.8 cm）。宫颈分泌物培养：人型支原体阴性，解脲脲原体阴性。培养2天无淋病奈瑟菌生长。

腹水颜色：淡黄色，外观浑浊，李氏试验阳性，RBC 21×10^6/L，形态均一，WBC 1025×10^6/L，L% 96%，N% 4%，杆菌、球菌、霉菌及新型隐球菌均未检出。腹水蛋白45.3 g/L，腹水糖5.1 mmol/L，腹水氯101 mmol/L，ADA 34.9 U/L。腹水培养三天未检到细菌。

腹水肿瘤指标CA50、CA199、CA724、CA153均未见升高，CA125 278.4 U/ml。腹水涂片未找到癌细胞。

腹水抗酸染色阴性。LDH 261 U/L。

（2018.11.23）胃镜：胆汁反流性胃炎。腹水涂片未找到癌细胞。

（2018.11.26）淋巴细胞亚群：总T淋巴细胞计数205个/μl；辅助性、诱导性T细胞百分比19.6%，计数57个/μl；细胞毒、抑制性T细胞百分比39.5%，计数115个/μl；CD4$^+$/CD8$^+$细胞比值：0.5，B细胞百分比4.1%。艾滋病抗体阴性。

盆腔CT：网膜、系膜广泛增厚，结构模糊伴多发小结节，考虑自发性腹膜炎，不能排除恶性肿瘤广泛转移。腹、盆腔积液；左中上腹的空肠管壁似略增厚，强化较明显；双侧附件区卵圆形略低密度影，考虑正常附件结构可能。

（2018.11.29）骨髓穿刺：粒系、巨核系增生明显活跃，红系增生活跃，血小板大簇大片可见。

（2018.12.06）腹腔镜探查：腹腔内多发粘连束带，盆腔及结肠旁有中等量深黄色腹水，壁腹膜、大网膜、肠壁、小肠系膜布满黄豆大小结节，横结肠粘连腹壁，根据探查所见，考虑黏液腺癌腹腔广泛转移，切除部分大网膜送检。

大网膜结节病理：纤维脂肪组织中见大量肉芽肿病变，局部似有凝固性坏死，请结合临床除外特异性感染（如结核可能）。TB-DNA阳性。

八、出院诊断

① 结核性腹膜炎；② 胸腔积液。

九、预后和转归

2018年12月13日患者由笔者所在医院出院，转至上海就诊。2018年12月18日在该院查PET/CT：肝包膜、腹、盆腔肠系膜、网膜不均匀增厚，局部肠曲粘连固定，病灶的 ^{18}F-氟代脱氧葡萄糖（^{18}F-fluorode-oxyglucose，^{18}F-FDG）摄取增高，考虑为结核可能性大；腹盆腔积液；左侧胸腔积液；脾肿大。

2018年12月29日，该院病理会诊，肝穿刺活检：肝细胞形态未见异常，肝索结构无明显异常，仅见少量淋巴细胞浸润。大网膜结节：肉芽肿性炎症，未见明确坏死灶，HE形态提示结核可能性不能除外，但特殊染色及分子检测未有明确依据，请进一步结合临床及实验室检查。免疫组化及特殊染色：网染（+）示网状支架存在，PAS（-），六氨银染色（-），抗酸染色（-）。分子病理诊断：未能检测到结核分枝杆菌特异性的DNA核酸片段。

在该院给予异烟肼、利福平、乙胺丁醇、吡嗪酰胺、莫西沙星抗结核治疗近1年，于2019年11月随访该患者，患者无腹胀、腹痛。

十、诊疗体会

（一）诊断及鉴别诊断方面

结核性腹膜炎（tuberculous peritonitis，TBP）是由结核杆菌感染引起的慢性弥散性腹膜感染，感染主要经原发肠系膜结核、肠结核、输卵管结核和阑尾结核等通过淋巴及血行播散至腹膜，是较常见的肺外结核病之一。其特点是起病缓慢而隐匿，临床表现多样而无特异性，易被漏诊或误诊。腹水培养结核杆菌和经腹腔镜活检是诊断结核性腹膜炎的重要方法。

在本病例中，患者因反复腹胀、腹痛入院，根据既往病史和入院后胸腹部彩超、心脏彩超、上腹部MRI及MRA和相关检验，排除肝前及肝后性腹水、心性腹水、肾源性腹水、胰源性腹水及甲状腺功能减退引起的腹水。患者腹部彩超和上腹部MRI均提示肝硬化可能，腹痛考虑感染，但患者病原学检查均为阴性，肝硬化原因不明，经抗生素抗感染治疗后，腹痛也无缓解，胃镜未见门静脉高压表现，影像学提示肝硬化和临床表现不相符。最终经颈静脉肝穿刺组织学检查证实患者非肝硬化。患者腹水性质为渗出液，三次送检，均未见肿瘤细胞，且腹水抗酸染色阴性。因患者上腹部MRI提示肝包膜及腹膜增厚，性别为女性，伴有腹痛，怀疑FHCS可能，经妇科会诊、宫颈分泌物培养及盆腔CT检查后，排除FHCS可能。但患者盆腔CT提示网膜、系膜广泛增厚，结构模糊伴多发小结节，血清及腹水CA125升高，考虑可能为腹膜肿瘤或结核。最终患者行腹腔镜检查，腹腔镜探查见腹腔内多发粘连束带，深黄色腹水，壁腹膜、大网膜、肠壁、小肠系膜布满黄豆大小结节，横结肠粘连腹壁，当时考虑黏液腺癌腹腔广泛转移，最后经病理证实为结核感染。

虽然该患者在笔者所在医院最终诊断为结核性腹膜炎，但患者无发热、盗汗，在入院时即查结核T-SPOT阴性，血中结核抗体阴性，ESR正常，腹水多次行抗酸染色，结果为阴性，未见直接原发病灶；且患者至上海某医院就诊后，虽然也高度怀疑结核，但是特殊染色及分子检测未有明确依据，分子病理未能检测到结核分枝杆菌特异性的DNA核酸片段。最后经诊断性抗结核治疗近1年，患者病情好转，未再腹痛、腹胀，证实为结核性腹膜炎。

对于原因不明的腹水待查患者，腹腔镜虽为有创性检查，但是它对明确临床诊断和指导治疗具有重要作用。若该患者能及早行腹腔镜检查，可能会缩短诊断时间及减轻患者的经济负担。

（二）治疗方面

诊断性治疗是TBP确诊的主要方法。腹腔镜探查对TBP诊断的阳性率高，存在适应证的前提下应及时、及早进行。

十一、简要综述

结核性腹膜炎（TBP）是由结核分枝杆菌引起的慢性、弥散性腹膜感染，可见于任何年龄，以儿童、青壮年多见，女性多于男性。近年与免疫抑制治疗及艾滋病相关的结核发病率有增多趋势，结核性腹膜炎也非少见。其主要继发于肺结核、腹腔内结核或盆腔结核病灶。

（一）病理特点

根据病理解剖特点分为渗出、粘连及干酪三型。粘连型最多见，也有人认为渗出型最多见，在临床实际中，各种类型往往重叠，也可随病情的发展从一种类型转变为另一种类型。

（二）临床表现

临床表现缺乏特征性，多数表现为腹胀，因腹膜炎所致肠功能紊乱，可不伴有腹水。腹痛，可为持续性隐痛或钝痛。还可有发热、盗汗、腹部柔韧感、腹块。也有患者发病急骤，以急性腹痛或高热为主要表现，可被误诊为外科急腹症而行急诊手术。

（三）辅助检查

血常规显示患者往往有轻度或中度贫血，ESR大多增快，病情趋于静止后逐渐恢复正常。结核菌素皮肤试验阳性有助于本病诊断，但假阳性率高，阴性不能排除诊断。γ-干扰素释放试验的阴性预测值和敏感性均高于结核菌素试验。腹水多为草黄色渗出液，腺苷脱氨酶明显增高，CA125往往升高，需与卵巢癌相鉴别。

彩超、CT或MRI检查，可见增厚的腹壁及腹水，腹腔镜适用于腹水而无腹膜粘连者。腹腔镜下典型病变为：腹膜充血、水肿、黄白色或者灰白色粟粒样结节；慢性病程，呈腹膜增厚、浆膜失去正常光泽、纤维性结节、条索状粘连等。

（四）治疗

一般治疗为注意休息和补充营养及抗结核药物治疗。常用的药物为异烟肼、利福平、吡嗪酰胺、乙胺丁醇、链霉素、对氨基水杨酸钠。合并肝硬化、艾滋病或长期激素治疗的患者预后较差。

专家点评

该患者为47岁女性，因"反复乏力、纳差、腹胀、腹痛4月余"就诊。外院初诊为慢性胃炎、脾大、腹盆腔积液，利尿治疗不佳；后续辗转多家医院，经肝穿刺、妇科检查及影像学评估，先后排除肝硬化、妇科疾病及恶性肿瘤，最终依靠腹腔镜探查获取病理学依据（肉芽肿病变），结合TB-DNA阳性及诊断性抗结核治疗症状显著缓解，确诊为结核性腹膜炎。

结核性腹膜炎的临床表现常缺乏特异性，易致漏诊或误诊。此病例中，患者无发热症状，且结核抗体、T-SPOT检测均呈阴性，腹水抗酸染色及分子检测未检出结核菌，极易被误导为恶性肿瘤或其他炎性疾病。腹腔镜探查成为关键突破口，通过直视腹膜病变（粟粒样结节、粘连）并获取病理学依据，结合诊断性抗结核治疗有效，最终明确了病因。

面对不典型的腹水病例，即便实验室检查阴性，仍需高度警惕结核可能；腹腔镜病理活检与诊断性抗结核治疗是攻克疑难诊断的重要手段，临床思维需突破常规，避免过早排除结核性腹膜炎。

点　评：项晓刚

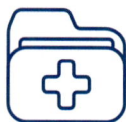

糖尿病伴全身多发占位一例

病例提供者：童学成
作者单位：常州市第三人民医院感染科

患者基本资料

年龄：56岁	性别：女	居住地：江苏省常州市
职业：工人	民族：汉	婚否：已婚

一、主诉和现病史

（一）主诉

咳嗽、咳痰20余天。

（二）现病史

2019年2月7日，患者受凉后出现阵发性咳嗽，痰白量少，不易咳出，咳嗽时伴右侧胸痛，无发热，稍感畏寒，无寒战，无胸闷、气喘，无咽痛，无头痛等不适。2月7日至A医院就诊，查胸部CT提示：两肺及两侧胸膜多发结节，附见肝脏多发低密度灶。血常规：WBC 21.95×10^9/L，N% 88.64%，CRP 196 mg/L，予抗生素（具体不详）静滴治疗6天。2月13日复查胸腹部CT：双肺及胸膜多发占位，考虑肺部恶性肿瘤伴肺内及胸膜转移瘤，剑突下右侧胸壁低密度结节，考虑转移可能，肝内多发占位，考虑肝转移瘤，右肾小占位，转移不除外。2月18日转至B医院进一步诊治，查血常规：WBC 14.33×10^9/L，N% 77.8%，PCT 0.49 ng/ml，尿糖（+++）。骨扫描：全身骨骼代谢显像未见骨转移征象。头颅MRI提示：脑内多发病灶，考虑转移瘤。患者发病后剑突下偏右侧胸壁扪及一皮下肿块（1.5 cm×2 cm），彩超提示右侧胸壁软组织内可见4.3 cm×2.0 cm团块，内可见多片无回声区，2月19日行胸壁包块穿刺活检，病理示：横纹肌及脂肪组织中见大量坏死及肉芽组织，考虑炎症性病变。2月20日穿刺部位脓性分泌物溢出，2月22日开始先后予头孢美唑、头孢曲松静滴抗感染治疗，患者皮肤化脓处无好转，予以切开引流，但局部感染无好转。2月28日转至笔者所在医院进一步诊治。

自本次发病以来，患者精神萎，夜眠欠佳，食欲差，二便正常。

二、重要的既往史、个人史、家族史等

既往体健，20岁时曾患"肺结核"，并经正规抗结核治疗6个月后遵医嘱停药；有"糖尿病"史4年，平素未治疗，未定期监测血糖，否认高血压病史；无重大手术、外伤史，无食物、药物过敏史，无毒物接触史，否认家族性遗传性疾病及传染性疾病史。

三、入院体格检查

T 36.2℃，P 77次/min，R 16次/min，BP 124/85 mmHg。神志清，精神尚可，营养中等，应答切题，查体合作。皮肤、巩膜未见黄染，全身浅表淋巴结未及肿大，咽部无充血，扁桃体无肿大。颈软，无抵抗，双肺呼吸音粗，未及明显干、湿啰音，心率77次/min，律齐，心脏各瓣膜听诊区未闻及杂音，腹软，剑突下右侧腹壁见一处6 cm×5 cm皮肤破损，表面见大量脓性分泌物，周围红肿，全腹无压痛、反跳痛，肝脾肋下未及，肝区无叩击痛，双肾区无叩痛，双下肢不肿，生理反射存在，病理反射未引出。

四、入院辅助检查

血常规：WBC 9.37×10^9/L，N% 70.1%，RBC 3.92×10^{12}/L，Hb 112 g/L，PLT 491×10^9/L。CRP 0.70 mg/L，PCT 0.29 ng/ml，ESR 74 mm/h，真菌G试验 < 37.5 pg/ml。HbA1C 14.3%。肿瘤标志物：CA125 125.8 U/ml，余正常。传染标志物正常，自身抗体阴性，T-SPOT、结核杆菌抗体、PPD试验菌阴性。脓液涂片：革兰阴性杆菌。

入院时影像学检查如图11-1所示。

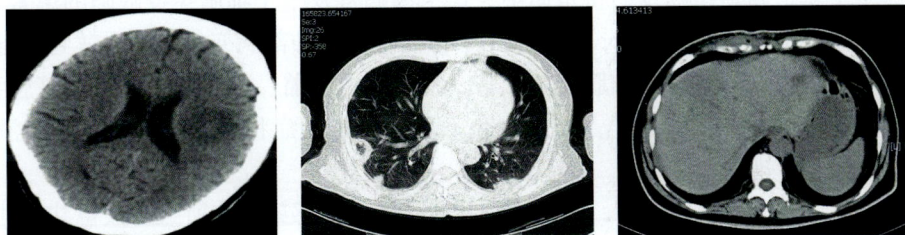

图11-1 入院时头颅MRI（左）、胸部CT（中）及腹部CT（右）影像

五、入院诊断、诊断依据和鉴别诊断

（一）入院诊断

①肺、肝、脑多发占位性病变；②腹壁软组织感染；③2型糖尿病。

（二）诊断依据

（1）患者为中年女性，因"咳嗽、咳痰20余天"入院。

（2）2019年2月7日，患者受凉后出现阵发性咳嗽，痰白量少，查胸部CT提示：两肺及两侧胸膜多发结节，附见肝脏多发低密度灶。2月13日复查胸腹部CT提示：双肺及胸膜多发占位，考虑肺部恶性肿瘤伴肺内及胸膜转移瘤，剑突下右侧胸壁低密度结节，考虑转移可能，肝内多发占位，考虑肝转移瘤，右肾小占位，转移不除外。头颅MRI提示：脑内多发病灶，考虑转移瘤。

（3）患者发病后剑突下偏右侧胸壁扪及一皮下肿块（1.5 cm×2 cm），彩超提示右侧胸壁软组织内可见4.3 cm×2.0 cm团块。

（4）患者既往有糖尿病病史。

（三）鉴别诊断

（1）肿瘤伴广泛转移：患者影像学检查提示多器官占位性病变，考虑原发性于肺部、肝脏肿瘤伴广泛转移可能，但肿瘤标志物基本正常、腹壁包块病理未发现肿瘤依据，不支持肿瘤，必要时行肝脏及肺穿刺检查进一步排除。

（2）败血症：一般血流感染中革兰阳性菌如葡萄球菌、链球菌，少数革兰阴性菌如鼠伤寒沙门菌、肺炎克雷伯菌，可导致播散性侵袭性病变，但一般血流感染往往是严重的全身感染，患者会出现高热、寒战等全身毒血症状。患者自述院外不发热，且临床症状不符合败血症，可进一步完善血培养检查。

（3）非结核分枝杆菌感染：非结核分枝杆菌在自然界广泛存在，毒力低，属于条件致病菌，可侵犯人体肺、淋巴结、骨骼、关节、皮肤及软组织等器官，并可引起全身播散性疾病。该患者存在免疫功能低下的糖尿病基础，发病后全身症状不重，需考虑此类低毒力特殊菌感染，可进一步行抗酸染色及分子生物学等检查鉴定。

（4）播散性诺卡菌病：诺卡菌是一类镜下表现为特征性分枝菌丝的革兰阳性需氧杆菌，普遍存在于土壤、腐烂植物及有机水体中，诺卡菌病常发生于细胞免疫缺陷的患者，可导致机体多脏器呈慢性化脓性病变，播散性诺卡菌病往往由肺部病变经血行播散到全身，脑、肾是常见受累部位，皮肤、心内膜、肝、脾、淋巴结、骨骼、关节也可累及。该患者存在糖尿病基础、亚急性起病，有全身多发占位病变，但毒血症状不明显，需完善脓液涂片、培养检查以进一步排除。

（5）包虫病：又称棘球蚴病，是由细粒棘球蚴的幼虫感染人体所致的人畜共患性疾病，临床上肝包虫病最多见，其次为肺、脑、骨骼。该病为地方性寄生虫病，主要流行于畜牧业发达的新疆、青海、内蒙古、甘肃等地区。该患者无相关流行病学病史，可排除。

六、主要诊疗经过和病情变化

患者腹壁软组织感染诊断明确，相关检查提示肺、脑、肝脏多发占位，不能排除肿瘤伴转移。入院后行脓液涂片、结核杆菌涂片、脓液培养等检查，脓液涂片提示革兰阴性杆菌，脓液培养提示肺炎克雷伯菌，同时痰培养结果回报同为肺炎克雷伯菌，考虑全身多发脓肿可能，遂加用美罗培南2.0 g q8h联合莫西沙星0.4 g qd抗感染治疗。治疗后患者局部皮肤感染明显好转，复查胸部CT提示病灶有吸收，2周后鉴于患者病情好转，且培养结果

为超广谱 β-内酰胺酶（extended-spectrum β-lactamase，ESBL）阴性肺炎克雷伯菌，故根据药敏结果，抗生素降阶梯为头孢他啶 2.0 g q8h 联合磷霉素 6 g q8h 抗感染治疗。患者抗感染总疗程为 9 周，病情稳定后出院。

七、针对病情变化的检查结果

脓液培养结果：高黏液特性肺炎克雷伯菌（图11-2）。
头颅MRI治疗前后变化如图11-3所示。
胸部病灶治疗前后变化如图11-4所示。
肝脏占位治疗前后变化如图11-5所示。

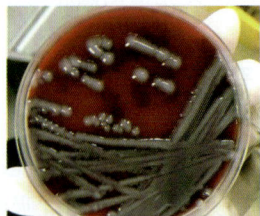

图 11-2　脓液培养结果

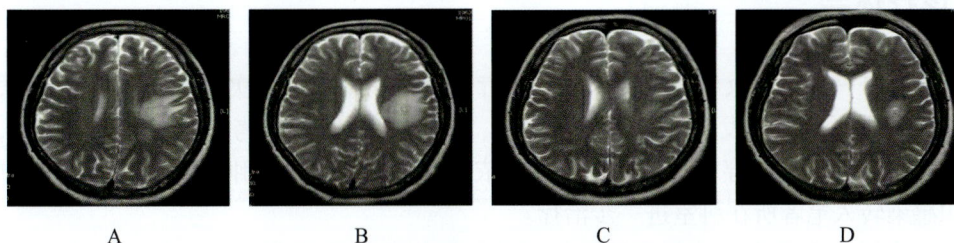

图 11-3　头颅 MRI 示颅内病灶治疗前后

A、B. 2019.3.12影像；C、D. 2019.4.25影像

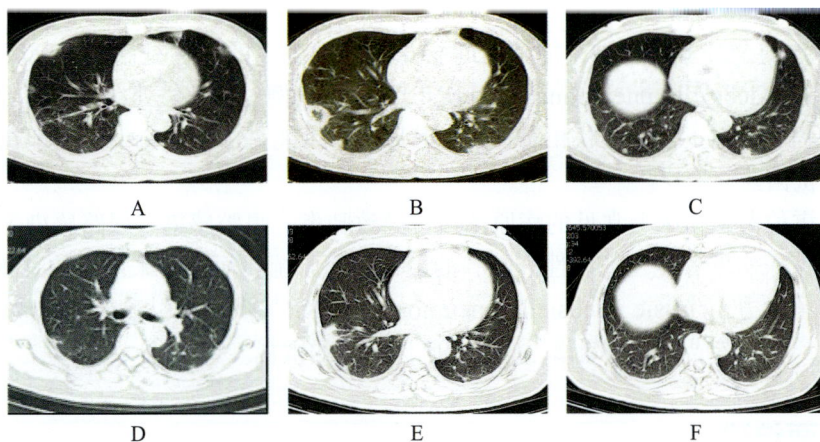

图 11-4　胸部 CT 示肺部病灶治疗前后

A、B、C. 2019.2.28影像；D、E、F. 2019.4.22影像

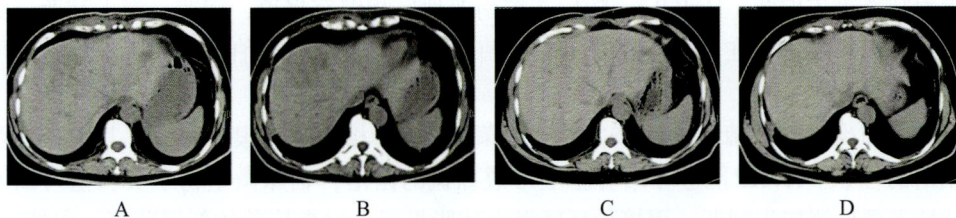

图 11-5　腹部 CT 示肝脏占位治疗前后

A、B. 2019.3.4影像；C、D. 2019.4.25影像

八、出院诊断

① 肺炎克雷伯菌脓毒症；② 肺、肝、脑、皮肤软组织多发脓肿；③ 2型糖尿病。

九、预后和转归

患者入院后经积极抗感染治疗，体温正常，腹壁皮肤感染逐渐好转，复查胸部CT、腹部CT、头颅MRI示病灶吸收，病情好转出院，出院后随访无复发。

十、诊疗体会

该患者是一位中年女性，存在未规范治疗的糖尿病基础，此次以咳嗽、咳痰起病，但进一步检查提示全身多发占位病变（肝、肺、脑、腹壁），外院考虑肿瘤伴多发转移，遂行腹壁占位穿刺，结果穿刺病理未发现肿瘤依据，但穿刺部位脓肿不能愈合，拟腹壁皮肤软组织感染转入笔者所在科室进一步治疗。

一般来讲，由手术、穿刺所导致的皮肤软组织感染病原菌以金黄色葡萄球菌、链球菌多见，但患者脓液涂片提示革兰阴性菌，进一步鉴定结果为肺炎克雷伯菌，且患者痰培养结果同为肺炎克雷伯菌，结合患者糖尿病基础、病初血象及CRP增高，考虑肺炎克雷伯菌导致的全身多发脓肿，能够引起全身侵袭性病变的往往是高毒力肺炎克雷伯菌（hypervirulent Klebsiella pneumoniae，HvKP）。但该病例的特殊之处在于，患者全身多发脓肿，但病程中体温正常，症状相对轻。究其原因，可能是由于患者发病后即在院外间断使用有效的抗菌药物治疗。

肺炎克雷伯菌是临床上常见的病原菌，可导致肺炎、腹腔感染、尿路感染等，肺炎克雷伯菌也是糖尿病患者继发细菌性肝脓肿的最常见病原菌。而近年来出现的HvKP比传统肺炎克雷伯菌毒力（classic Klebsiella pneumoniae，cKP）强，可引起全身多部位侵袭性、播散性脓肿，容易造成误诊和漏诊，应引起临床医师的重视。

十一、简要综述

1986年，我国台湾学者首次报道了一种可引起全身多部位脓肿的肺炎克雷伯菌，定义为高毒力肺炎克雷伯菌（HvKP），随后在东南亚地区相继有报道，南非、澳大利亚、美国也有报道，但主要发生在亚裔居民身上。该菌除了引起肺炎克雷伯菌血流感染外，还可导致多器官播散。

高毒力肺炎克雷伯菌与传统肺炎克雷伯菌（cKP）相比具有很多特征，其中最重要的就是菌落的性状。HvKP能够在培养基上形成黏稠的菌落，临床微生物学实验室可以通过高黏液性表型检测初步判断。用接种环轻触血琼脂平板上过夜培养的新鲜菌落，向外牵拉，重复牵拉两次，若两次均有黏液丝形成并且长度>5 mm，即可判为HM表型阳性。高黏液性导致该菌在组织中难以清除。

cKP常发生于长期卧床、存在基础疾病或免疫力低下的住院患者，而HvKP可以感染无基础疾病的年轻人群，还有很多为社区获得性感染。HvKP感染多以原发性肝脓肿为首要症状，并能全身播撒，常见转移性病灶有肺脓肿、脾脓肿、关节脓肿、腹腔脓肿，其中最严重的是眼内炎及中枢神经系统感染。转移性眼内感染的发生率虽在肺炎克雷伯菌肝脓肿中的比例不高，但进展迅速，即使经过有效抗感染治疗，患者仍常常发生失明，危害极大。肿瘤和糖尿病是HvKP感染发生的独立危险因素，对于血糖控制不佳的糖尿病患者，更加容易发生转移性脓肿。

肺炎克雷伯菌的耐药问题已经成为抗感染领域共同关注的话题，产超广谱 β-内酰胺酶（ESBL）及碳青霉烯酶（Klebsiella pneumoniae carbapenemase，KPC）的菌株在逐年增加，导致临床的难治性。但大部分HvKP对临床常用的抗生素仍然是敏感的，包括三代头孢菌素、四代头孢菌素、单酰胺菌素、碳青霉烯类、喹诺酮类等，或许这和HvKP多为社区获得性相关。近年来，也有报道高毒力多重耐药肺炎克雷伯菌甚至碳青霉烯耐药的HvKP菌株出现，因此临床应当警惕耐药高毒力肺炎克雷伯菌。

专家点评

这是一例中年女性患者，CT检查疑似全身多发占位病变（肝、肺、脑、腹壁），考虑肿瘤伴多发转移。最终在诊疗过程中"大反转"，确诊为HvKP导致的全身多发脓肿。这例患者的全身症状较轻，无发热，给诊断带来一定的误导。腹壁包块穿刺病理不支持恶性肿瘤，脓液细菌涂片及培养和痰培养均证实ESBL阴性肺炎克雷伯菌，所以最终确诊过程比较顺利。

HvKP可通过肠道定植突破黏膜屏障，经门静脉系统入侵肝脏，再血行播散至全身。其高黏性荚膜和铁载体（如需氧菌素）是毒力关键。本例患者是ESBL阴性肺炎克雷伯菌，所以美罗培南联合莫西沙星治疗很顺利。对于HvKP，我们可能更关注碳青霉烯耐药HvKP，它的产生会明显加剧治疗难度。对于液化成熟的直径＞3 cm的肝脓肿，置管引流是首要考虑的。HvKP导致的全身多发脓肿、颅内感染和眼内炎是很凶险的，尤其是血糖控制不佳的糖尿病患者，更加容易发生转移性脓肿，值得我们临床工作中高度警惕。

点　评：谢敬东

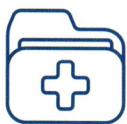

病例12 以黄疸为首发表现的系统性轻链型淀粉样变性一例

病例提供者：杜雅楠、赵钢德
作者单位：上海交通大学医学院附属瑞金医院感染科

患者基本资料

年龄：48岁	性别：男	居住地：山东省
职业：离退休	民族：汉	婚否：已婚

一、主诉和现病史

（一）主诉

发现总胆红素升高7个月。

（二）现病史

2022年患者确诊为肺恶性肿瘤，于当地肿瘤医院进行常规化疗、放疗、靶向治疗（奥西替尼7个月），具体化疗方案不详。2023年1月继续至当地医院化疗时，查肝功能：TBIL 80 μmol/L，予保肝退黄治疗，效果不理想，曾行人工肝治疗一次，总胆红素有所好转，但此后TBIL仍持续上升至300 μmol/L。2023年8月3日至上海某专科医院，查肝功能示：ALT 52 U/L，AST 137 U/L，ALP 1040 U/L，GGT 1316 U/L，TBIL 374.5 μmol/L，DBIL 315.9 μmol/L，ALB 28.8 g/L。患者至笔者所在医院就诊，8月10日门诊以"黄疸"收治入院。

自发病以来，患者神志清，精神尚可，胃纳、睡眠一般，小便颜色加深，大便正常，体重无明显变化。

二、重要的既往史、个人史、家族史等

既往史：左肺恶性肿瘤1年余，给予化疗、放疗、靶向治疗。

否认糖尿病、高血压、心脏病等慢性病史。否认结核等传染病史。

长期大量饮酒史，250～500 g白酒/天，折合酒精约150～300 g/d。

三、入院体格检查

神清，精神可，对答切题，查体配合。慢性肝病面容，皮肤、巩膜重度黄染，心律齐，未闻及病理性杂音。双肺呼吸正常，两侧对称，无"三凹征"，触觉语颤对称，无胸膜摩擦音，双肺叩诊清音，听诊呼吸音清，未闻及干、湿性啰音。腹饱满，无压痛及反跳痛，肝脏肿大，右肋下及剑下可及，脾脏未触及。肝区、双肾区未及叩击痛，移动性浊音（+）。肠鸣音正常。双下肢无水肿。

四、入院辅助检查

2023.08.10（入院时）

（1）血常规：WBC 15.30×10^9/L，N 12.93×10^9/L，RBC 3.83×10^{12}/L，Hb 122 g/L，PLT 332×10^9/L。

（2）凝血功能：APTT 42.0 s，PT 12.5 s，INR 1.09。

（3）24 h尿蛋白定量：397 mg/24 h。

（4）生化：ALT 58 U/L，AST 153U/L，ALP 1039 U/L，GGT 1096 U/L，TBIL 471.2 μmol/L，DBIL 302.4 μmol/L，ALB 30 g/L，Cr 82 μmol/L，eGFR 92.4ml/（min·1.73 m²），Na⁺ 132 mmol/L，K⁺ 3.07 mmol/L，TG 2.15 mmol/L，TC 19.27 mmol/L，HDL-C 1.07 mmol/L，LDL-C 10.42 mmol/L。

（5）PCT：0.973 ng/ml。

（6）肿瘤标志物：CA199 1389.0 U/ml，CA125 111.9 U/ml，CEA 16.40 ng/ml，AFP 3.92 ng/ml，DCP 53.85 mAU/ml。

（7）免疫球蛋白：IgG 12.30 g/L，IgG4 0.36 g/L，IgA 6.09 g/L，IgM 5.45 g/L，IgE 97.2 IU/mL，β_2-MG 5460 ng/ml；甲状腺功能（-）。

（8）病原指标：HBV、HCV、HIV、RPR均（-）；CMV IgM（-），CMV DNA＜250 IU/mL，EBV IgM（-），EBV DNA＜250 IU/ml；HSV-1及HSV-2 IgM（-）。

（9）腹部B超：肝肿大；胆囊炎，脾肿大，胰体未见明显异常，门静脉血流未见明显异常，双肾膀胱未见明显异常，双侧输尿管未见明显扩张。左侧胸水，深度约14 mm；腹腔积液，深度约36 mm。

（10）心脏超声：左室肥厚（室间隔厚度13 mm）。

（11）痰培养：鲍曼不动杆菌+白假丝酵母菌。

（12）胸部CT：左肺下叶占位可能，建议增强CT检查；纵隔内多发淋巴结增大。两肺多发微小、小结节、性质待定。两肺少许炎症。左侧胸腔少量积液。附见肝脏肿大、脂肪肝。

五、入院诊断、诊断依据和鉴别诊断

（一）入院诊断

① 黄疸查因；② 医院获得性肺炎；③ 肺恶性肿瘤个人史。

（二）诊断依据

（1）患者为中年男性，慢性病程，因发现总胆红素升高7个月入院。
（2）外院明确肺恶性肿瘤，行放化疗加靶向治疗后出现肝损伤。
（3）查体：肝病面容，皮肤、巩膜重度黄染，心律齐。双肺听诊呼吸音清。腹饱满，肝脏肿大，右肋下及剑下可及，脾脏未触及。移动性浊音（＋）。
（4）痰培养：鲍曼不动杆菌＋白假丝酵母菌。

（三）鉴别诊断

（1）药物性肝损害：常有服用可疑药物病史，如对乙酰氨基酚类、抗生素类、中成药等。该患者曾有化疗药物及靶向药物使用史，不能排除药物性肝损伤，入院后可进一步完善相关检查以明确诊断。
（2）酒精性肝炎：常有多年大量饮酒病史，肝功能反复异常，肝脏影像学显示为脂肪肝表现。该患者有长期饮酒史，每日饮酒量＞40 g，且反复肝功能异常，不能排除酒精性肝炎，需进一步完善检查后明确。

六、主要诊疗经过和病情变化

患者入院后予异甘草酸镁＋多烯磷脂酰胆碱＋谷胱甘肽保肝降酶，丁二磺酸腺苷蛋氨酸退黄，艾司奥美拉唑护胃，补充白蛋白、抗感染等治疗，完善腹部MRI增强，阅片后发现肝脏明显肿大，影像学不支持肝后性门静脉高压导致的肝肿大。复查血总胆红素进行性升高，常规保肝降酶退黄等治疗效果不佳，与家属沟通后于08.15行超声引导下肝活检术，送检病理检查以明确诊断肝损伤原因。

08.17复查血红蛋白提示下降明显，复查腹部CT平扫：腹腔积血可能；肝脾肿大，脂肪肝，胆囊炎，腹腔积液，升结肠多发小憩室；附见左侧少量胸腔积液，左下肺部分膨胀不全；两下肺渗出，心包积液。考虑患者出现肝活检后出血，结合病史，患者肝功能基础差、黄疸高、肝脏明显肿大等皆为出血高危因素，术前已与患者及家属沟通出血相关风险及注意事项。予告病重，加用血凝酶、酚磺乙胺、氨甲苯酸止血等治疗，并给予补液支持治疗。

08.23患者血红蛋白稳定，复查总胆红素持续升高，与患者沟通病情后拟行胆红素吸附治疗，同时等待肝穿刺病理结果。

08.24患者肝穿刺病理结果提示：肝脏淀粉样变性伴肝内胆汁淤积。结合患者病史及相关检查，患者肾功能不全、蛋白尿、心肌肥厚等均考虑与淀粉样变性相关。完善血、尿蛋白电泳。

08.28多学科会诊（感染科、肾脏科、皮肤科、神经内科、心脏科等）：血液科会诊建议骨髓穿刺，明确血液系统情况，有无克隆性浆细胞，排除多发性骨髓瘤等；皮肤科会诊表示目前肝淀粉样变性已确诊，建议各系统评估淀粉样变性有无其他脏器受累，同时注意排除多发性骨髓瘤；皮肤无典型淀粉样变性改变。

08.30完善骨髓穿刺，骨髓穿刺排除多发性骨髓瘤，继续胆红素吸附、保肝降酶、利胆退黄、护胃、补充白蛋白、抗感染等治疗。

七、针对病情变化的检查结果

（1）肝脏MRI增强（2023.08.11）影像：肝脾肿大，肝脾灌注异常可能；肝脾周围少量积液；胆囊炎可能；附见左肺下叶炎症，左侧少量胸腔积液（图12-1）。

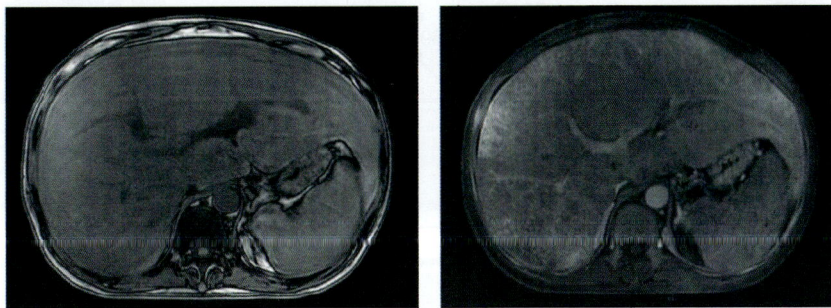

图12-1 肝脏MRI增强

（2）肝穿刺病理结果：肝穿刺标本相当于10余个小叶范围，镜检见小叶结构凌乱，门管区无炎症，门管区小胆管内胆汁淤积伴胆栓形成，肝窦高度扩张，充塞伊红色无定形物质，肝索明显受压萎缩。Reti、Masson、天狼星红染色显示网状支架挤压，排列凌乱。HBsAg（－），HBcAg（－），Copper（－），Perls blue（－）。CK7、CK19显示门管区小胆管内胆汁淤积伴胆栓形成。

意见：肝脏淀粉样变性伴肝内胆汁淤积。

注：① 请临床进一步检查以排除轻链沉积。② 本例肝内胆汁淤积，是类淀粉样物质挤压毛细胆管，使胆汁排放受阻引起的。③ 请临床注意患者是否有门静脉高压。

（3）血清蛋白电泳示：白蛋白60.8%，α_1球蛋白3.9%，α_2球蛋白6.9%，β球蛋白8.3%，γ球蛋白20.1%，尿蛋白电泳未见异常。

（4）骨髓穿刺结果。骨髓细胞学检查：① 红系造血停滞；② 粒系伴毒性改变；髓片组织细胞可见，部分可见噬血现象；③ 髓片浆细胞占2.5%。请结合临床、免疫标记、免疫固定电泳及感染相关指标。骨髓培养：阴性。骨髓活检：造血组织与脂肪组织之比为60%∶40%，粒红比约为7∶1，粒系增生明显活跃，红系增生低下，请结合临床。

八、出院诊断

① 肝脏淀粉样变性；② 药物性肝损伤；③ 社区获得性肺炎；④ 肺恶性肿瘤个人史。

九、预后和转归

经过6次胆红素吸附，患者胆红素较前明显下降（图12-2），患者要求回当地医院治疗，予出院。

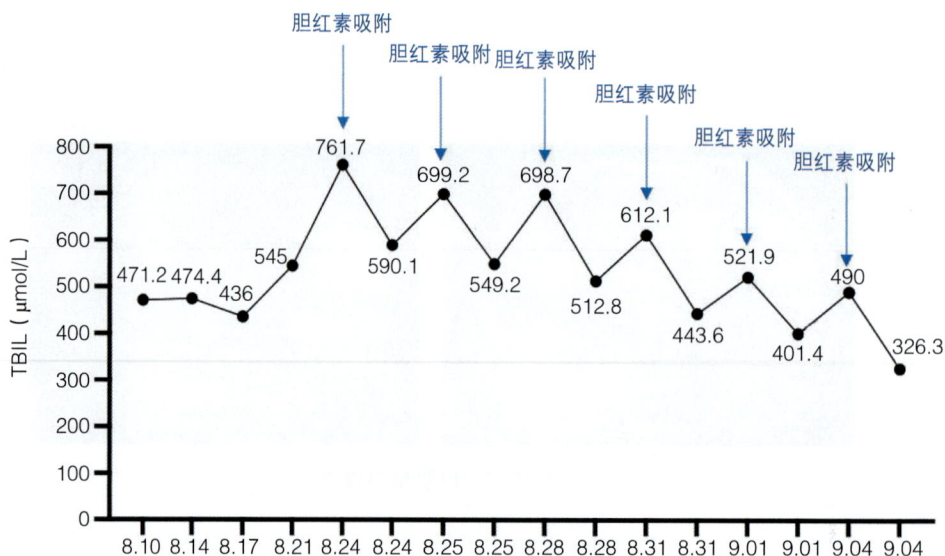

图12-2　患者总胆红素的变化情况

十、诊疗体会

本例患者以梗阻性黄疸为首发症状，反复肝功能不全，表现为慢性病程，肝穿刺活检提示肝脏淀粉样变性，累及肝脏、肾脏、脾脏及心脏等器官，骨髓穿刺未见明显骨髓浸润（2.5%浆细胞未达到多发性骨髓瘤诊断标准）。在治疗方面，经保肝降酶、胆红素吸附后，患者的肝功能明显好转，建议患者至血液科、肾脏科进一步就诊，以拟定下一步诊疗计划。系统性轻链型淀粉样变性（systemic light chain amyloidosis，SLCA）是一种典型的多学科诊疗模式病种，诊断和治疗均有其特殊之处。诊断上应重视早期症状的甄别和M蛋白的筛查，及早发现疑似病例，并通过组织活检明确诊断。治疗应建立在器官功能全面评估和危险分层的基础上，结合药物的可及性和不良反应选择合理的治疗方案，同时在治疗过程中应注意重要器官的支持治疗和并发症的预防。

该例SLCA首先考虑继发于酒精性肝病以及肺癌的化疗和靶向治疗的基础上，所以起病以肝损伤、黄疸为主要表现。

十一、简要综述

系统性轻链型淀粉样变性（SLCA）指由单克隆轻链作为前体物质形成的淀粉样蛋白沉积至多种组织器官而导致组织损伤和器官功能障碍的一种疾病。

（1）流行病学：SLCA是一种罕见病，我国尚无确切的发病率数据，从肾活检资料看，约占继发性肾脏病患者的4%。多见于老年人，男性患者比例略高于女性。

（2）发病机制：单克隆免疫球蛋白轻链错误折叠形成淀粉样蛋白，沉积于组织器官，造成组织结构破坏、器官功能障碍并进行性进展的疾病，主要与克隆性浆细胞异常增殖有关，少部分与淋巴细胞增殖性疾病有关。

（3）临床表现：对于大多数患者，SLCA的特征为快速进展的疾病，伴有各种临床综合征。60% ~ 70%的患者存在肾脏症状，通常表现为肾病范围蛋白尿、低白蛋白血症、继发性高脂血症和水肿；在某些情况下，由于间质或血管淀粉样蛋白沉积，可在无蛋白尿的情况下发生肾衰竭。70% ~ 80%的患者可累及心脏，这也是SLCA患者死亡的主要原因。

（4）诊断：SLCA的症状特异性较低，可导致诊断困难，早期诊断和适当转诊极为重要（表12-1）。对于不明原因蛋白尿、不明原因的缺血性心肌病、具有自主神经特征的周围神经病变、双侧腕部腕管综合征的患者，以及无影像学异常的肝肿大，伴非典型表现（如巨舌症或浣熊眼）的单克隆丙种球蛋白病或多发性骨髓瘤患者，应考虑SLCA。

表12-1 SLCA的诊断标准

SLCA的诊断标准（以下均需符合）
（1）具有受累器官的典型临床表现和体征
（2）血、尿中存在单克隆免疫球蛋白
（3）组织活检可见无定形粉染物质沉积、刚果红染色阳性
（4）沉积物经免疫组化、免疫荧光、免疫电镜或质谱蛋白组学证实为免疫球蛋白沉积
（5）除外多发性骨髓瘤、华氏巨球蛋白血症或其他淋巴浆细胞增生性疾病

基于淀粉样变性共识标准的器官受累定义	
受累器官	诊断标准
肾脏	24 h蛋白＞0.5 g，主要为白蛋白尿
心脏	超声心动图提示室间隔＞12 mm（无其他病因），或NTpro-BNP＞332 ng/L（无肾功能不全）
肝脏	肝脏总界＞15 cm（无心功能不全时），或ALP超过1.5倍正常值上限
周围神经	存在对称性的四肢感觉运动异常
肺/胃肠道	需经活检证实
软组织	舌肿大，关节痛，跛行，血管淀粉样变性，皮肤，肌病，淋巴结，腕管综合征

（5）治疗方法：总的治疗原则包括快速和持续地减少致病淀粉样蛋白单克隆蛋白的产生；根据器官受累程度、预期毒性作用和疾病程度进行个体化治疗；提供器官特异性的支持治疗。治疗上，适合移植的患者首选自体造血干细胞移植。但约80%的患者不适合自体造血干细胞移植，首选的一线治疗方案为环磷酰胺、硼替佐米和地塞米松联合达雷妥尤单抗。

专家点评

  本例患者在化疗联合靶免治疗后出现胆汁淤积性肝炎，初始诊断为药物性肝损伤，但结合酗酒史、慢性起病、梗阻性黄疸表现、肝脾肿大、左室肥厚及微量蛋白尿等，最终病理确诊为系统性淀粉样变性（AL型可能），其成功管理依赖于MDT模式与病理诊断，体现了对罕见病因的深入探索，具有重要的临床启示意义。

  该病例可以给医生一些临床诊疗思维的启发。肿瘤患者肝损伤的病因复杂，除了药物性肝损伤（多种用药史，包括治疗原发肿瘤的化疗以及目前盛行的免疫治疗）外，当病情持续进展，不符合典型药物性肝损伤表现时，在条件允许的情况下，应尽早与患者及家属充分沟通，尽早活检。本例患者虽是在抗肿瘤治疗后发生的肝损伤，但对于不明原因肝脾肿大+多器官异常，应注意排查全身性疾病，而非单纯归因于酒精或药物。由肝活检确证的淀粉样物质沉积，凸显了病理在疑难肝病诊断中的不可替代性。未来临床需提高对抗肿瘤治疗相关不良反应的认知，突破"一元论"思维，拓宽鉴别诊断思路，早期识别高危线索，避免罕见病落入"诊断黑洞"。

点　评：庄　焱

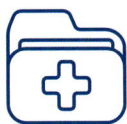

一例蹊跷的门静脉高压症

病例提供者：桂红莲、谢青
作者单位：上海交通大学医学院附属瑞金医院感染科

患者基本资料

年龄：37岁	性别：男	居住地：上海市
职业：公司职员	民族：汉族	婚否：已婚

一、主诉和现病史

（一）主诉

发现肝功异常伴门静脉海绵样变性3年余。

（二）现病史

2017年8月，患者体检时发现肝功异常，当时ALT 160 U/L，AST 84 U/L，GGT 535 U/L，余无异常；进一步查门静脉MRV提示门静脉海绵样变性，否认腹胀、恶心、腹痛、皮肤/黏膜黄染等不适，当时予双环醇片等保肝治疗，同时嘱咐每3个月定期复查肝功能。患者自述保肝治疗半年后肝功逐渐好转（具体报告未见）。2018年12月腹部B超示门静脉海绵样变性，脾肿大。患者于2019年2月首次至笔者所在医院就诊，肝功能检查提示ALT 33 U/L，AST 33 U/L，ALP 127 U/L，GGT 179 U/L；免疫球蛋白全套、ANA、ENA抗体阴性；2019年3月门静脉CT血管成像（computed tomography angiography，CTA）示门静脉高压，脾肿大，肠系膜上静脉、门静脉主干及分支狭窄变细，显影不清，栓塞或门静脉压力过高可能，门静脉海绵样变，食管-胃底静脉曲张，食管周围、脾胃、胃肾间静脉曲张；予甘草酸二铵肠溶胶囊+熊去氧胆酸胶囊保肝治疗。2021年2月，患者自觉上腹部不适，大便次数增多、不成形，再次至笔者所在医院就诊：肝功能轻度异常（GGT 162 U/L），腹部超声提示不均匀脂肪肝、门静脉海绵样变性、脾肿大；胃镜检查提示食管胃底静脉曲张。2021年4月，患者参加门静脉高压MDT会诊，考虑患者目前肝功能轻度异常，食管胃底静脉曲张明显，存在出血风险，建议患者住院进一步行超声胃镜明确门静脉及胰腺周围血管病变。现为进一步诊治，门诊拟"门静脉高压"收治入院。

自患病以来，患者食欲减退、小便正常，大便次数增多、不成形。

二、重要的既往史、个人史、家族史等

疾病史：否认高血压、糖尿病等慢性病史，否认乙肝、结核等传染病史。

手术、外伤史：否认。

个人史：否认疫区接触史，否认吸烟、饮酒史。

家族史：哥哥有乙肝史，否认其他家族相关病史。

三、入院体格检查

T 36.8℃，P 78次/min，R 19次/min，BP 114/65 mmHg。神志清楚，精神可，步入病房，对答切题，自主体位，查体合作。皮肤、巩膜无黄染，未见肝掌、蜘蛛痣。浅表淋巴结未及肿大。胸廓对称，双肺呼吸清，未及明显干、湿啰音。心律齐，未闻及病理性杂音。腹平软，腹壁浅表静脉无明显曲张，未见胃肠蠕动波、未见胃肠型，腹软，无反跳痛，全腹部无明显压痛，肝脾肋下未及，墨菲征（-），移动性浊音（-），肝区叩击痛（-），肾区叩击痛（-），肠鸣音正常范围。双下肢无水肿。病理征阴性。

四、入院辅助检查

（2019年3月）笔者所在医院门静脉CTA：门静脉高压，脾肿大，肠系膜上静脉、门静脉主干及分支狭窄变细，显影不清，栓塞或门静脉压力过高可能，门静脉海绵样变，食管胃底静脉曲张，食管周围、脾胃、胃肾间静脉曲张（图13-1）。

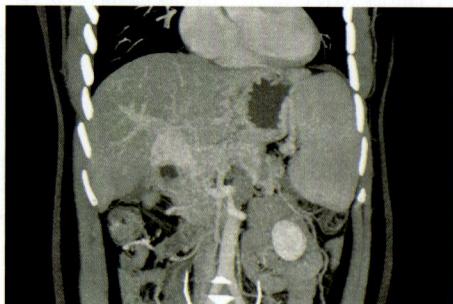

图13-1　门静脉CTA

此次入院后辅助检查结果：

（1）血常规：WBC 4.99×10^9/L，N% 69.4%，Hb 146g/L，PLT 228×10^9/L。

（2）肝功能：PAB 304 mg/L，ALT 36 IU/L，AST 36 IU/L，ALP 88 IU/L，GGT 151 IU/L，余无明显异常。血脂：无异常。肿瘤标志物：甲胎蛋白、异常凝血酶原等无异常。

（3）HAV、HBV、HCV、HDV及HEV（-）。DIC：无异常。免疫球蛋白、铜蓝蛋白、

IgG4：无异常。ANA、ANCA：阴性。抗ENA抗体谱：M2抗体（-），肝肾微粒体抗体（-），肝胞质溶胶抗体（-），抗GP210抗体（-），抗SP100抗体（-）。

（4）肝、胆、胰、脾、肾、肾上腺、胸腹水、门静脉超声：门静脉弥漫性病变，提示门静脉海绵样变，脾肿大（厚度62 mm，长径178 mm），胸腔、腹腔未见明显积液。

（5）超声胃镜检查（图13-2）：内镜进镜至十二指肠降段，退镜逐步观察，胃窦、胃角黏膜红白相间，质地粗糙；胃体-胃底可见广泛分布的静脉曲张，呈条索状、结节状，以胃底最重，向胃体远端方向延伸并逐渐有所缓解。小探头超声探查提示胃底黏膜下多发无回声管腔样结构，单根管腔最大6 mm，红色征（+）；胃体黏膜下多发无回声管腔样结构，单根管腔平均3 mm，均迂曲蛇行。食管下段黏膜淤血改变，食管中下段轻度静脉曲张。诊断：胃底-胃体弥漫静脉曲张（IGV2型，中度，Rf1），门静脉高压性胃病（轻度），慢性胃炎。

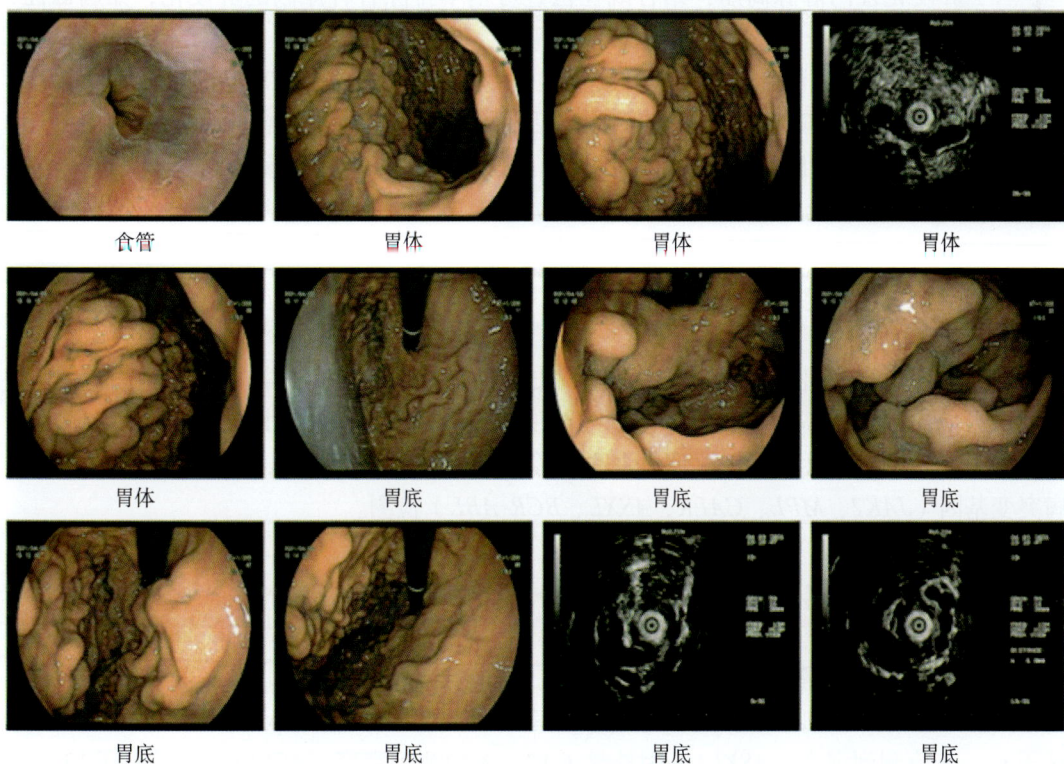

食管	胃体	胃体	胃体
胃体	胃底	胃底	胃底
胃底	胃底	胃底	胃底

图13-2 超声内镜检查

五、入院诊断、诊断依据和鉴别诊断

（一）入院诊断

① 门静脉高压症；② 门静脉海绵样变性（cavernous transformation of portal vein，CTPV）。

（二）诊断依据

（1）患者为中青年男性，因"发现肝功异常伴门静脉海绵样变性3年余"入院。

（2）门静脉CTA：门静脉高压，脾肿大，门静脉海绵样变，食管-胃底静脉曲张，食管周围、脾胃、胃肾间静脉曲张。

（3）超声胃镜：胃底-胃体弥漫静脉曲张（IGV2型，中度，Rf1），门静脉高压性胃病（轻度）。

（4）查体无阳性发现。

（三）鉴别诊断

患者门静脉高压诊断明确，但其病因尚待明确。

（1）肝硬化性门静脉高压：结合既往检查可基本排除各种原因的肝硬化，如病毒性、酒精性、药物性、自身免疫性、遗传代谢性等。

（2）非肝硬化性门静脉高压：非肝硬化仅占门静脉高压病因的10%左右，但病因繁多，主要由肝脏相关血管病变引起，具体病因包括易栓状态、炎症、肿瘤、药物或毒物，可能与免疫及遗传等因素相关。该患者存在明确门静脉血栓形成，属于易栓状态，需进一步完善骨髓活检及血液系统疾病相关基因等检查。

六、主要诊疗经过和病情变化

本例患者既往无胰腺炎、腹部感染等病史，曾有血小板高于正常上限，入院后超声胃镜提示区域性门静脉高压（脾静脉阻塞后改变），脾大，但目前血小板无明显下降，需判断是否存在骨髓增殖性疾病。故请血液科会诊，建议完善骨髓活检、外周血骨髓增殖性疾病突变基因（JAK2、MPL、CALR、ASXL、BCR-ABL）检测。

七、针对病情变化的检查结果

1. 外周血基因检测结果

BCR-ABL（P210）：未检出。JAK2基因V617F：检测到突变p.V617F。JAK2基因外显子12：未检测到突变。ASXL1基因外显子12：未检测到突变。ASXL1基因外显子13：未检测到突变。CALR基因外显子9：未检测到突变。MPL基因外显子10：未检测到突变。

2. 骨髓病理结果

肉眼所见：骨样组织一条，0.8 cm × 0.2 cm × 0.2 cm，灰褐色。

镜下所见：造血与脂肪组织之比为80%：20%，粒红比为2：1，粒系（＋）↑，Alip（－），核左；红系（＋）↑，热点（－），核左移（－），巨幼变（－）；巨核（＋＋）↑，小圆巨核（－），裸巨核（－），核异型（－），网状（－），Masson（－），淋巴细胞/浆细胞少。

病理诊断："骨髓活检"造血细胞粒系（＋）↑、红系（＋）↑、巨核系（＋＋）↑增生活跃，巨核以体积大、高分叶为主，结合 *JAK2* 基因 V617F 突变（+），符合骨髓增殖性肿瘤（myeloproliferative neoplasm，MPN）（特发性血小板增多症，不排除真性红细胞增多症或早期原发性骨髓纤维化）。

八、出院诊断

骨髓增殖性肿瘤合并门静脉海绵样变性。

九、预后和转归

诊断明确后，予阿司匹林 100 mg qn 抗凝治疗，卡维地洛 10 mg qd 降门静脉压治疗。其后血液科进一步随访治疗。

（2021.07.07）血常规：WBC 5.36×10^9/L，N% 73.1%，Hb 15 g/L，PLT 368×10^9/L。

十、诊疗体会

（一）诊断及鉴别诊断

门静脉高压症是指门静脉系统压力升高所引起的一组临床综合征。肝硬化是其最常见的病因，占90%左右。非肝硬化仅占10%左右，但病因繁多，主要由肝脏相关血管病变引起，具体病因包括易栓状态、炎症、肿瘤、药物或毒物，可能与免疫及遗传等因素相关。以本病例为例，若临床发现以门静脉高压为主要表现的食管胃静脉曲张且合并脾肿大，肝硬化不明显，同时血小板无明显减低或者反而高于正常值，可考虑骨髓活检、基因筛查、门静脉CTA等检查进一步明确病因。也许门静脉高压只是某种疾病的多系统表现之一。

（二）治疗

除对症治疗外，病因治疗才是根本（图13-3）。

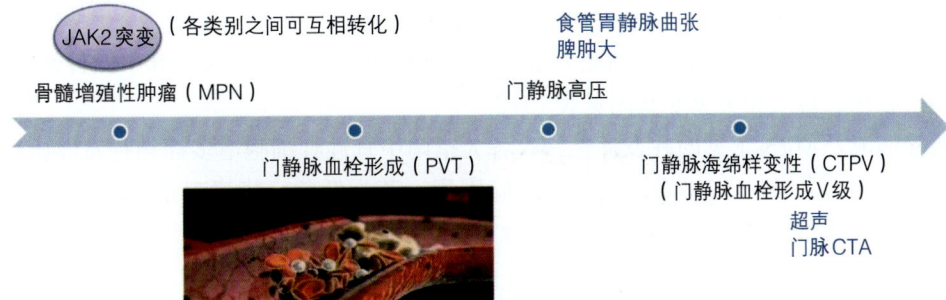

图 13-3　本病例疾病发生发展示意图

十一、简要综述

门静脉高压症的定义是门静脉系统压力升高（术中直接测定门静脉自由压超过22 mmHg或门静脉与下腔静脉之间压力差超过5 mmHg）所引起的一组临床综合征。其临床表现差异较大，轻者仅表现为脾大、脾功能亢进及食管胃静脉曲张，重者可出现食管胃静脉曲张破裂出血、腹水及肝性脑病。临床上可根据血常规（如血小板计数减少）、影像学（如脾大、门静脉增宽、门静脉系统侧支循环形成）及内镜检查（如食管胃底静脉曲张）初步判断有无门静脉高压症。

门静脉高压症按解剖学分为肝前性、肝内性（窦前性、窦性和窦后性）及肝后性，各型的常见病因见表13-1。

表13-1　门静脉高压症的解剖学分类

类型		常见病因
肝前性		门静脉血栓形成、肝外门静脉闭塞等形成的门静脉阻塞，动脉-门静脉瘘所引起的门静脉系统血流增加、压力升高，及胰源性、脾源性与腹膜后源性等病变所致的区域性门静脉高压症
肝内性	窦前性	先天性肝纤维化、特发性非肝硬化性门静脉高压症、原发性胆汁性胆管炎早期、血吸虫病早期
	窦性	各种原因的肝硬化，如病毒性、酒精性、药物或毒物性、自身免疫性、遗传代谢性等
	窦后性	肝窦阻塞综合征/肝内小静脉闭锁、药物或毒物性、利什曼原虫等
肝后性		肝静脉血栓形成、布加综合征等肝静脉流出道阻塞，以及缩窄性心包炎、右心衰竭等

门静脉血栓形成按累及范围可分为5级，而本例患者涉及的门静脉海绵样变性实际就是门静脉血栓形成（V级），由肝外门静脉梗阻引起的肝门部多发侧支血管形成，是门静脉血流受阻后的代偿机制，胆囊周围静脉丛、胃周血管以及部分再通的门静脉构成了门静脉海绵样变的侧支血管。

骨髓增殖性肿瘤（MPN）是一种起源于造血干细胞，以骨髓一系或多系（如粒细胞系统、红细胞系统、巨核细胞系统和肥大细胞）过度增殖为特征的疾病。其中四种经典MPN的分类、临床表现及相关突变基因见表13-2。

血栓形成是MPN常见的并发症之一，各大指南中真性红细胞增多症和特发性血小板增多症的推荐治疗方案中均建议评估血栓风险因素，若为低危，建议观察或阿司匹林治疗；若为高危，一线治疗推荐在阿司匹林的基础上，可酌情使用降细胞治疗，如羟基脲、α-干扰素。

表13-2　与血小板增多相关的骨髓增殖性肿瘤

分类		临床表现	突变基因
BCR-ABL1 阴性的MPN	真性红细胞增多症（PV）	红细胞增多，常伴有血小板增多、血栓-出血性并发症、脾肿大、瘙痒、潮红、红斑性肢痛症和（或）全身症状（如发热、出汗和体重减轻）	几乎均与JAK2获得性突变相关
	特发性血小板增多症（ET）	血小板增多，常伴有血管相关症状（如潮红、红斑性肢痛症）和（或）血栓-出血性并发症	常由JAK2、CALR或MPL的获得性突变导致
	原发性骨髓纤维化（PMF）	骨髓纤维化和血涂片查见幼粒-幼红细胞，可能伴有血小板增多、脾肿大、血栓-出血性并发症和（或）全身症状	大约90%的病例存在JAK2、CALR或MPL突变
慢性髓系白血病（CML）		偶尔表现为孤立性血小板增多，但常表现为外周血和骨髓中未成熟的髓系细胞增多，并伴有血小板增多、红细胞增多和（或）脾肿大	存在特征性染色体异常，即费城染色体t（9；22），形成BCR-ABL1癌基因

专家点评

　　本病例是一例以门静脉高压为突出表现的特殊病例，诊疗过程极具挑战。患者为37岁男性，因发现肝功能异常伴门静脉海绵样变性3年余就诊。虽影像学提示典型门静脉高压表现，但患者无明显肝硬化体征，患者的肝功能3年来基本稳定。医生凭借敏锐洞察力，未被固有思维束缚，详细分析病史和检查结果，在排除多种肝硬化病因后，结合患者曾有血小板异常升高史，突破常规思路，在血液科的协助下，完善骨髓活检、基因筛查等检查，最终确诊为MPN合并门静脉海绵样变性。患者在病因明确后终获得有效治疗，体现了综合分析和精准诊断的重要性。

　　此病例的诊治过程展现出医者全面且细致的诊断思维，具有很好的教育意义：在门静脉高压诊断明确但病因不典型时，应及时跳出"肝病思维"，尤其是在血小板不降反升、门静脉血栓形成提示"易栓状态"时，应及时行JAK2等基因检测与骨髓病理明确诊断。

　　此外，影像学"门静脉海绵样变性"是陈旧性血栓形成的表现，临床上应深入探讨其成因，若轻易忽视，易造成误诊与延误治疗。在治疗策略上，抗栓与降门静脉压并举是本病处理的关键，后续由血液科随访，不仅针对门静脉高压症状，更从根源上干预疾病发展，再次体现了多学科协作和病因治疗的理念。

点　评：郭斯敏

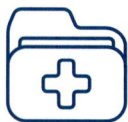

一波三折，似瘤非瘤

病例 14

——一例IgG4相关性胆管炎的诊治

病例提供者：桂红莲、龚启明
作者单位：上海交通大学医学院附属瑞金医院感染科

患者基本资料

年龄：60岁	性别：女	居住地：上海市
职业：退休	民族：汉	婚否：已婚

一、主诉和现病史

（一）主诉

肝功能异常3个月，发现胆管壁局限增厚1个月。

（二）现病史

2023年3月，患者体检发现肝功能异常，予以丙酚替诺福韦抗乙肝病毒治疗，但肝功能仍异常。6月腹部MRI增强（某医院）提示：肝门部胆管壁增厚，考虑胆管癌可能，胆囊炎。继而进一步行PET/CT（上海某医学影像诊断中心），提示：肝门区胆管（胆总管上段、总肝管和左右肝管近端）显示不清，局部胆管壁增厚，^{18}F-FDG代谢未见明显增高，胆管肿瘤和慢性炎症待鉴别，请结合临床，建议必要时行内镜逆行胰胆管造影术（endoscopic retrograde cholangiopancreatography，ERCP）。患者遂来笔者所在医院就诊，2023年7月20日第一次收治入院。

自发病以来，患者神清，精神可，进食、睡眠可，体重无明显变化。

二、重要的既往史、个人史、家族史等

既往史：否认高血压、糖尿病、冠心病等慢性疾病史，自诉乙肝20余年，不定期复查，自2023.03使用丙酚替诺福韦抗病毒至今。青霉素皮试阳性。父亲病故于胆囊癌，否认家族遗传疾病史。

三、入院体格检查

T 36.8℃，P 78次/min，R 19次/min，BP 114/65mmHg。神志清楚，精神可，步入病房，对答切题，自主体位，查体合作。皮肤、巩膜无黄染，未见肝掌、蜘蛛痣。浅表淋巴结未及肿大。双肺呼吸清，未及明显干、湿啰音。心律齐，未闻及病理性杂音。腹平软，全腹部无明显压痛，肝脾肋下未及，墨菲征（−），移动性浊音（−），肝肾区叩击痛（−），肠鸣音正常范围。双下肢无水肿。病理征阴性。

四、入院辅助检查

入院后辅助检查：

血常规：WBC 3.42×10⁹/L，N 1.76×10⁹/L，RBC 3.99×10¹²/L，Hb 129g/L，PLT 105×10⁹/L。

肝功能：ALT 343 IU/L，AST 176 IU/L，ALP 541 IU/L，GGT 1418 IU/L，TBIL 29.0 μmol/L，ALB 20 g/L。

消化道肿瘤指标：CA724 8.53 U/ml，CA199 310.6 U/ml，余正常范围。

IgG 11.09 g/L，IgG4 5.07 g/L，IgA 1.53 g/L，IgM 0.97 g/L，IgE 19 IU/ml；ESR 9 mm/h。

ANA 1∶80 胞质颗粒型（＋），AMA、SMA、ENA、ANCA均（−），dsDNA（−）。

HBV标志物：HBsAg 960.05 IU/ml。HBV DNA（cobas）未检测到。

五、入院诊断、诊断依据和鉴别诊断

（一）入院诊断

① 肝损查因，肝门部胆管肿瘤待排；② 慢性乙型病毒性肝炎。

（二）诊断依据

（1）患者为老年女性，有慢性乙肝病史，目前丙酚替诺福韦抗乙肝病毒治疗，入院后复查HBsAg 960.05 IU/ml，HBV DNA（cobas）未检测到。

（2）肝功能以ALP、GGT异常为主；IgG4 5.07 g/L。

（3）腹部MRI增强提示肝门部胆管壁增厚，考虑胆管癌可能，胆囊炎；PET/CT提示：肝门区胆管（胆总管上段、总肝管和左右肝管近端）显示不清，局部胆管壁增厚。

（三）鉴别诊断

（1）肝门部胆管癌：是指原发于胆囊管开口以上肝总管与左、右二级肝管起始部之间的胆管黏膜上皮癌。表现为局灶性不规则壁增厚或胆管内乳头状肿块，受累部位因肿瘤的纤维基质而表现为延迟强化。其他恶性征象包括血管包绕、淋巴结肿大和远处转移。

（2）原发性硬化性胆管炎（primary sclerosing cholangitis，PSC）：肝内、肝外胆管同时受累，不规则的狭窄、扩张及正常管道改变交替出现，在慢性病例中的典型表现为"串珠状"狭窄伴"修剪树枝样"。患者常伴随炎症性性肠病，极少数PSC患者（＜10%）血清IgG4水平也可升高。

六、主要诊疗经过和病情变化

（2023.07.25）行CT引导下肝脏穿刺活检术（非肝门部病变处活检），（2023.07.26）行超声内镜下肝门部胆管旁占位细针穿刺术。综合诊断为IgG4相关性胆管炎。

（2023.08.09）起甲泼尼龙24 mg（6片）/d治疗，牛磺熊去氧胆酸利胆，定期复查，激素逐渐减量。因反复尿路感染，至2024.6月激素已逐渐减量至8 mg/d。

（2024.06.20）第二次入院急性起病，主因"肤黄尿黄2周"入院。当时肝功能：ALT 139 IU/L，AST 219 IU/L，ALP 544 IU/L，GGT 819 IU/L，TbIL 185.6 μmol/L，Alb 39 g/L。IgG4 1.93 g/L。患者入院后，完善各项检查，评估患者病情，继续替诺福韦抗乙肝病毒治疗，牛磺熊去氧胆酸，腺苷蛋氨酸利胆退黄，甲泼尼龙8 mg qd+白芍总苷+吗替麦考酚酯1片bid治疗原发病。

住院期间，因黄疸不退，且影像学提示存在胆道梗阻，先后多次介入治疗。（2024.07.10）CT引导下行经皮经肝胆管穿刺引流（percutaneous transhepatic cholangial drainage，PTCD），7F外引流置管于肝左叶肝内胆管内。（2024.07.16）CT引导下行胆囊穿刺引流置管术，7F外引流管置于胆囊内。（2024.07.22）行胆囊造影术，左肝引流管导管扭折，尝试调整，引流管脱出。当日再次在CT引导下行PTCD，6 F外引流置管于肝左叶肝内胆管内。（2024.07.24）CT引导下行胆囊穿刺引流置管术，7 F外引流管置于胆囊内。（2024.07.29）行胆囊造影术，经肝左叶外引流管注入对比剂，局限于肝胆管内，肝门部仍有梗阻。

（2024.07.31）全麻下行ERCP，予以胆管扩张，胆管活检，留置胰管支架。并建议术后1个月拔除胰管支架。

七、针对病情变化的检查结果

1. CT引导下肝脏穿刺活检术（非肝门部病变处活检）（2023.07.25）

病理结果如下（图14-1）：镜检示肝穿标本相当于10余个小叶范围，小叶结构保留，小叶内散在点状坏死，门管区中度炎症伴界面肝炎，胆管炎及胆管周围炎伴浆细胞浸润。Masson、天狼星红染色显示门管区小胆管周围纤维密集增生。HBsAg（-），HBcAg（-），Copper（-），Perls blue（-）。CK7、CK19显示小胆管轻度增生。

意见：CH-G3S2（Ishak F2）伴有胆管炎。结合临床IgG4（+），提示：IgG4相关性胆管炎。

2. 超声内镜下肝门部胆管旁占位细针穿刺术（2023.07.26）

细胞病理：见少量淋巴细胞，未见恶性依

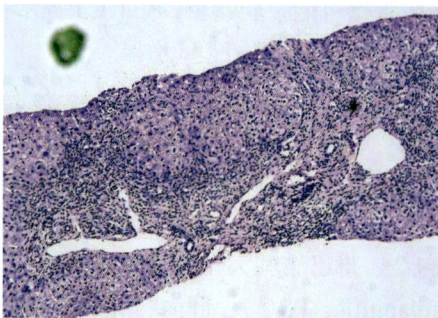

图14-1　肝穿刺病理结果（HE染色，×100）

据。常规病理：灰褐穿刺样组织一堆，0.8 cm × 0.7 cm × 0.2 cm，送检血凝块中见少量纤维脂肪组织，伴较多淋巴细胞浸润，未见明确上皮成分。

3. 腹部MRI增强（2024.06.28）

肝门胆管壁明显增厚伴异常强化，首先考虑肿瘤性病变可能大，伴高位胆道梗阻，累及胆囊管可能，胆囊明显增大、胆囊炎，胆汁淤积/泥沙样结石（图14-2）。

4. ERCP内镜诊断（2024.07.31）（图14-3）

肝总管-左右肝管起始处管壁狭窄增厚，右肝内胆管管壁增厚，肝内胆管呈"树枝修剪征"，结合Spyglass表现考虑IgG4相关性硬化性胆管炎（IgG4-related sclerosing cholangitis，ISC）可能性大，肿瘤待排（待病理）。完成内镜逆行胆管造影+十二指肠乳头括约肌切开+胆管引流+胰管支架引流+胆管细胞刷+胆管探条扩张+管腔内超声检查+Spyglass+肝总管活检+鼻胰管引流。建议：术后1个月拔除胰管支架。

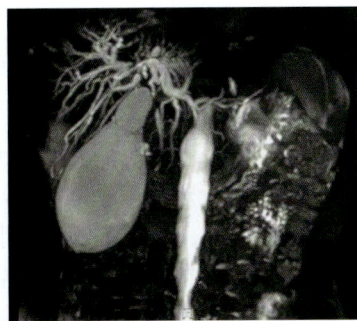

图14-2 腹部MRI图像

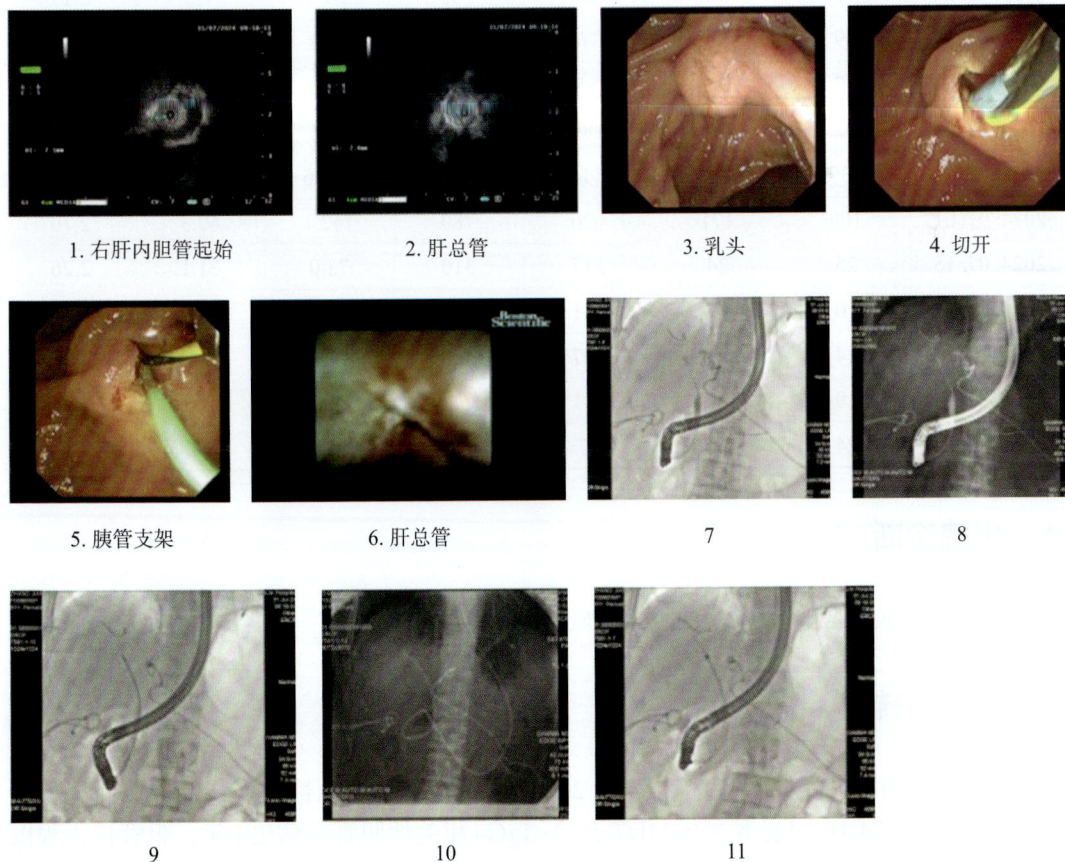

1. 右肝内胆管起始	2. 肝总管	3. 乳头	4. 切开
5. 胰管支架	6. 肝总管	7	8
9	10	11	

图14-3 ERCP内镜影像

5. 肝总管活检标本

病理诊断：送检物为出血组织及少量淋巴细胞样细胞，免疫组化标记结果显示局部有少量脱落的胆管上皮细胞，细胞形态温和，未见肿瘤证据，背景中仅见个别浆细胞，由于活检组织少，可供评价的病变成分有限，请结合临床及影像学检查综合判断。免疫组化及特殊染色检查病灶内细胞：AE1/AE3（脱落腺上皮+），CK7（脱落腺上皮+），CK19（脱落腺上皮+），VS38C（个别浆细胞+），Ki67（＜1%+），Kappa（－），Lambda（－），CD38（－），CD138（－），IgG4（－），IgG（－），MUM-1（－）。

6. 发病以来主要生化及IgG4变化。

详见表14-1。

表14-1　发病以来主要生化及IgG4变化

日期	ALT（IU/L）	AST（IU/L）	ALP（IU/L）	GGT（IU/L）	TBIL（μmol/L）	DBIL（μmol/L）	IgG4（g/L）
2023.07.21	343	176	541	1418	29.0	9.2	5.07
2023.09.05	263	149	323	2711	17.2	3.8	3.61
2023.10.24	46	30	120	786	14.4	1.9	2.17
2024.01.27	39	30	76	217	14.7	1.6	/
2024.03.04	17	21	55	71	13.8	2.1	1.37
2024.04.05	42	35	189	448	12.5	2.0	1.93
2024.06.17	139	219	544	819	185.6	95.2	2.10
2024.07.01	106	171	626	780	142.1	69.3	2.70
2024.07.15	25	24	317	310	73.0	31.1	2.26
2024.07.29	10	19	131	98	35.8	15.0	2.02
2024.08.21	14	28	107	69	21.8	7.1	2.28
2024.09.26	19	21	141	64	10.2	2.6	2.37
2024.12.23	24	28	87	28	11.8	1.6	/

八、出院诊断

① IgG4相关性胆管炎；② 梗阻性黄疸。

九、预后和转归

2024.08.26内镜下拔除原胰管支架。2024.09.27再次出现急性腹痛伴发热，介入科调整PTCD管。2024.10.24患者参加MDT会诊：IgG4相关性胆管炎病史1年，胆管扩张程度无增加，胆囊曾反复梗阻，主要累及肝总管、胆囊管、左右肝管起始部均增厚，未见其他器官累及，建议重新激素加量治疗。目前患者在风湿科随诊治疗中。

十、诊疗体会

（一）诊断及鉴别诊断

典型部位受累，如颌下腺、腮腺、泪腺、胰腺、胆道、腹膜后病变，单发或多发，血清 IgG4 浓度升高，排除肿瘤、淋巴增殖性等疾病后，应考虑 IgG4 相关性疾病（immunoglobulin G4-related disease，IgG4-RD）可能。诊断时应结合临床表现、血清 IgG4 浓度、特征性影像学及病理学表现等多方面综合诊断。确诊 IgG4-RD 后，应根据 IgG4-RD 反应指数（responder index，RI）对疾病活动性、严重程度和治疗反应进行评估。

IgG4 相关性胆管炎的临床诊断标准（2020 年日本）包括：① 肝内或肝外胆管狭窄（MRCP 或 ERCP）；② 胆管壁增厚（超声、CT、核磁等）；③ 血清学检查结果（IgG4 > 135 mg/dl）；④ 病理发现（淋巴浆细胞浸润、纤维化、IgG4 阳性浆细胞 > 10 个 /HP、闭塞性静脉炎）；⑤ 其他器官受累；⑥ 糖皮质激素治疗有效。

（二）治疗

医生应根据 IgG4-RD 的器官受累部位及疾病活动情况，制订个体化治疗方案。激素为一线治疗药物，可联合传统免疫抑制剂，难治性 IgG4-RD 患者可应用 CD20 单抗。当 IgG4-RD 患者出现可能导致器官功能障碍的紧急情况时，如药物治疗不能迅速解除器官压迫或梗阻时，需要采取手术或介入治疗进行丁顶，以尽快缓解症状。

IgG4 相关性胆管炎激素治疗有效，但复发率高。糖皮质激素减量期间的复发率为15%，糖皮质激素维持期间的复发率为 18%，停用糖皮质激素后的复发率为 67%。因此日本主张激素与免疫抑制剂联合用药至少两年。本例 IgG4 相关性胆管炎患者激素治疗有效，但因反复尿路感染，激素（快速）减量期间复发，且复发以胆道梗阻为表现，最终通过梗阻部位多次置管引流而缓解症状。因此，此类患者确诊 IgG4-RD 后，应在风湿免疫专科医师指导下治疗和定期复诊，调整治疗方案。IgG4-RD 维持期或停药后疾病复发常见，应密切监测。

十一、简要综述

IgG4 相关性疾病（IgG4-RD）是近年来新定义的一种与 IgG4 指标相关、由免疫介导的慢性炎症伴纤维化，同时累及全身多器官或组织的自身免疫性疾病。其具有隐匿性强、疾病谱广、常见组织肿胀、典型患者对激素反应敏感、停药或减量有复发风险等特点。

（一）临床表现

IgG4-RD 多为慢性隐匿性或亚急性起病，早期无特异性临床表现，貌似肿瘤，却非肿瘤，易被漏诊或误诊。显著升高的血清 IgG4 浓度及肿块样病灶是最常见的临床表现。IgG4-RD 几乎累及所有脏器或组织，常见受累器官包括泪腺、唾液腺、胰腺、腹膜后间隙、胆管、肺、肾、硬脑膜、甲状腺、主动脉等。

（二）辅助检查

（1）一般实验室检查：胰腺和胆道受累者可出现肝酶、胆酶和胆红素升高，部分间质性肾病或腹膜后纤维化导致肾盂积水者出现血肌酐上升。IgG4-RD活动期ESR、CRP等炎症指标升高。

（2）免疫相关实验室检查：血清IgG4升高是IgG4-RD的重要特征，亦是诊断标准之一，随着血清IgG4升高，其诊断特异度亦升高，且与受累器官数和IgG4-RD病情活动评分呈正相关。治疗下降后再次进行性升高提示疾病复发风险，需密切监测病情变化。

（3）组织病理学检查：病理学检查是诊断IgG4-RD的重要依据。IgG4-RD的典型病理特征为：① 受累组织中大量淋巴细胞和浆细胞浸润，IgG4阳性浆细胞＞10个/高倍，IgG4阳性/IgG阳性浆细胞比例＞40%；② 纤维组织增生，特征性表现为席纹状或轮辐状纤维化；③ 闭塞性静脉炎。

（4）影像学检查：超声检查无创、简便，是IgG4-RD，尤其是胰腺、泪腺、唾液腺等脏器受累的重要筛查工具。CT和MRI是最广泛用于IgG4-RD诊断及筛查受累器官的检查，尤其对超声不易发现的器官损害，如腹膜后病变等，CT和MRI显示的典型影像学特征对疾病诊断和鉴别诊断有重要提示。

（三）诊断

IgG4-RD的临床表现复杂多样，有时与肿瘤、感染和其他免疫性疾病难以鉴别，诊断需结合临床病史、血清学、影像学和组织病理学特征。目前推荐应用日本2020年更新版诊断标准（表14-2），该标准是最早亦是迄今为止临床医师应用最广泛的标准。

表14-2　日本IgG4-RD综合诊断标准2020年更新版

项目	具体内容
1.临床及影像学 2.血清学检查 3.病理学诊断（下述三条标准中符合两条）	一个或多个器官显示特征性的弥漫性/局限性肿大、肿块或结节样表现 血清IgG4水平升高（＞135 mg/dl） ① 大量淋巴细胞和浆细胞浸润，伴纤维化 ② 组织中浸润的IgG4阳性浆细胞/IgG阳性浆细胞比值＞40%，且每高倍镜视野下IgG4阳性浆细胞＞10个 ③ 典型的组织纤维化，尤其是席纹状纤维化，或闭塞性静脉炎
诊断标准	1+2+3确诊；1+3可能性大；1+2疑似

（四）病情评估

诊断IgG4-RD后，应对患者的病情进行全面评估，包括临床、实验室检查、影像学检查等诸方面，以反映受累器官情况、疾病活动程度及是否需要紧急治疗等，建议参考国际上公布的IgG4-RD RI，当重要器官受累为紧急情况时，须积极治疗以防止功能障碍。

（五）诊疗原则及方案

IgG4-RD的治疗目标：控制病灶炎症，恢复器官功能，并维持疾病缓解。其治疗原则如下：① 有症状、病情活动进展患者均需治疗。② 无症状性内脏器官受累者，如评估病情处于发展阶段，亦需要及时治疗。③ 少数无症状性淋巴结病或轻度浅表腺体肿大，且疾病进展很缓慢者，可密切观察随诊。

IgG4-RD的治疗包括诱导缓解治疗和维持治疗两个阶段。目前IgG4-RD的治疗药物种类包括激素、传统免疫抑制剂和生物制剂。其他辅助治疗包括梗阻部位置管引流、手术等。

（六）预后

总体来讲，激素治疗IgG4-RD反应佳，无重要脏器不可逆损伤者长期预后好，有重要脏器损伤且发生功能障碍者，预后与器官损伤程度相关。IgG4-RD目前尚不能治愈，且容易复发，因此在风湿专科医生指导下规律随诊、监测病情，对改善预后尤为重要。

专家点评

这是一位中老年女性，最初的影像学提示"胆管癌可能"，经完善的血清学、影像学、内镜检查和病理活检最后确诊IgG4相关性硬化性胆管炎，予动态调整免疫抑制剂方案（糖皮质激素、吗替麦考酚酯）、利胆保肝和胆道引流，一波三折。

IgG4-RD累及全身多器官或组织，临床表现多样，多有被误诊为肿瘤或感染的报道。IgG4-RD在肝胆疾病中最常见的为IgG4相关性硬化性胆管炎，虽说"最常见"，但其患病率也仅为1.8/10万。而IgG4相关性自身免疫性肝炎［兼具自身免疫性肝炎（autoimmune hepatitis，AIH）和IgG4-RD特征］更是罕见。

在临床诊疗中（含门诊）建议行血清IgG4筛查。若IgG4＞1.35 g/L，则需警惕IgG4-RD。但是，很多因素也会使IgG4升高，如肿瘤、血管炎、感染、过敏等；也有少数IgG4-RD患者的血清IgG4并不升高。此病例在治疗前血清IgG4就高达5.07 g/L，在免疫抑制剂治疗后血清IgG4下降，反映病情得到一定程度的控制。

为确诊这一疾病，影像学和病理学证据尤为重要。影像学上的特征包括：通常累及肝外和肝门胆管，最常见于胆总管的胰腺段；受累胆管壁长节段、均匀环状增厚，MRI增强示渐进性均匀强化、延迟期明显强化，内外缘光滑，管腔狭窄但无截断，狭窄部上游的胆管扩张通常较轻。相较之下，胆管癌多呈局灶性、不规则状增厚，常形成占位。此患者累及的是肝门部胆管。临床医师更要积极寻找病理学证据。此例先后完善CT引导下肝穿刺、超声内镜下肝门部胆管旁占位细针穿刺、ERCP下胆管细胞刷，病理诊断很规范。病理是重要的诊断依据，但依然不是唯一依据，很多疾病如淋巴瘤、血管炎、结节病、浆细胞型Castleman病、Rosai-Dorfman病、Erdheim-Chester病、炎性肌纤维母细胞瘤等均可有相似病理表现。

以上可见，IgG4-RD确诊强调的是"综合诊断"，本例就很好地体现了这一点。

本例诊断上复杂，更曲折的是治疗。根据治疗反应和不良反应（反复尿路感染）动态调整甲泼尼龙、吗替麦考酚酯的剂量，多次行胆道引流、调整引流管，请多学科专家协同诊治。糖皮质激素是目前治疗IgG4-RD的一线药物，免疫抑制剂与糖皮质激素联用更有效，分诱导缓解期和维持期，维持治疗时间达1～3年，有胆道梗阻表现的患者应积极进行外科干预，有较高的复发风险。此病例的治疗时间长、病情波动，方案不断调整，对患者密切监测、仔细诊治、耐心沟通都很重要。

最后，值得一提的是，这是一例中老年女性患者，传统上一般认为年轻女性的免疫性疾病发病率较高，而男性或老年人发病率较低。但IgG4相关性胆管炎恰恰相反，男性发病率较高，文献报道男：女＝（4～8）：1，而中国人群中男：女＝1.69：1，这一特点尤其在60岁以上的老年男性中显著。

点　评：陈立畅

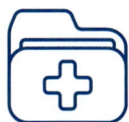

胸腹水的"幕后黑手"
病例15 ——一例布-加综合征的诊断与治疗

病例提供者：周天慧、赵钢德
作者单位：上海交通大学医学院附属瑞金医院感染科

患者基本资料

年龄：35岁	性别：男	居住地：江苏省
职业：快递员	民族：汉族	婚否：已婚

一、主诉和现病史

（一）主诉

胸闷、气促伴腹胀2个月余。

（二）现病史

2023年9月中旬，患者无明显诱因下出现活动时气促，伴刺激性咳嗽、咳痰，无明显发热、胸痛等不适。于当地医院二次住院治疗，超声示右侧胸水，经抗感染、利尿、补充人血白蛋白、胸腹水引流等治疗后症状缓解并出院。出院后，患者很快再次出现气促腹胀，稍活动即咳喘不适，遂于2023.10.09入住笔者所在科室接受首次治疗，入院后查血T-SPOT异常升高，胸水送检生化提示渗出液改变，LDH异常升高，腺苷脱氨酶无显著升高，胸水NGS送检未检出分枝杆菌，抗酸杆菌涂片阴性。胸水脱落病理：细胞沉渣内见淋巴细胞及间皮细胞，未见明确异型成分。经治疗后症状缓解，并于2023.10.18予以带胸腔引流管及口服利尿剂出院。出院后患者仍间断出现气促，且腹胀日渐明显，遂就诊于当地医院，给予留置腹腔穿刺引流管。目前患者气促、腹胀症状缓解，为进一步诊治明确病因，于2023.10.31再次收住至笔者所在科室。病程中，精神、食欲一般，大小便正常，体重无明显变化。

二、重要的既往史、个人史、家族史等

既往多次"胰腺炎"病史，近半年有2次腹痛发，后未正规就诊治疗。否认高血压、糖尿病、冠心病等；否认糖尿病史，否认肝炎、结核史，否认药物过敏史；否认特殊家族传染病疾病或遗传性疾病。

三、入院体格检查

神志清，精神可，蜘蛛痣（－），肝掌（－），皮肤黏膜、巩膜无黄染，浅表淋巴结无肿大，左肺呼吸音清，右肺呼吸音弱，未闻及干、湿性啰音；心律齐，未闻及病理性杂音。腹部软，无压痛、反跳痛，肝脏、脾脏未触及肿大，移动性浊音（＋），肠鸣音正常，下肢轻度水肿（＋）。

四、入院辅助检查

（1）血常规：WBC 12.28 $\times 10^9$/L，N 8.50 $\times 10^9$/L，RBC 5.65$\times 10^{12}$/L，Hb 165 g/L，PLT 165$\times 10^9$/L。

（2）生化：PAB 67 mg/L，ALT 72 U/L，AST 212 U/L，ALP 863 U/L，GGT 291 U/L，TBIL 29.5 mol/L，DBIL 15.7 μmol/L，ALB 28 g/L，Cr 57 μmol/L，eGFR 150.0 ml/（min·1.73m²），LDH339 U/L，淀粉酶58 U/L。

（3）凝血功能：APTT 38.7 s，PT 17.8 s，INR 1.56，FIB 2.62 g/L，D-二聚体 1.30 μg/ml。

（4）感染指标：PCT 0.141 ng/mL，G试验 ＜10.0 pg/mL，腺苷脱氨酶 15 U/L，铁蛋白 159.3 ng/mL。T-SPOT：A抗原52，B抗原48。

（5）免疫：ANA、AMA、SMA、ANCA、ENA、RF均（－），ESR 2 mm/h，IgG 7.47 g/L，IgA 4.39 g/L，IgM 0.66 g/L，IgG4 0.35 g/L，C3 0.39 g/L，C4 0.12 g/L。

（6）肿瘤指标：CA125 502.6 U/mL，CA199、CA50、CEA、AFP、DCP、SCC、NSE均在正常范围。

（7）胸水化验：培养提示金黄色葡萄球菌；有核细胞数 179$\times 10^6$/L，中性多核5%，淋巴细胞92%，巨噬细胞3%；李凡他试验（－），腺苷脱氨酶 15 U/L

（8）门静脉系血管：门静脉流量减低，肝静脉系统、脾静脉系统彩色多普勒参数未见明显异常；胸腹水超声：右侧胸腔腋中线第3～5肋间可见无回声区，可见肺叶飘动，较宽处分离约50 mm；左侧胸腔未见明显无回声区；腹腔内见游离无回声，较深处位于左下腹，深约89 mm。

（9）心脏超声：心包少量积液，左室壁运动欠协调。

（10）上腹部CTA（2023.11.03，图15-1）：肝左外叶萎缩，门静脉左肝外叶分支未见显影；肝右叶灌注不均；脾大；腹腔渗出积液；胆囊炎，胆囊结石；胰体尾萎缩、低密度强化，性质不确定；胰管扩张。盲升结肠壁略厚模糊。腹腔、腹膜后淋巴结增大。

（11）PET/CT（2023.11.06）：① 颅骨、脊柱、胸骨散在骨质密度减低灶，代谢不高，请结合临床。② 双侧甲状腺结节，右侧之一伴钙化，代谢不高，建议B超随诊。③ 双侧胸腔积液伴邻近肺组织膨胀不全；双肺斑片条索灶；双肺微小结节影，代谢不高，随诊。④ 右侧气管食管沟、气管前、纵隔2 R/4 R/7区、双侧内乳、贲门旁、右侧膈肌旁、左侧膈顶、剑突下、腹腔干旁、腹膜后多发淋巴结增大，代谢增高，建议必要时病理学检查。⑤ 腹盆腔积液；腹膜及肠系膜弥漫性浑浊增厚，代谢轻度增高；十二指肠及部分空肠肠壁水肿。⑥ 肝左叶萎缩，肝右叶稍高密度灶；胆囊炎，胆囊结石，胆总管结石可能；脾肿大伴钙化灶。⑦ 胰腺体尾部萎缩，主胰管扩张。⑧ 右侧髂骨、右侧髋臼、L_2 结节样高密度灶，代谢不高，左侧第9后肋局部骨质密度增高，代谢不高，随诊。

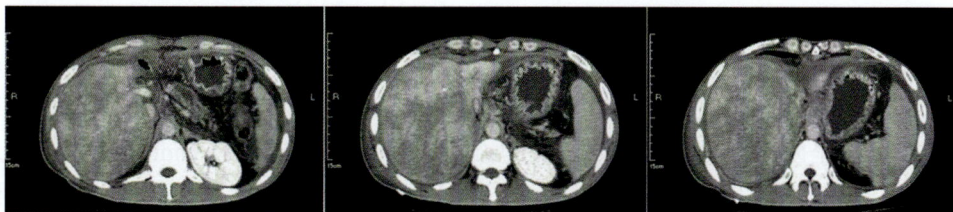

图15-1 上腹部CTA图像

五、入院诊断、诊断依据和鉴别诊断

（一）入院诊断

多浆膜腔积液（原因待查）

（二）诊断依据

（1）患者为年轻男性，胸闷、气促伴腹胀2月余，症状反复，且多次治疗后未能明确病因。

（2）临床表现：存在多浆膜腔积液（胸腔积液、腹腔积液），伴肝功能异常（肝功能指标显著升高，如胆红素、碱性磷酸酶等），既往胰腺炎病史。

（3）实验室检查：血常规提示白细胞轻度升高，血清白蛋白降低，凝血功能异常（APTT、PT延长），提示可能存在慢性消耗或炎症状态。T-SPOT阳性，但缺乏结核病原学依据；肿瘤标志物轻度升高（如CA125），但未提示明确肿瘤迹象。

（4）影像学检查：CTA显示肝左外叶萎缩，肝右叶灌注不均，肝静脉系统未见明显异常，但存在腹腔积液和多处淋巴结增大。PET/CT提示多发淋巴结代谢增高，肝左叶萎缩，胆囊炎，胰腺体尾部萎缩伴胰管扩张。胸水检查胸水为渗出液，但ADA不高，未检出分枝杆菌，病理未见异型细胞，提示非典型感染或非感染性病因，伴慢性胰腺炎可能。

（三）鉴别诊断

（1）感染性疾病：患者有发热、胸腹水等表现，胸水病原学提示金黄色葡萄球菌，暂不能排除感染性疾病；虽然胸水腺苷脱氨酶不高，但T-SPOT阳性，暂不能排除结核性胸膜炎。

（2）肿瘤性疾病：影像学检查发现多处异常，如淋巴结增大、肝内异常灌注改变等，也需要进一步排查。

（3）心源性疾病：患者无心脏病史，心脏彩超等检查未见明显异常，暂不考虑。

六、主要诊疗经过和病情变化

患者因胸闷、气促伴腹胀2月余入院，初步诊断为多浆膜腔积液（原因待查）。入院后完善检查，包括生化、血常规、影像学检查等，提示肝功能异常、腹水、胸水及多处淋巴结增大。经过抗感染、利尿、蛋白支持、抗凝等治疗，胸腹水改善不明显，病因未明。与患者及家属沟通后行诊断性抗结核（2023.11.06起）治疗，但患者出现全身疼痛、严重消化道反应、急性肝衰竭、急性肾衰竭，遂停用抗结核治疗。

2023.11.16全院多学科会诊，考虑布-加综合征（Budd-Chiari syndrome，BCS）、肝小血管闭塞不能除外，但因患者一般情况较差，暂缓肝血管造影及胸膜活检。继续内科治疗后，患者生化指标改善，胸腹水引流量减少，于2023.12.06出院。

2024.02.20患者再次入院行肝静脉造影及球囊血管成形术，术中明确诊断为布-加综合征（肝静脉型）。于狭窄处置入球囊导管，逐级扩张球囊（6 mm×60 mm ～ 10mm×40 mm）行血管成形术。术后患者病情稳定，肝静脉压力差显著改善。

七、针对病情变化的检查结果

（1）生化（2023.11.17）：ADA 15 U/L，BG 8.8 mmol/L，PAB 46 mg/L，ALT 31U/L，AST 79 U/L，ALP 365 U/L， γ-GT 316 U/L，TBIL 232.2 μmol/L，DBIL 160.0 μmol/L，ALB 29 g/L，Cr 292 μmol/L，eGFR 22.8 ml/（min·1.73 m²），LDH 339 U/L，淀粉酶58 U/L；DIC：APTT 53.0 s，PT 16.4 s，INR 1.44，TT 16.30 s，FIB 2.62 g/L，FDP 4.92 μg/ml，D-二聚体 0.31 μg/ml。

（2）肝静脉DSA（2024.02.20，图15-2）：选择性插管至下腔静脉于肝静脉移行处，导丝精细开通局部肝静脉闭塞段，造影提示肝右静脉、肝中静脉开口处极重度狭窄，对比剂潴留。于狭窄处置入球囊导管，逐级扩张球囊（6 mm×60 mm ～ 10 mm×40 mm）行血管成形术，再次造影示狭窄情况明显改善，肝静脉回流通畅。

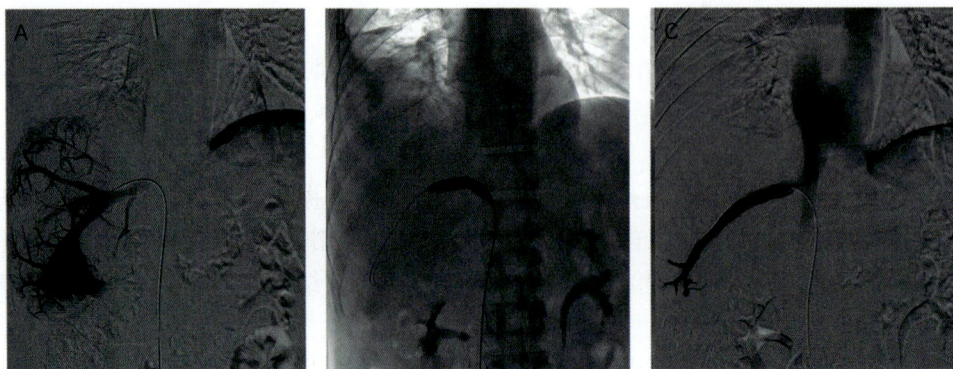

图15-2　肝静脉DSA

A.球囊扩张前血管造影；B.球囊扩张行血管成形术；C.球囊扩张后再次血管造影

八、出院诊断

① 布-加综合征（肝静脉型）；② 肝功能不全；③ 肾功能不全；④ 多浆膜腔积液（胸腔积液、腹腔积液）。

九、预后和转归

患者于2024.02.20行肝静脉造影及球囊血管成形术后，肝静脉压力差显著改善，病情稳定。术后随访显示肝功能和肾功能逐渐恢复，胸腹水减少。

2024.03.18再次入院复查肝静脉造影，肝静脉压力差6 mmHg；并复查肝脏血管CTA，提示肝脏异常灌注较前明显好转（图15-3）。

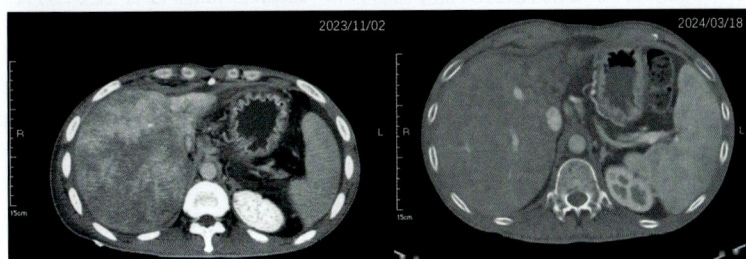

图15-3 上腹部CTA

然而2024.07.02患者突发消化道出血，伴失血性休克、重症感染，病情危重。尽管积极治疗，但患者最终因多器官功能衰竭而死亡。后追问病史，患者家属诉自行口服中药治疗（具体不详）。

十、诊疗体会

（一）诊断及鉴别诊断

本病例以"胸闷、气促伴腹胀"为主要表现，初诊时病因不明，诊断极具挑战性。患者存在多浆膜腔积液，需全面排查病因，包括感染、肿瘤、心源性疾病等。

（1）患者胸水病原学提示金黄色葡萄球菌，但抗感染治疗效果不佳，提示感染可能是继发性因素。T-SPOT强阳性，但缺乏结核病原学依据，诊断性抗痨治疗虽有助于排除结核，但患者在治疗后出现急性肝衰竭、急性肾衰竭等严重不良反应。

（2）肿瘤性疾病的排查：影像学检查发现淋巴结增大、肝内异常灌注改变，但胸水脱落细胞病理及肿瘤标志物未见异常，结合PET/CT，肿瘤性疾病可能性较低。

（3）心源性疾病的排除：患者无心脏病史，心脏彩超未见异常，心源性疾病可能性小。

布加综合征的诊断：多学科会诊后，结合CTA、PET/CT提示的肝静脉狭窄、闭塞，最终通过肝静脉造影明确诊断为布-加综合征（肝静脉型）。影像学检查在诊断中至关重要，肝静脉造影是确诊的"金标准"。

（二）治疗

（1）内科治疗的局限性：患者接受抗感染、利尿、蛋白支持、抗凝等治疗，但效果不佳，提示需明确病因后进行针对性治疗。

（2）介入治疗的有效性：肝静脉球囊血管成形术显著改善了肝静脉狭窄，术后肝静脉压力差降低，胸腹水减少，病情稳定。介入治疗在布-加综合征中具有重要价值。

（3）多学科协作的重要性：全院多学科会诊为明确诊断和制订治疗方案提供了重要支持。感染科、呼吸科、消化科、心内科、介入科等多学科协作，逐步缩小诊断范围，制订合理治疗策略。多学科协作模式在疑难病例中不可或缺。

（4）病情监测与预后评估：术后患者病情稳定，但需密切监测肝功能、肾功能及胸腹水变化。术后5个月患者突发消化道出血，提示布-加综合征患者存在长期并发症风险，需定期随访并警惕严重并发症。

（5）患者教育与心理支持：此类复杂疾病使患者及家属心理负担加重，需加强沟通，提供疾病知识，帮助患者建立信心，积极配合治疗。

十一、简要综述

布-加综合征是一种罕见但严重的血管疾病，主要特征为肝静脉和（或）下腔静脉部分或完全阻塞，导致肝脏淤血、肝功能受损、腹水形成，甚至肝衰竭。布-加综合征的发病率较低，为每年每百万人中1～2例，但在某些地区（如亚洲和中东）发病率相对较高，可能与遗传、环境因素及感染相关。

（一）病因

布-加综合征的病因复杂多样，可分为先天性和获得性两大类。先天性病因主要包括下腔静脉膜性狭窄、肝静脉发育异常等，多见于儿童和青少年。获得性病因更为常见，主要包括以下几种。

（1）血液高凝状态：这是布-加综合征最常见的病因之一，占50%～70%。血液高凝状态可能由遗传性因素（如抗凝血酶Ⅲ缺乏、蛋白C或蛋白S缺陷、凝血酶原基因G20210A突变等）或获得性因素（如骨髓增生性疾病、阵发性睡眠性血红蛋白尿、妊娠、口服避孕药等）引起。

（2）血管炎症：感染（如结核、伤寒）、自身免疫性疾病（如系统性红斑狼疮、干燥综合征）可导致血管炎症，进而引起肝静脉或下腔静脉狭窄、闭塞。

（3）肿瘤压迫或侵犯：肝癌、胰腺癌、肾癌等腹部肿瘤可压迫或侵犯肝静脉和下腔静脉，导致血流受阻。

（4）其他因素：包括肝静脉或下腔静脉插管、心脏手术、外伤等医源性因素，以及某些感染（如肝吸虫病）引起的肝静脉阻塞。

（二）临床表现

布-加综合征的临床表现多样，取决于阻塞的部位、程度及发病速度。常见症状包括：

（1）腹胀与腹水：由于肝静脉回流受阻，肝脏淤血，导致门静脉高压，腹水形成是布-加综合征最常见的表现之一。

（2）肝区疼痛：多为持续性钝痛或胀痛，位于右上腹或剑突下，与肝脏淤血、肿大有关。

（3）黄疸：肝功能受损导致胆红素代谢障碍，可出现黄疸，表现为皮肤、巩膜黄染。

（4）消化道症状：如食欲不振、恶心、呕吐等，与肝脏功能障碍及腹水压迫胃肠道有关。

（5）其他：部分患者可出现下肢水肿、双下肢不对称肿胀（下腔静脉阻塞所致），严重者可出现肝性脑病、食管胃底静脉曲张破裂出血等并发症。

（三）诊断

布-加综合征的诊断需综合病史、临床表现、实验室检查及影像学检查。诊断流程如下：

1. 病史与体格检查

详细询问患者的症状、既往病史、家族史，注意是否有高凝状态、感染、肿瘤等病史。体格检查可发现肝脾肿大、腹水、下肢水肿等体征。

2. 实验室检查

（1）肝功能检查：通常表现为胆汁淤积性肝功能异常，如总胆红素、直接胆红素、碱性磷酸酶、谷氨酰转移酶升高。

（2）凝血功能检查：部分患者可出现凝血功能障碍，如凝血酶原时间延长、纤维蛋白原降低。

（3）肿瘤标志物：如甲胎蛋白等，用于排除肝脏肿瘤。

（4）高凝状态筛查：包括抗凝血酶Ⅲ、蛋白C、蛋白S、凝血酶原基因突变等检测。

3. 影像学检查

（1）超声检查：是初步筛查的首选方法，可显示肝静脉和下腔静脉的血流情况，发现血栓或狭窄。

（2）CT血管造影（CTA）：可清晰显示肝静脉和下腔静脉的解剖结构，明确阻塞部位、范围及侧支循环情况。

（3）磁共振血管造影（MRA）：对软组织分辨率高，可进一步评估血管病变。

（4）肝静脉造影：是确诊布-加综合征的"金标准"，可直接观察肝静脉的狭窄或闭塞情况，并可同时进行介入治疗。

（四）治疗

布-加综合征的治疗目标是缓解症状、改善肝功能、预防并发症及恢复肝脏血流。治疗策略包括药物治疗、介入治疗和手术治疗。

1. 药物治疗

（1）抗凝治疗：适用于急性期或血栓形成早期患者，可使用低分子量肝素或华法林，预防血栓进一步形成。

（2）利尿剂：用于缓解腹水和下肢水肿，但需注意电解质平衡。

2. 介入治疗

（1）经皮肝穿刺肝静脉成形术：通过球囊扩张狭窄的肝静脉，恢复血流，是目前治疗布-加综合征的主要方法之一。

（2）经颈静脉肝内门体分流术：适用于肝静脉阻塞无法完全解除或合并门静脉高压的患者。

（3）下腔静脉支架植入术：用于下腔静脉阻塞的患者。

3. 手术治疗

肝静脉血栓切除术：适用于部分急性布-加综合征患者，可直接清除血栓。

肝移植：对于晚期肝衰竭患者，肝移植是唯一有效的治疗方法。

（五）预后

布-加综合征的预后取决于病因、诊断及时性及治疗效果。早期诊断和积极治疗可显著改善预后，部分患者可恢复正常生活。然而，若诊断延迟或治疗不及时，患者可能进展为肝硬化、肝衰竭，甚至死亡。长期随访对于监测病情变化、预防并发症至关重要。

专家点评

布-加综合征在非肝硬化门静脉高压中比较少见，多以非典型方式起病，常被误诊为结核、恶性肿瘤或自身免疫性疾病等。本例患者是以"隐匿性腹痛、反复多浆膜腔积液"为首发表现的年轻男性，早期曾考虑感染性胸水，然疗效欠佳，PET/CT及病理结果排除恶性肿瘤，最终通过肝静脉CTA及造影明确肝静脉狭窄/闭塞，证实了布-加综合征的诊断。

本例的诊治成功得益于MDT模式，及时结合各科的综合意见，排除干扰因素，最终锁定诊断。年轻医生在遇到不明原因胸腹水的年轻患者，尤其具有门静脉高压表现（腹水、脾大）而无肝硬化病史时，需尽早考虑血管性疾病，避免延误诊断。另外，从此病例的结果来看，及时、有效的介入治疗可显著改善预后，但术后仍需长期随访，警惕门静脉高压并发症。

综上，本例强调了临床思维的全面性、影像学的重要性和多学科协作的价值，为类似疑难病例的诊疗提供了重要参考。

点　评：庄　焱

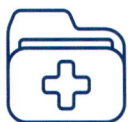

以肝脾肿大为特征的轻链沉积病一例

病例提供者:赖荣陶、蔡伟
作者单位:上海交通大学医学院附属瑞金医院感染科

患者基本资料

年龄:74岁	性别:女	居住地:江苏省太仓市
职业:退休	民族:汉	婚否:已婚

一、主诉和现病史

(一)主诉

体检发现肝脾肿大1年余。

(二)现病史

2017年7月8日,患者在当地医院体检,超声示肝脂肪浸润,肝脏体积增大,脾内多发中等稍高回声团块。肝功能:ALT 56.9 U/L,AST 78.7 U/L,ALP 193.7 U/L,GGT 816 U/L。肿瘤标志物:CA199 42.63 U/ml,余正常。2017年11月25日进一步查腹部MRI增强示:脂肪肝,肝肿大,肝脏多发结节,首先考虑肝硬化结节,脾脏脉管瘤,未予特殊治疗。

2018年6月23日,患者出现腹胀、运动耐量减低等不适。于当地医院查胸部及全腹CT示脂肪肝,肝肿大,脾脏增大,盆腔积液,下腔静脉肝内段明显狭窄,胆总管扩张,胆囊结石。入院后予利尿、抗感染等对症治疗后症状稍缓解。

2018年8月3日,为求进一步诊治,至笔者所在医院消化科就诊,血常规及肝生化指标与前相似,粪常规示隐血弱阳性,肿瘤标志物CA125 163.10 U/L,CA199 119 U/L,寄生虫均阴性。

2018年8月6日,胸部X线示两肺纹理增多,心影略饱满,右侧膈肌面抬高。心脏彩超示左房偏大,左室肥厚,主动脉瓣退行性变伴轻微关闭不全。2018年8月7日门静脉薄层CTA增强示下腔静脉肝内段明显狭窄改变,考虑布-加综合征可能,肝脾增大,门静脉肝脏斑片状不均匀强化,肝内多发异常强化灶;腹腔积液;胆总管增宽,胆囊结石;胰头部胰胆管轻度扩张。请介入科会诊后考虑布-加综合征可能,建议转放射介入科进一步行支架置入术治疗。2018年8月16行腔静脉造影术示下腔静脉为压迫性狭窄,排除布-加综合征。为进一步明确诊断就诊感染科。

自起病以来，患者精神、睡眠可，纳差，大小便如常，体重无明显增减。

二、重要的既往史、个人史、家族史等

既往史：高血压病史20年，否认冠心病、糖尿病、肝肾病史。否认肝炎，结核、心血管疾病史。无血吸虫疫水接触史。否认烟酒嗜好。否认家族遗传病史。

三、入院体格检查

T 36.5℃，P 89次/min，R 18次/min，BP 140/88 mmHg。神清，精神可。慢肝面容，皮肤、巩膜轻度黄染，无瘀点、瘀斑及蜘蛛痣，肝掌阴性。腹部微膨，可见腹壁静脉显露，腹软，无压痛及反跳痛，墨菲征阴性。肝于右锁骨中线肋缘下6 cm可触及，剑突下12 cm可扪及，质硬，脾肋下5 cm可扪及，移动性浊音阳性，肝区叩击痛阴性。双下肢无水肿。

四、入院辅助检查

（2018.09.08）血常规：WBC 13.77×10^9/L，N% 70.7%，PLT 174×10^9/L。肝功能：ALT 31 IU/L，AST 69 IU/L，ALP 162 IU/L，GGT 86 IU/L，TBIL 96.8 μmol/L，DBIL 44.4 μmol/L，ALB 25 g/L。肾功能：BUN 8.2 /L，Cr 134 μmol/L。肿瘤标志物：CA125 438.30 U/ml，CA199 36.60 U/ml。凝血功能：PT 16.0 s，INR 1.37。免疫球蛋白：IgG 1690 mg/dl，IgA 698 mg/dl，IgM 69 mg/dl，IgE 120 IU/ml。肝炎病毒标志物：均阴性。免疫指标：ANA、ANCA、ENA、肝胞质溶胶抗体弱阳性，余阴性。

尿液分析：尿蛋白阳性，余阴性。尿蛋白系列：尿微量白蛋白 4.98 mg/dl。尿六联/肌酐：尿转铁蛋白 0.24 mg/dl，尿免疫球蛋白G 1.25 mg/dl，尿 α_1 微球蛋白 7.12 mg/dl，NAG活性 21.8 U/L，尿视黄醇结合蛋白 0.75 mg/L，尿白蛋白比肌酐 24.53 mg/mmol。

免疫固定电泳：IgG、IgA、IgM、κ、λ 均阴性。血免疫电泳：游离轻链 κ，λ（+）。

腹水生化：总蛋白 18.0 g/L，LDH 103.0 IU/L。腹水常规：红细胞阳性（++），李凡他试验阳性（+），有核细胞计数 120×10^6/L，总蛋白 18.0 g/L。腹水脱落细胞检查：涂片见少量异性细胞，倾向腺癌可能。

五、入院诊断、诊断依据和鉴别诊断

（一）入院诊断

①肝脾肿大原因待诊；②低蛋白血症；③腹水；④蛋白尿；⑤高血压病。

（二）诊断依据

（1）患者为女性，74岁。

（2）因"体检发现肝脾肿大1年余"入科。

（3）辅助检查：外院全腹CT示脂肪肝，肝肿大，脾脏增大，盆腔积液，下腔静脉肝内段明显狭窄，胆总管扩张，胆囊结石。门静脉薄层CTA增强示下腔静脉肝内段明显狭窄改变，考虑布-加综合征可能，肝脾增大，门静脉肝脏斑片状不均匀强化，肝内多发异常强化灶；腹腔积液；胆总管增宽，胆囊结石；胰头部胰胆管轻度扩张。腔静脉造影术示下腔静脉为压迫性狭窄，排除布-加综合征。尿液分析：尿蛋白阳性，余阴性。

（三）鉴别诊断

（1）酒精性肝损伤：早期肝脏肿大，多有长期或短期大量饮酒史，晚期肝硬化可见肝脏缩小，肝功能轻度异常，AST/ALT大于1，ALP、GGT明显增高。患者无大量饮酒史，故暂不考虑。

（2）原发性胆汁性胆管炎（primary biliary cholangitis，PBC）：PBC是一种病因未明的慢性进行性胆汁淤积性肝脏疾病。其病理改变主要以肝内细小胆管的慢性非化脓性破坏、汇管区炎症、慢性胆汁淤积、肝纤维化为特征，最终发展为肝硬化和肝衰竭。多见于中年女性，诊断标准如下：① 胆汁淤积的生化指标如ALP等升高大于6个月；② B超或胆管造影检查示胆管正常；③ AMA或AMA-M2亚型阳性；④ 如血清AMA/AMA-M2阴性，行肝穿刺组织学检查符合PBC。该患者入院后拟行肝穿刺活检予证实。

六、主要诊疗经过和病情变化

患者住院期间予保肝、利尿、抗感染等治疗，腹胀症状缓解，胆汁淤积进行性加重。住院期间完成了肝穿刺活检，结合患者尿蛋白阳性，血免疫电泳游离轻链 κ 、λ（+），建议其进一步行肾穿刺、骨髓穿刺及腹膜活检，以明确是否有肾淀粉样变性、多发性骨髓瘤及腹膜肿瘤等病变。患者及家属因经济原因，拒绝进一步检查及治疗，自动出院。

七、针对病情变化的检查结果

出院后笔者所在医院病理科的肝脏病理诊断示：肝实性退变，正常肝组织结构破坏，肝细胞肿胀，间质增生，胶原样物质沉积，小胆管增生，少量淋巴细胞及浆细胞浸润，未见异型成分；刚果红染色阴性。免疫组化示胆管：CK19（+），CK（+），Ki67（约2%+）；毛细胆管CD10（+）；淋巴细胞CD3（+），CD20（+），CD79 a（+）；浆细胞：CD138（+），CD38（+），κ（少量+），λ（-），Amyliod（-）；Masson染色（-），网染（网状支架+）。

复旦大学医学院病理系病理诊断：镜检示肝穿刺标本相当于10余个小叶范围，小叶内肝窦旁大量伊红色无定形物质沉着，肝索明显受压萎缩，门管区无炎症反应（图16-

1）。Reti-Misson染色显示肝索内网状支架尚保留无纤维增生。HBsAg（-），HBcAg（-），Copper（-），Perls blue（-），刚果红染色阴性。CK19显示门管区小胆管增生。意见：肝淀粉样变性。

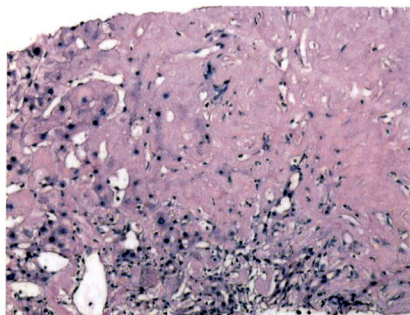

图16-1　肝组织HE染色（×200），小叶内肝窦旁大量以红色
无定形物质沉着，肝索明显受压萎缩，门管区无炎症反应

八、出院诊断

①肝轻链沉积病；②胆囊结石；③高血压病。

九、预后和转归

患者经劝说无效仍坚持自动出院。

十、诊疗体会

轻链沉积病（light chain deposition disease，LCDD）在临床上极为罕见。当患者出现不明原因肝脾肿大，肝功能异常（尤其以肝内胆汁淤积为主要表现），影像缺乏大胆管梗阻征象，不明原因蛋白尿及肾功能不全，尤其是合并多系统损伤时，应考虑到此病。尽早诊断、明确轻链分型，有助于及时治疗，以免延误最佳治疗时机。

十一、简要综述

1. 肝淀粉样变性

淀粉样变性是指多种正常血清蛋白低分子量亚单位形成细胞外组织原纤维，沉积在血管壁、器官以及组织细胞外，导致相应的器官发生不同程度的形态改变及功能障碍，可累及心、肝、脾、肾、胃肠及皮肤等多脏器，为一种进行性、预后差的疾病。主要分为由轻链蛋白沉积的原发性淀粉样变性（AL型）和由血清淀粉样蛋白A（SAA）沉积引起的继发性蛋白样变性（AA 型），以 AL 型多见，刚果红染色阳性。

2. 轻链沉积病（LCDD）

LCDD 亦由单克隆浆细胞或淋巴浆细胞分泌异常的轻链蛋白沉积在组织或脏器所致，引起器官肿大、功能受损，因其无原纤维形成，所以刚果红染色阴性，又称为非淀粉样轻链沉积病。该病通常累及肾脏，引起肾功能不全和（或）肾病综合征，少数累及肝脏，表现为肝肿大或肝功能异常，也可累及心脏，导致心肌病和心力衰竭。AL 型淀粉样变性及 LCDD 均为克隆免疫球蛋白异常增殖引起，多继发于浆细胞、淋巴细胞增生性病变，患者可能在初诊或进展为多发性骨髓瘤（multiple myeloma，MM）。

3. LCDD 的诊断

LCDD 的诊断依赖病理，显示为单一的轻链沉积，通过免疫荧光和超微结构分析受累器官或组织。最常见的肝组织学表现为单克隆轻链在肝窦周及窦间隙的沉积，主要为 κ 轻链。累及肝脏的 LCDD 主要表现为肝内胆汁淤积，33% 的病例伴有肝细胞的溶解，严重病例可致急性肝衰竭。本病例主要表现为体重减轻，腹胀，食欲差，肝脾肿大明显（肝上、下径线 > 20 cm），ALP 升高（> 1.5 倍正常值高限）、GGT、TBIL 升高；肾功能异常，eGFR 低 [26.2 ～ 46.8 ml/(min · 1.73 m^2)]，尿蛋白阳性（以白蛋白为主），低白蛋白血症；心肌酶升高（TnI 升高），NT-proBNP 升高（2772 ～ 6608 pg/ml），心室肥厚（13 mm）；胸部 X 线片显示双肺纹理增多（肺间质性病变）；血清游离轻链示游离轻链 κ、λ（+）；影像学及腔静脉造影术提示下腔静脉压迫性狭窄；结合肝脏病理结果（小叶内肝窦旁大量伊红色无定形物质沉着，免疫组化示少量链阳性，2 次刚果红染色均阴性），综合考虑诊断为 LCDD 可能。因住院期间白细胞及中性粒细胞较前升高，肿瘤标志物升高，抗感染治疗效果欠佳，目前仍不能确定是否合并多发性骨髓瘤及肿瘤，但患者及家属拒绝进一步查骨髓穿刺活检、PET/CT 及胃肠镜检查。另，该病可能涉及脾脏、肾脏、心脏等多系统，但本例患者拒绝行脾、肾、心脏等穿刺活检，因此缺乏直接证据。

4. LCDD 的治疗

LCDD 的治疗尚无标准治疗策略，主要参照 AL 型淀粉样变性，与多发性骨髓瘤的治疗方法相似。VISTA 研究结果显示，硼替佐米治疗多发性骨髓瘤的短期和长期疗效均优于普通化疗药物。亦有研究显示，联合自体外周造血干细胞移植使得 AL 型淀粉样变性的血液学缓解率得到提升。对于复发难治性患者及无法进行肝移植的患者，沙利度胺、硼替佐米等新药的应用取得了较好效果。一项欧洲合作研究表明，接受环磷酰胺/硼替佐米/地塞米松治疗原发 AL 型肝淀粉样变性患者的 5 年生存率为 55%。本患者予保肝、利尿、输注白蛋白等对症治疗后，症状略缓解。但由于患者自动出院，未对其进行后续治疗。

专家点评 ∙∙∙

LCDD是一种以单克隆免疫球蛋白轻链异常沉积为特征的罕见浆细胞疾病，属于单克隆免疫球蛋白沉积病（monoclonal immunoglobulin deposition disease，MIDD）的重要亚型。血液系统与多脏器受累交叉领域的疑难病种，临床表现隐匿、诊断复杂、预后差异大，对临床医生的综合诊疗能力提出了较高要求。

LCDD的确诊需综合病理学、免疫学及分子生物学证据：① 组织活检（肾、肝或受累器官）；② 免疫荧光或免疫组化证实沉积物为单克隆轻链（κ/λ限制性表达）；③ 血清或尿液中检测到单克隆游离轻链（血清游离轻链比值异常）；④ 骨髓检查排除显性多发性骨髓瘤或其他B细胞克隆性疾病。质谱技术可通过鉴定沉积轻链的氨基酸序列特征，提升诊断精准度。

LCDD的治疗目标包括抑制单克隆轻链生成、清除已沉积物质及保护器官功能。尽管诊疗水平有所提升，LCDD的长期预后仍不乐观。MDT模式与精准医学理念的深度融合，将是改善该病临床转归的关键路径。

点　评：盛滋科

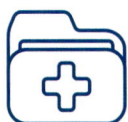

病例17 脾功能亢进探因

病例提供者：纪雅丽

作者单位：南方医科大学南方医院感染内科肝病中心

患者基本资料

年龄：29岁	性别：女	居住地：海南省三亚市
职业：公司职员	民族：汉	婚否：未婚

一、主诉和现病史

（一）主诉

发现HBsAg（＋）19年，乏力、双下肢瘀斑1年。

（二）现病史

2000年左右，患者体检发现HBsAg（＋），无乏力、纳差、恶心、呕吐、腹胀、腹痛、黑便、呕血、皮肤/巩膜黄染、双下肢水肿等不适，未予诊治。2016年体检发现"转氨酶升高"（具体不详），当地医院查HBV DNA 1.19×10^6 IU/ml，B超提示脾大，余检查不详，予"干扰素"抗病毒治疗。

2017年3月复查HBV DNA 3.38×10^5 IU/ml，HBsAg 2399.0 COI，肝功能正常。血常规：WBC 3.14×10^9/L，Hb 107 g/L，PLT 78×10^9/L。停用"干扰素"，改用"替诺福韦"抗病毒治疗。2017年8月复查HBV DNA＜20 IU/ml，HBsAg 1 2467 IU/ml，肝功能正常。血常规：WBC 2.33×10^9/L，Hb 68 g/L，PLT 59×10^9/L。

2018年初，患者出现乏力、纳差，伴双下肢散在瘀斑，无发热、腰痛、黑便、呕血、血尿、浓茶色尿、咯血、鼻衄、皮肤/巩膜黄染等不适。外院查血常规：WBC 3.52×10^9/L，N% 71.2%，Hb 47 g/L，HCT 17.7%，MCV 76.3 FL，MCH 20.3 pg，MCHC 266 g/L，PLT 56×10^9/L。肝功能：ALT 23 U/L，AST 32 U/L，ALB 48 g/L，TBIL 21.8 μmol/L，DBIL 10.3 μmol/L。乙肝病毒标志物：HBsAg、HBeAb、HBcAb（＋）；HBV DNA＜20 IU/ml。FibroScan：E 11.2 kPa，CAP 229 dB/m。腹部B超：肝稍大，门静脉、脾静脉增宽，巨脾，胆囊、胰腺无明显异常。上腹增强MRI：门静脉增宽，肝静脉、下腔静脉未见异常；脾脏明显增大，肝脏右后叶上段结节，微小血管瘤可能。外院予替诺福韦抗病毒、

输血、补充铁剂及维生素治疗。患者乏力、纳差、双下肢瘀斑稍有好转后出院。现为进一步诊治，患者至笔者所在医院就诊。

患者自发病以来，无明显皮疹、光过敏、关节痛、脱发、口腔溃疡等不适，精神一般，食欲、睡眠尚可，大小便正常，体重无明显变化。

二、重要的既往史、个人史、家族史等

既往史：否认高血压、糖尿病、冠心病、慢性肾病、自身免疫系统疾病。否认外伤、手术史。

个人史：预防接种史不详，无输血史、不洁注射史、不洁性交史、疫区/疫水接触史、生鱼/生肉食用史、特殊药物服用史。无长期大量吸烟、饮酒史。

月经史：初潮14岁，5/30天，末次月经2018.02.11，月经规律，月经量大致正常。

婚育史：未婚未育。

家族史：无特殊。

三、入院体格检查

T 37℃，R 20次/min，P 75次/min，BP 116/70 mmHg。神志清楚，贫血貌，皮肤、巩膜无黄染，未见肝掌、蜘蛛痣，未见皮疹、关节肿大，全身浅表淋巴结无肿大，心肺查体无特殊。腹平坦，未见腹壁静脉曲张，腹软，无压痛、反跳痛、肌紧张，肝肋下3 cm，脾肋下7 cm，肝区无叩痛，墨菲征（−），移动性浊音（−），双下肢散在瘀斑，双下肢无水肿。

四、入院辅助检查

（2018年2月）海南省人民医院做血常规：WBC 3.52×10^9/L，N% 71.2%，Hb 47 g/L，HCT 17.7%，MCV 76.3 FL，MCH 20.3 pg，MCHC 266 g/L，PLT 56×10^9/L。肝功能：ALT 23 U/L，AST 32 U/L，ALB 48 g/L，TBIL 21.8 μmol/L，DBIL 10.3 μmol/L。乙肝病毒标志物：HBsAg、HBeAb、HBcAb（+）；HBV DNA < 20 IU/ml。FibroScan：E 11.2 kPa，CAP 229 dB/m。

腹部B超：肝稍大，门静脉、脾静脉增宽，巨脾，胆囊、胰腺无明显异常。上腹增强MRI：门静脉增宽，肝静脉、下腔静脉未见异常；脾脏明显增大，肝脏右后叶上段结节，微小血管瘤可能。

五、入院诊断、诊断依据和鉴别诊断

（一）入院诊断

① 脾功能亢进；② 慢性乙型病毒性肝炎。

（二）诊断依据

（1）患者为青年女性，慢性病程。

（2）发现HBsAg（＋）19年，乏力、双下肢瘀斑1年。

（3）查体：贫血貌，皮肤、巩膜无黄染，未见肝掌、蜘蛛痣，肝肋下3 cm，脾肋下7 cm。

（4）辅助检查：详见上述。

（三）鉴别诊断

该患者为青年女性，慢性乙肝诊断明确，双下肢瘀斑，脾大，需考虑乙肝肝硬化可能。患者现已加用抗乙肝病毒治疗，病毒学应答良好，肝功能正常，白蛋白不低，凝血功能正常，肝脏硬度扫描未见肝脏硬度显著增高，而脾脏显著增大，巨脾。故应注意鉴别其他病因造成的脾大、脾功能亢进。酌情完善肝穿刺活检以明确。

六、主要诊疗经过和病情变化

血常规：WBC 4.96×10⁹/L，N% 77.9%，Hb 100 g/L，MCV 79.2 FL，MCH 24.4 pg，MCHC 309 g/L，PLT 82×10⁹/L。尿常规：尿胆原（－），尿胆红素（－），尿隐血（－），尿白细胞261.9/μl。粪便常规：便隐血（－）。

肝肾功能：ALT 10 U/L，AST 22 U/L，ALB 38.6 g/L，TBIL 16.8 μmol/L，DBIL 5.9 μmol/L，ALP 63 U/L，GGT 10 U/L，Cr 76 μmol/L，UA 598 μmol/L。凝血功能：PT 12.9 s，PT% 78.6%，INR 1.13，APTT 43.4 s。

炎症指标：CRP 0.29 mg/L，PCT 0.092 ng/ml。HBsAg 16907 IU/ml，HBV DNA＜20 IU/ml，丙肝、艾滋、梅毒抗体（－）。自身免疫性抗体（－）；Fe 4.8 μmol/L，转铁蛋白饱和度5.59%，铁蛋白152.2 ng/ml；VitB12 97 pmol/L，叶酸7.9ng/ml。

Ham试验、ROUS试验、Coombs试验、血红蛋白电泳（－）；CD55、CD59流式分析：粒细胞CD55（－）7.6%，CD59（－）0.02%。红细胞：CD55（－）9.14%，CD59（－）0.09%。未见Flaer-CD14-PNH克隆细胞。

外周血涂片：镜下血小板散在易见，红细胞体积大小不一，泪滴形及椭圆形红细胞多见。骨髓涂片：① 符合缺铁性贫血；② 可见一定量异型细胞。骨髓活检：骨髓造血细胞明显减少，主要为中晚幼阶段的粒系、红系及成熟巨核细胞，内见大量组织样细胞片状分布，呈皱纹纸样。特殊染色：网染（+++），骨髓增生低下。

腹部B超：肝大，肝内光点粗糙，回声分布尚均匀，胆囊壁欠光滑，脾大，脾静脉扩张，脾门附近弱回声光团（副脾可能），胰腺回声增强。心脏彩超：未见明显异常。胸部X线：未见明显异常。心电图：窦性心律，正常心电图。PET/CT：肝脾明显肿大，代谢轻度弥漫性增高，全身骨髓弥漫性代谢增高，考虑血液系统疾病可能；肝门静脉、脾静脉增宽。

七、针对病情变化的检查结果

（2018年2月）骨髓活检如图17-1所示。

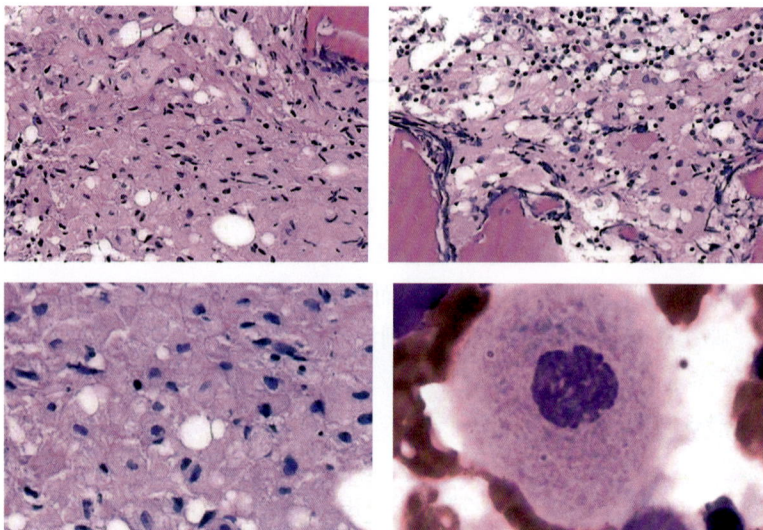

图17-1 骨髓穿刺活检结果

请病理科会诊，考虑骨髓内异型细胞为戈谢细胞可能性大，建议完善葡萄糖脑苷脂酶活性检查及基因检查。

2018年12月完善葡萄糖脑苷脂酶活性检查及戈谢病基因检查，提示符合戈谢病相关表现。建议患者加用伊米苷酶治疗，患者因经济原因暂拒绝。继续予替诺福韦抗病毒、补充铁剂治疗。

八、出院诊断

① 戈谢病 I 型；② 慢性乙型病毒性肝炎。

九、预后和转归

建议患者加用伊米苷酶治疗，患者因经济原因暂拒绝。继续予替诺福韦抗病毒、补充铁剂治疗。复查肝功能仍正常。

十、诊疗体会

脾功能亢进的常见病因包括：① 感染性疾病；② 自身免疫性疾病；③ 血液系统疾病；④ 淤血性疾病；⑤ 遗传性疾病；⑥ 药物诱导；⑦ 脾脏占位性病变。

感染性疾病包括霍乱、伤寒、布氏菌病、亚急性感染性心内膜炎、巴尔通体病、结核病、传染性单核细胞增多症、病毒性肝炎、梅毒、钩端螺旋体病、莱姆病、斑疹伤寒、恙虫病、战壕热、疟疾、黑热病、血吸虫病、华支睾吸虫病等。自身免疫性疾病如幼年型类风湿关节炎、系统性红斑狼疮、皮肌炎、结节性多动脉炎、Felty综合征等。血液系统疾病主要分为溶血性疾病及良/恶性浸润性疾病两类。淤血性疾病源于各种病因造成的门静脉高压。造成脾大的遗传性疾病包括戈谢病、尼曼-皮克病、糖原贮积症等。促红细胞生成素、粒细胞集落刺激因子的过度使用也可诱发脾大。

本例患者慢性乙肝诊断明确，但肝功能尚可，白蛋白无明显降低，凝血功能大致正常，FibroScan提示E 11.2 kPa。肝病病程与巨脾程度不匹配，应对其他造成脾大的病因进行筛查。

该患者为慢性病程，无发热等感染的临床表现，炎症指标无显著升高。除明确的慢性乙肝外，感染性疾病可能性小。患者无皮疹、关节痛、光过敏、口腔溃疡、脱发等自身免疫表现，自身免疫抗体均阴性，暂可排除自身免疫系统疾病。已完善外周血涂片、血红蛋白电泳、骨髓穿刺、骨髓活检等检查，血液系统疾病证据不足。因此需注意鉴别遗传代谢类疾病。

脾功能亢进的病因涉及多个系统、多种病因，当发现脾功能亢进的进展程度与已知病因的病情不一致时，医生应注意筛查其他病因。脂质贮积病是一类基因突变导致酶缺乏的遗传性疾病，有多脏器受累的表现，临床表现差异大。

怀疑戈谢病时应注意完善葡萄糖脑苷脂酶活性检查或基因检查，评估血细胞减少程度、神经系统症状体征、骨骼病变范围、呼吸道疾病、糖代谢、脂代谢情况。确诊后应尽早启动治疗，动态随访观察，评价治疗效果。

十一、简要综述

戈谢病是一种常染色体隐性遗传病（1q21的GBA基因点发生突变）。正常情况下细胞死亡后由巨噬细胞吞噬而降解，但戈谢病患者第一常染色体上编码葡萄糖脑苷脂酶的基因发生突变，此酶失去正常功能，即巨噬细胞吞噬坏死细胞后不能完全降解掉细胞。这些坏死细胞膜结构的脂肪聚集在巨噬细胞溶酶体中，称为戈谢细胞。

戈谢病患者自出生至80岁均可发病，以少年儿童多发，7岁以下更多。临床分为三型：Ⅰ型，非神经病变型；Ⅱ型、Ⅲ型，神经病变型。Ⅰ型是最常见的亚型（欧美患者占比达90%，东北亚患者中占比略低），无原发性中枢神经系统受累表现，约2/3的患者在儿童期发病。一般来说，发病越早，症状越重。临床主要表现为肝脾肿大，尤以脾肿大显著，血小板减少、贫血，多有骨骼受累，部分有肺部受累。

Ⅱ型戈谢病患者除了与Ⅰ型患者相似的肝脾肿大、贫血、血小板减少等表现外，主要表现为急性神经系统受累表现。Ⅱ型常发病于新生儿期至婴儿期，进展较快，病死率高。患者有迅速进展的延髓麻痹、动眼障碍、癫痫发作、角弓反张及认知障碍等急性神经系统受损表现，精神运动发育落后，4岁前死亡。一些重度患者会出现关节挛缩。

Ⅲ型戈谢病患者的早期表现与Ⅰ型患者相似，逐渐出现神经系统受累表现，常发病于儿童期，病情进展缓慢，寿命可较长。患者常有动眼神经受侵、眼球运动障碍，并有共济失调、角弓反张、癫痫、肌阵挛，伴发育迟缓、智力落后。Ⅲa型的特点为较快进展的神经系统症状（眼球运动障碍、小脑共济失调、痉挛、肌阵挛及痴呆）及肝脾肿大；Ⅲb型以肝脾肿大及骨骼症状为主，中枢神经系统症状较少；Ⅲc型的其他症状较轻，常伴有心脏瓣膜钙化及角膜混浊。

专家点评

戈谢病是一种常染色体隐性遗传代谢性疾病。本例患者为年轻女性，以慢性乙肝伴巨脾、全血细胞减少为主要表现，初期考虑为乙肝肝硬化伴脾功能亢进可能，最终经骨髓活检及酶学检测确诊为戈谢病Ⅰ型合并慢性乙肝，体现了罕见病与常见病共存的复杂临床情境。

本病例诊疗中的亮点包括：① 深入病因探究，在乙肝病毒控制良好但脾功能亢进持续加重的情况下，突破常规思维，通过骨髓活检发现戈谢细胞，最终经酶学及基因检测确诊。② 多学科协作，结合血液科、病理科、遗传代谢专科意见，完成从形态学到分子生物学的完整诊断链条。③ 鉴别诊断全面，系统排除了感染、自身免疫性疾病、血液系统恶性肿瘤等常见脾功能亢进病因。

本病例给临床诊疗带来了启示：警惕"一元论"陷阱，对于脾功能亢进程度与原发病不符者（如本例乙肝肝硬度正常但巨脾显著），需积极寻找第二病因，尤其关注遗传代谢病。本病例凸显了临床思维广度与技术深度结合的重要性，为类似复杂病例的诊治提供了范本。

点　评：王　晖

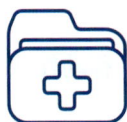

一例 Alagille 综合征的诊治经过

病例提供者：熊清芳
作者单位：南京市第二医院疑难和重肝科

患者基本资料

年龄：12岁	性别：女	居住地：江苏省南京市
职业：学生	民族：汉	婚否：未婚

一、主诉和现病史

（一）主诉

肝功能异常半月余。

（二）现病史

半月前患者体检发现肝功能异常，以 ALT、AST、ALP 及 GGT 升高为主，无乏力、纳差，无上腹部胀满、不适，无发热，无明显畏寒、寒战，无咳嗽、咳痰，无腹痛、腹泻，后进一步查乙肝标志物阴性。为求进一步诊治转入笔者所在医院，拟为"肝功能异常原因待查"入院。

病程中患者无呕吐，无呕血、黑便，大便正常，体重无明显变化。

二、重要的既往史、个人史、家族史等

既往史：否认既往高血压、心脏病、糖尿病史，否认传染病史，否认食物、药物过敏史，否认手术外伤及输血史。

个人史：足月生产，生于长于本地，否认寄生虫、疫水接触史。

家族史：奶奶及父亲均有肝硬化，母亲身体健康，否认父母近亲结婚，否认家族遗传病。

三、入院体格检查

T 36.40℃，P 81次/min，R 14次/min，BP 105/61 mmHg。发育正常，神志清楚，皮肤、

巩膜无黄染，未见蜘蛛痣，肝掌，浅表淋巴结未触及肿大，腹软，全腹无压痛，无反跳痛，无腹肌紧张，墨菲征（－），肝脾肋下未及，肝区叩击痛（－），肾区叩击痛（－），移动性浊音（－），双下肢无凹陷性水肿。

四、入院辅助检查

（2018.08.07）某县中医院查肝功能：TBIL 31.9 μmol/L，DBIL 14.6 μmol/L，ALT 452 U/L，AST 446 U/L，ALP 524 U/L，GGT 185 U/L。乙肝标志物：均阴性。

本次入院后查三大常规正常；肝炎全套（－）；铜蓝蛋白0.22 g/L。免疫球蛋白：IgA 2.43 g/L，IgG 20.9 g/L，IgM 2.62 g/L。补体：C4 0.12 g/L，C3 0.64 g/L。甲状腺功能正常；自身免疫抗体均阴性；AFP、CEA正常。肝功能：TBIL 21.9 μmol/L，ALT 303.4 IU/L，AST 247.8 IU/L，GGT 152.4 U/L，ALP 530 IU/L。

腹部超声：肝区光点增粗稍增强，脾脏体积增大。上腹部MRCP+MRI增强：肝右叶前叶上段及左内叶巨大占位性病变，考虑为不典型局灶性结节性增生可能；脾脏稍肿大（图18-1）。

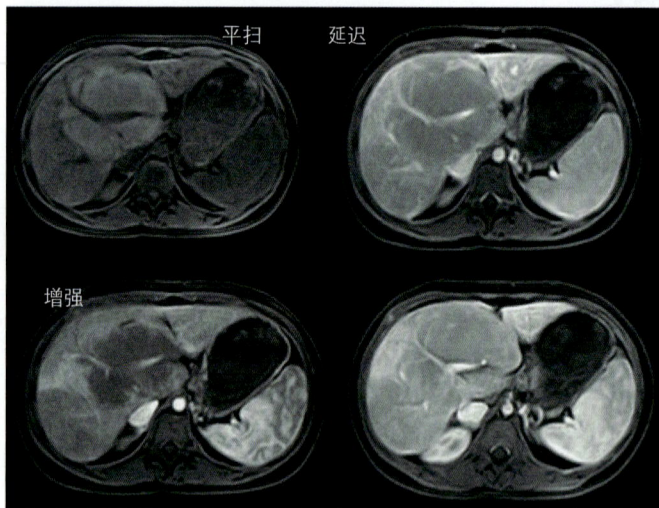

图18-1　上腹部MRI增强影像

肝脏病理检查（肝穿组织，图18-2）：肝小叶结构消失，形成大小不等的假小叶，小叶内肝细胞明显水肿、气球样变，小叶内纤维组织形成，点灶状及融合状坏死明显；汇管区扩大、扭曲、界板破坏，界板周可见明显的"玫瑰花环"状肝细胞变性团，汇管区胆管缺失。病变示结节性肝硬化（G3S4），伴AIH样改变，需要排除遗传性胆汁淤积可能。免疫组化结果：HBsAg（－），HBcAg（－），EBV（－），CD38汇管区较多量炎性细胞（＋），CD7胆管上皮（＋），胶原Ⅳ（＋＋）。

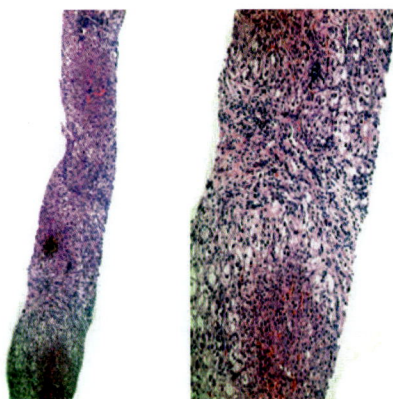

图 18-2　肝脏病理 HE 染色

五、入院诊断、诊断依据和鉴别诊断

（一）入院诊断

①肝硬化原因待查；②肝占位性质待查。

（二）诊断依据

（1）肝硬化原因待查：根据肝活检病理组织学结果可见假小叶形成以及结节性肝硬化，肝硬化诊断明确。

（2）肝占位性质待查：典型的肝细胞癌假包膜通常呈 T1、T2 低信号；而本例患者的假包膜呈 T2 高信号，暂可排除。对于局灶性结节增生，本例患者的假包膜呈 T2 高信号，支持此诊断。

（三）鉴别诊断

（1）自身免疫性肝硬化：本例患者有界面炎、玫瑰花结，需考虑此诊断，但患者肝组织显示胆管缺失，不支持此诊断。

（2）Wilson 病：此疾病的肝组织表现多样化，可有脂肪沉积、界面炎、玫瑰花结等表现；但本例患者铜蓝蛋白正常，24 h 尿铜正常，暂不支持。

（3）其他：出现胆管缺失的疾病有 PBC、PSC、IgG4 相关性胆管炎、Aligille 综合征、进行性家族性肝内胆汁淤积（progressive familial intrahepatic cholestasis，PFIC）3 型、特发性肝内胆管缺失症等，需进一步排除。

六、主要诊疗经过和病情变化

基因显真凶：*JAG1* 杂合突变（c.254-258dup/p.Thr87fs），使得蛋白质翻译提前终止，而丧失其正常功能。

七、针对病情变化的检查结果

根据患者基因结果以及病理改变，完善 Alagille 综合征（Alagille syndrome，ALGS）的其他检查，如眼科检查排除胚胎环的存在，脊柱 MRI 检查未发现蝶型椎骨，心脏超声未发现异常。

八、出院诊断

Alagille 综合征。

九、预后和转归

长期服用考来烯胺、熊去氧胆酸改善胆汁淤积；纠正维生素缺乏；现患者肝功能尚正常。

十、诊疗体会

家族中 2 个人同时发病，考虑遗传代谢性疾病可能性比较大，但患者肝穿刺活检病理学检查结果既有界面炎和玫瑰花结，又有胆管缺失改变，给临床诊断带来了困难，同时该患者有一个巨大占位，而此占位可见血管贯穿而过，考虑可能为良性病变。由于患者肝穿刺活检早于影像学检查，故未穿刺到占位部位。当时考虑患者是否为糖原贮积症合并腺瘤的形成，但肝组织并未有糖原累积病的典型"植物细胞"改变，故可排除。另外，此患者的心脏、脊柱、肾脏等并无典型改变，给诊断带来了一定的难度，最终经基因检测，明确诊断。

十一、简要综述

Alagille 综合征（ALGS）是具有表型特征的慢性胆汁淤积的最常见原因，是一种累及多系统的常染色体显性遗传性疾病，涉及的脏器包括肝脏、心脏、骨骼、眼睛、面容和肾脏等。国外报道该病的发病率为 1/100 000 ～ 1/70 000。

（一）发病机制

94% 为位于 20p12 的 *JAG1* 基因突变所致，1% ～ 2% 由 *NOTCH2* 基因突变引起。

（二）临床表现

可累及多脏器，详见表 18-1。

表18-1　Alagille综合征的多系统受累、临床特点及其发生频率

受累系统	临床特征	频率（%）
肝脏	胆管减少 结合性高胆红素血症 慢性胆汁淤积：瘙痒，黄瘤，和（或）脂溶性维生素缺乏 终末期肝病	100
心脏	结构性异常，以肺动脉狭窄/发育不良和法洛四联症最为常见	90～97
骨骼	脊柱异常：半脊椎，蝶状椎骨	33～93
面容	前额宽阔 眼窝深陷伴中度内眦赘皮 尖下巴 鞍状或直鼻，末端呈球状	20～97
眼睛	角膜后胚胎环	78～89
血管	颅内出血，包括硬膜外、硬膜下、蛛网膜下腔和脑实质内出血 系统性血管异常，包括主动脉、肾动脉、腹腔动脉、肠系膜上动脉和锁骨下动脉 其他：Moyamoya综合征	15～30
肾脏	肾脏异常，最常见的是肾脏发育不良，肾小管酸中毒 输尿管-膀胱梗阻	39

（三）诊断

ALGS的主要诊断标准涉及各种器官，经典的ALGS诊断标准为同时满足慢性胆汁淤积、心脏疾病、骨骼异常、眼部异常和面部特征等五大临床表现。但并非所有ALGS患者都同时满足上述5条典型诊断标准。作为一种常染色体显性遗传病，《胆汁淤积性肝病管理指南（2021）》表明，ALGS综合征的诊断标准需从临床表现、家族史、肝脏病理改变和基因突变这4个维度来进行综合考虑，小叶间胆管减少是ALGS的重要病理特征。

（四）治疗

ALGS缺乏满意的治疗方法，主要是对症处理（熊去氧胆酸、阻断胆汁酸肠肝循环药物）和补充脂溶性维生素。氯马昔巴特（maralixibat）是一种口服顶端钠依赖性回肠胆汁酸转运体（ASBT）抑制剂，通过减少胆汁酸介导的肝损伤和并发症，从而缓解瘙痒。它是目前美国食品药品监督管理局批准的第一个也是唯一一个用于治疗1岁及以上ALGS患者的胆汁淤积性瘙痒的药物。

需要注意的是，尽管药物治疗可以缓解症状，但目前尚无根治ALGS的方法。在某些情况下，如终末期肝病或严重并发症，可能需要进行肝移植。

专家点评

ALGS 是一种累及肝脏、心脏、骨骼、眼睛及面部的常染色体显性遗传病，致病基因以 *JAG1*（占95%）和 *NOTCH2* 突变为主。其临床表现异质性显著，同一家系内不同患者的严重程度差异较大。例如，约80%的患者以胆汁淤积性肝病为首发表现，但部分患者仅表现为心脏畸形或骨骼异常。本例患者12岁，肝穿病理亦未能明确诊断。对于这些年龄较小的诊断不明的患者，及时进行基因检测是行之有效的手段。更何况家族中2个人同时发病，更应考虑遗传代谢性疾病。

经典诊断标准需满足5项中至少3项（慢性胆汁淤积、心脏病变、蝶形椎骨、角膜后胚胎环、特殊面容）。但实际临床中，仅约30%患者符合全部标准，本患者的心脏、脊柱、肾脏等并无典型改变。因此诊断需结合基因检测（如 *JAG1* 突变）及病理检查（小叶间胆管缺失）。

JAG1 基因杂合突变是 Alagille 综合征（ALGS）的主要病因，占病例的94%～96%。该突变导致 Notch 信号通路功能异常，影响多器官发育（如肝脏、心脏、骨骼等）。

目前尚无满意的治疗 ALGS 的方法，对于难治性瘙痒、终末期肝病（肝硬化、门静脉高压）或生长停滞，20%～31%的患者需接受移植。ALGS 患者10年生存率可达85%，但心脏并发症（如肺动脉狭窄进展）是主要死因。

点　评：谢敬东

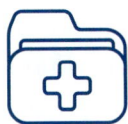

一例重型肝炎的诊治思考

病例提供者：李丹
作者单位：湖南省株洲市株洲中心医院感染科

患者基本资料

年龄：47岁	性别：男	居住地：湖南省株洲市
职业：工人	民族：汉	婚否：已婚

一、主诉和现病史

（一）主诉

乏力、食欲下降、腹泻20天，尿黄、皮肤、巩膜黄染半月。

（二）现病史

20天前，患者劳累后出现四肢乏力、多汗、食欲下降，稍有厌油恶心，同时有腹泻，每天10余次，为黄色稀水便，无畏寒、发热及腹痛、腹胀，无里急后重，无呕吐，无呕血及黑便，至当地诊所输液治疗（具体药物不详），上述症状无好转。半月前，患者出现尿黄、皮肤/巩膜黄染，乏力较前明显加重，有皮肤瘙痒，无腰背部疼痛，仍每日腹泻，因上述症状持续加重于当地医院住院治疗，查肝功能提示重度肝损伤，考虑"重型乙型肝炎"，予以抗病毒及护肝、抗感染及止泻等对症处理，患者症状无好转。

自起病以来，患者神清，精神可，食欲下降，夜眠可，体重下降超过10 kg。

二、重要的既往史、个人史、家族史等

有"乙肝大三阳"病史20余年，未定期体检行肝功能检查。有"青霉素"过敏史。个人史、家族史无特殊。

三、入院体格检查

T 36.5℃，P 111次/min，R 20次/min，BP 144/79 mmHg。慢性肝病面容，神志清楚，

精神差，问答切题，定向力正常，计算力下降，扑翼样震颤可引出。全身皮肤、巩膜重度黄染，无肝掌及蜘蛛痣，双眼无突出，甲状腺Ⅰ度肿大，双侧未闻及血管杂音，质软，未及结节。心肺查体无异常，腹部平软，腹部皮肤可见少许红色抓痕，剑突下轻压痛，肝脾肋下未扪及，墨菲征阴性，肝区有叩击痛，移动性浊音阴性，肠鸣音活跃，双下肢无水肿。

四、入院辅助检查

入院前外院辅助检查资料。血常规：WBC 3.8×10^9/L，N% 60.8%，PLT 85×10^9/L。肝功能：ALT 168 IU/L，AST 87 IU/L，TBIL 570.6 μmol/L，DBIL 346.0 μmol/L，TBA 217.7 μmol/L，GGT 78 U/L，ALP 401 U/L，ALB 29.2 g/L。凝血功能：PT 23.1s，APTT 59 s。粪常规+隐血、肾功能 正常。HBV标志物：HBsAg（+），HBeAb（+），HbcAb（+）。AFP正常；CA199 241.8 U/ml。PCT 1.1 ng/ml。

胸部CT：胸部未见明显异常。上腹部增强CT：胆囊增大，胆总管轻度扩张，右肾囊肿，双肾轻度积水。肠镜检查：未见明显异常。

五、入院诊断、诊断依据和鉴别诊断

（一）入院诊断

① 乙型病毒性肝炎，慢加亚急性肝衰竭，肝性脑病；② 腹泻查因：肠道感染可能，肝癌可能，甲状腺功能亢进（以下简称"甲亢"）可能；③ 右肾囊肿；④ 双肾轻度积水。

（二）诊断依据

1. 乙型病毒性肝炎，慢加亚急性肝衰竭，肝性脑病

患者既往有慢性乙肝病史20余年，此次病程半月余，有明显乏力、消化道症状、尿黄、皮肤/巩膜黄染。入院查体提示计算力下降，扑翼样震颤阳性，全身皮肤、巩膜重度黄染，肝功能提示TBIL 570.6 μmol/L，DBIL 346 μmol/L，PT 23.1 s。

2. 腹泻查因

（1）肠道感染：患者存在重型肝炎，肠道微生态失衡，肠道细菌移位易导致肠道感染，且外院检查提示PCT升高。

（2）肝癌：患者有多年乙肝病史，常规抗感染治疗疗效不佳，且近期消瘦明显。

（3）甲亢：患者有腹泻、体重下降、多汗等高代谢症状，查体提示甲状腺肿大，心率快。

（三）鉴别诊断

（1）自身免疫性肝炎。

（2）梗阻性黄疸。

六、主要诊疗经过和病情变化

1. 入院后完善检查

血常规：WBC 3.75×10^9/L，N% 55.2%，PLT 78×10^9/L。尿常规：尿胆红素（+++），尿葡萄糖（++）。PCT 0.99 ng/ml；CRP 46 mg/L。

肝功能：ALT 101 IU/L，AST 85 IU/L，GGT 49 IU/L，ALP 255 IU/L，TBIL 584.9 μmol/L，DBIL 425.9 μmol/L，TBA 363.9 μmol/L，ALB 30.7 g/L，GLB 18.7 g/L，TP 49.4 g/L；Na^+ 133.0 mmol/L，Glu 13.36 mmol/L。血脂：TC 1.8 mmol/L，HDL-C 0.21 mmol/L。心肌酶：CK-MB 58 IU/L。HbA1C 7.1%。

凝血功能：PT 22.84 s，INR 2.0。

HBV标志物：HBsAg（+），HBeAb（+），HBcAb（+）；HBV DNA 21 700.0 copies/ml。

肿瘤12项：AFP正常，CA199 114.7 U/ml，余正常。补体：C3 0.49 g/L，C4 0.08 g/L。

粪常规+培养、血淀粉酶、肾功能、G试验均正常。风湿全套、自免肝全套、ANCA均阴性。

血清铜、铜蓝蛋白正常。HAV、HEV、HCV、EBV、CMV均阴性。

甲状腺功能：T_3 4.9 nmol/L，T_4 264.9 nmol/L，FT_3 26.15 pmol/L，FT_4 100.0 pmol/L，TSH 0.01 mIU/ml；甲状腺过氧化物酶抗体 238.96 IU/ml，甲状腺球蛋白抗体 4.75 IU/ml，甲状腺受体抗体 9.67 IU/L。

心电图：窦性心动过速，右房扩大，非特异性ST段与T波异常。上腹部彩超：肝实质弥漫性病变；胆囊壁毛糙、增厚；第一肝门区实性结节，考虑肿大淋巴结；腹腔少量积液；右肾囊肿。心脏彩超：右心增大，二尖瓣、肺动脉瓣轻度反流，左室收缩功能测量值为正常范围。甲状腺彩超：双侧甲状腺弥漫性增大，血流丰富。

2. 入院后治疗方案

（1）绝对卧床休息，减少体力消耗，禁碘饮食。

（2）抗病毒治疗（恩替卡韦）、护肝（还原型谷胱甘肽+腺苷蛋氨酸+熊去氧胆酸）、抗感染（头孢他啶）、抗肝性脑病、调节肠道菌群、护胃、胰岛素降血糖治疗，并维持水电解质内环境平衡。

（3）支持治疗：输注新鲜冰冻血浆、人血白蛋白。

（4）多次人工肝血浆置换。

（5）与患者家属反复沟通，在家属充分知情同意（抗甲亢药物可加重肝功能损害）的情况下，入院后第3天给予丙硫氧嘧啶 50 mg tid 口服，普萘洛尔 10 mg qid 口服，并根据甲状腺功能水平调整药物剂量及种类。

3. 入院后病情演变

（1）入院第2～20天，患者仍每日腹泻10余次，伴极度乏力、恶心、呕吐，全身皮肤、巩膜黄染继续加深，伴皮肤瘙痒。入院第7天，患者总胆红素峰值达到703.2 μmol/L。

入院第11天，患者出现肝性脑病程度加深、消化道出血、发热、腹痛、炎性指标升高，复查上腹部增强CT考虑肝硬化，腹腔积液，右肾复杂囊肿，右肾结石，改用头孢哌酮舒巴坦抗感染治疗，2天后患者体温恢复正常。

（2）入院第21～46天，患者腹泻次数较前减少，乏力症状有所好转，无恶心呕吐，但夜间烦躁不安，计算力仍下降，全身皮肤、巩膜黄染较前减轻。入院第22天停丙硫氧嘧啶，改为甲巯咪唑10 mg qd口服。

（3）入院第47～65天，患者乏力症状好转，能自行下床，精神食欲逐渐好转，全身皮肤、巩膜黄染明显减轻。复查上腹部彩超示腹腔积液消退。

（4）出院前复查肝功能：TBIL 51.2 μmol/L，DBIL 33.1 μmol/L，ALB 32.7 g/L，TBA 213.9 μmol/L，ALT 165 IU/L，AST 193 IU/L；血常规、凝血功能、CRP均正常。甲状腺功能：T_3、T_4、FT_3、FT_4均正常，TSH 0.01 mIU/ml。

七、针对病情变化的检查结果

入院第7天查血常规：WBC 4.01×10^9/L，N% 55.6 %，PLT 50×10^9/L；CRP 14.2 mg/L，PCT 0.41 ng/L。凝血功能：PT 18.9 s，INR 1.65。肝功能：ALT 130 IU/L，AST 110 IU/L，ALP 194 IU/L，TBIL 703.2 μmol/L，DBIL 497.7 μmol/L，TBA 436.3 μmol/L，ALB 30.6 g/L，GLB 16.0 g/L。HBV DNA 1900.0 copies/ml。

入院第13天查血常规：WBC 3.39×10^9/L，N% 49.5%，PLT 40×10^9/L，Hb 108 g/L；CRP 85.0 mg/L，PCT 3.37 ng/L。凝血功能：PT 21.73 s，INR 1.98。肝功能：ALT 97 IU/L，AST 135 IU/L，ALP 104 IU/L，TBIL 450.1 μmol/L，DBIL 362.2 μmol/L，TBA 356.5 μmol/L，ALB 24.0 g/L，GLB 13.9 g/L。甲状腺五项：T_3 1.2 nmol/L，T_4 96.0 nmol/L，FT_3 4.6 pmol/L，FT_4 26.3 pmol/L，TSH 0.01 mIU/ml。复查腹部彩超提示腹水量较前有所增多。复查上腹部增强CT考虑肝硬化，腹腔积液，右肾复杂囊肿，右肾结石。

八、出院诊断

① 慢加亚急性肝衰竭（甲亢性肝损害＋乙型病毒性肝炎），肝性脑病，自发性腹膜炎，消化道出血；② 甲状腺功能亢进症，Graves病，甲亢危象先兆；③ 糖尿病（肝源性可能，2型糖尿病可能）；④ 肝炎后肝硬化；⑤ 右肾囊肿；⑥ 右肾结石。

九、预后和转归

（1）出院后继续予以低碘饮食，监测血糖，继续降血糖治疗。

（2）出院带药：甲巯咪唑10 mg qd，恩替卡韦0.5 mg qd，熊去氧胆酸0.25 tid，精蛋白锌重组赖脯胰岛素混合注射液（50R）早晚皮下注射。

（3）患者出院后约3个月后复查肝功能，甲状腺功能基本恢复正常，监测血糖空腹及餐后血糖都高，复查糖化血红蛋白高。内分泌科门诊考虑为2型糖尿病，建议患者甲巯咪唑减量至双日10 mg，单日5 mg口服，后改为隔日5 mg口服，复查促甲状腺激素受体抗体三次阴性后停药。

（4）目前患者每半年至笔者所在医院肝病门诊复诊，复查肝功能基本正常，病毒阴性，一直服用恩替卡韦抗病毒治疗。

十、诊疗体会

（1）甲亢合并慢性乙肝常常缺乏典型临床表现，或被慢性乙肝的症状所掩盖，容易漏诊，导致肝功能损害加重，且甲亢可导致病毒性肝炎加重，易发展为重型肝炎。因此，当临床上凡遇到慢性乙肝患者突发体重明显下降、腹泻、黄疸不明原因进行性加深等症状时，应常规行甲状腺功能检测及时诊断。

（2）甲亢是导致慢性乙肝患者肝功能损害加重的因素，早期迅速控制甲亢是成功救治的关键，对于控制甲亢症状及恢复肝功能都有益。

（3）甲亢合并重症肝炎患者的病情变化快，肝性脑病、严重感染、心房颤动、肠穿孔等并发症多，病死率高，应强调多学科的通力合作，制订出适合患者的最佳治疗方案。

（4）治疗甲亢合并肝炎患者时，可小剂量使用丙硫氧嘧啶或甲巯咪唑及普萘洛尔等抗甲亢药物，且需密切观察肝功能及甲状腺功能，合理使用，有利于肝功能的恢复。

十一、简要综述

甲亢性肝损害是指甲亢引起的肝功能损害、肝脏肿大，甚至黄疸、肝硬化。如具备以下四项，甲亢性肝损害诊断成立：

（1）甲亢诊断成立。

（2）肝功能检查具备下列一项或以上者：① ALT 及 AST 升高；② ALP 升高；③ GGT 升高；④ TBIL 或（和）DBIL 升高；⑤ 总蛋白或（和）白蛋白下降；⑥ 肝肿大。

（3）排除其他原因所致的肝病（肝功能损害及肝肿大）。

（4）甲亢控制后，肝功能及肝肿大恢复正常。

甲亢性肝损害的肝功能指标中以 ALT 升高为主，肝功能损害的程度、发生率与患者的甲亢严重程度、病程长短、是否合并并发症密切相关。

甲亢性肝损害的发病机制尚不明确，目前认为与以下几种因素相关：

（1）甲状腺激素的直接损害：长期过多的甲状腺激素在肝脏代谢必然增加肝脏的负担。同时，肝细胞的损害使体内甲状腺激素的转化代谢受到抑制，血循环中过多的甲状腺激素直接对肝脏产生毒性作用，增加肝脏对缺氧、感染的敏感性，进一步加重肝损害。甲状腺激素的间接损害：过多的甲状腺激素使机体代谢加快、耗氧量增加，但内脏动脉血流并未增加，因而导致肝细胞相对缺血、缺氧。此外，甲亢时分解代谢亢进而使肝糖原消耗过多，体内必需氨基酸和维生素需求增加，导致负氮平衡，营养不足，加重肝损害。

（2）肝脏血流动力学改变：甲亢时体内血流速度加快，使肝动脉和门静脉之间的正常压力不易维持，肝小叶周围血窦充血、扩张，继而出血，压迫肝细胞，造成压迫性萎缩及纤维化。

（3）肝细胞缺血及缺氧：甲亢时心搏量不增加或增加甚少，但机体各器官代谢率和耗氧量增加明显，氧的供给不足，造成肝细胞缺氧。肝小叶中央区对缺氧尤为敏感，当各种原因如感染、发热、循环衰竭使氧的供应更加缺乏时，则首先出现肝小叶中央区坏死，肝细胞氧和营养素供给不足，使线粒体供能发生障碍，更加重了肝细胞损害。

（4）各种抗甲亢药物均可对肝脏产生不同程度的损害。

（5）甲亢性心脏病患者发生充血性心力衰竭时肝静脉淤血，致肝小叶中央坏死。

（6）免疫功能紊乱：甲亢是一种自身免疫病，存在针对自身组织抗原的抗体，可同时伴有其他自身免疫性疾病（如重症肌无力、系统性红斑狼疮等）。当合并原发性胆汁性胆管炎（PBC）时，表现为肝内细小胆管的慢性非化脓性炎症、持续性胆汁淤积，最终为再生结节不明显性肝硬化。

（7）甲亢危象时，由于机体代谢的急剧增强，甲状腺激素对肝的影响更加明显，有20%～30%的甲亢危象患者可出现黄疸。

在甲亢对肝脏的影响中，较为严重的情况之一是甲亢合并病毒性肝炎，甲亢在原有肝炎病毒造成病理性肝细胞损害的基础上加重损害程度，可能导致两种疾病病情进展性循环性加重，其主要临床特点为：

（1）发病早期，消化道症状往往不明显，而表现为高分解代谢综合征，如消瘦、多汗、心悸、腹泻等。

（2）胆红素峰值显著升高，且达到峰值所用时间缩短，由于肝功能储备差，易发展为重症肝炎、肝硬化、肝衰竭。

（3）重型肝炎晚期易继发感染及内环境失衡，血浆结合蛋白合成减少，结合的T_3、T_4与游离的T_3、T_4失去平衡，加之甲状腺激素的代谢和灭活受到影响，发挥生理效用的游离T_3、T_4相对增加，更易导致甲亢危象发生。

甲亢合并病毒性肝炎在治疗上存在矛盾与难点。慢性重型乙型肝炎的病毒复制状况研究表明，HBV DNA复制活跃不一定是重型肝炎的发生因素，而以免疫损伤为主，甲亢为自身免疫性疾病，慢性重型肝炎可能作为甲亢诱发因素，加重免疫反应，使潜在甲亢表现出临床症状及FT_3、FT_4升高。另外，慢性重型肝炎影响甲状腺激素的降解及其结合蛋白的合成，造成甲状腺激素代谢紊乱，甲亢症状发生或加重。

病毒性肝炎合并甲亢患者发生肝功能损害时，抗甲亢药物在肝内代谢，可加重肝脏负担，长期服用可形成药物性肝损，促使肝功能恶化。如不治疗，甲亢也会继续恶化，更导致了肝功能损害加重，形成"恶性循环"。因此，早期迅速有效地控制甲亢症状是治疗甲亢合并重型肝炎的关键点。

治疗甲亢合并肝炎时可小剂量使用丙硫氧嘧啶或甲巯咪唑及普萘洛尔等抗甲亢药物，并密切观察肝功能及甲状腺功能。相比较于丙硫氧嘧啶，甲巯咪唑具有每日1次用药的优势且不良反应的风险较小，美国甲状腺协会指南推荐无论儿童或成人甲亢，一般应选用甲巯咪唑，仅在妊娠前3个月、严重甲亢或甲状腺危象、对甲巯咪唑发生不良反应时使用丙硫氧嘧啶。

对于有条件者，尽早行血浆置换，人工肝血浆置换较内科常规治疗可将甲亢患者血清中的致病因子清除，如促甲状腺激素受体抗体及高水平的甲状腺素，调节甲状腺激素水平，减轻甲状腺素对肝脏的损害，利于肝脏功能的恢复，同时也有利于甲状腺功能恢复。

对于甲亢合并严重肝功能损害的患者，药物和手术治疗都有可能进一步加重肝功能损害。^{131}I治疗甲亢疗效确切，但合并严重肝损害时治疗须谨慎，因为^{131}I治疗后甲状腺滤泡被破坏，释放大量甲状腺激素，可引起甲亢症状一过性加重，进而加重肝功能损害。已有报道患者借助人工肝顺利度过^{131}I治疗前的准备期，且人工肝降低了治疗后1个月内的风险，人工肝在很大程度上提高了^{131}I治疗甲亢合并重症肝损害的疗效。

有学者认为，免疫损伤是造成甲亢性肝损害的元凶，需尽早使用糖皮质激素，糖皮质激素可切断甲亢和病毒性肝炎两者相互加重的恶性循环。糖皮质激素的疗效可能取决于两大要素，一是对适应证、剂量及疗程的掌握，二是对激素不良反应及并发症的防治。

专家点评

该病例为慢性乙肝肝硬化基础上发生的慢加亚急性肝衰竭，同时合并甲亢。

肝衰竭的诱发因素较多，包括乙肝病毒激活、细菌感染、酒精大量摄入、药物毒物摄入等。甲亢合并肝衰竭的早期临床表现常不典型，易被肝病症状掩盖。当慢性肝病患者出现进行性体重下降、腹泻、黄疸加重等表现时，应高度警惕合并甲亢的可能，需及时完善甲状腺功能检测，避免漏诊延误病情。诊断需综合分析血常规、肝功能、凝血功能、甲状腺功能、肿瘤标志物及影像学检查（如CT、超声）等结果，如本病例通过多维度评估明确了肝衰竭、甲亢及并发症的诊断。

治疗策略以早期控制甲亢为核心，可选用小剂量甲巯咪唑或丙硫氧嘧啶联合普萘洛尔，同时密切监测肝功能与甲状腺功能变化。针对肝衰竭，需开展内科综合治疗，必要时行人工肝血浆置换，以清除促甲状腺激素受体抗体、高浓度甲状腺素等致病因子，减轻肝脏代谢负荷，促进肝功能恢复。

甲亢合并肝衰竭病情复杂，变化快，并发症多（如肝性脑病、严重感染、心律失常等），病死率高，在诊治过程中应提倡多学科协作，需感染科、内分泌科、消化科、核医学科等多学科通力合作，共同制订个体化治疗方案以改善预后。

点　评：项晓刚

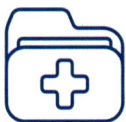

病例20 重度肝内胆汁淤积症一例

病例提供者：黄燕

作者单位：苏州大学附属第一医院感染病科

患者基本资料

年龄：22岁　　　性别：男　　　居住地：江苏省涟水县

职业：图文打印员　　民族：汉　　　婚否：未婚

一、主诉和现病史

（一）主诉

肤黄、眼黄进行性加重2个月，皮肤瘙痒1个月。

（二）现病史

2018年11月初，患者在无明显诱因下突发皮肤、巩膜黄染，并呈进行性加重趋势，尿色逐渐加深，呈浓茶色，1个月后皮肤瘙痒明显（皮肤多处抓痕），大便颜色变浅，有陶土样改变，轻度乏力感，有恶心感，右上腹轻度疼痛，无呕吐、纳差，无畏寒、发热，无咳嗽、咳痰、无腹泻等不适。患者先后就诊于苏州某市级医院及淮安某市级医院，查肝功能：TBIL 131 μmol/L，DBIL 116 μmol/L，ALT 163 U/L，AST 105 U/L，凝血酶原活动度正常，甲、乙、丙、丁、戊、庚型病毒性肝炎标志物阴性，ANA、抗线粒体抗体阴性，EBV DNA阴性，CMV DNA阴性，AFP等肿瘤标志物正常。腹部B超示慢性肝损害声像图，胆囊中度炎性样改变，脾肿大。胸腹部增强CT示：两肺无活动性病变，肝脏、脾脏稍增大，胆囊炎。上腹部MRI+MRCP：脾大，胆道系统及胰管无明显异常。外院治疗上给予氢化可的松、S-腺苷蛋氨酸、甘草酸二铵、熊去氧胆酸等保肝退黄治疗，但黄疸不退反升，最高上升至TBIL 667 μmol/L，DBIL 475 μmol/L，ALT 31 U/L，AST 28 U/L，ALP 119 U/L，GGT 28 U/L，于2019年1月2日行胆红素吸附治疗1次，后转至笔者所在医院，门诊拟"重度肝内胆汁淤积症"收住入院。

患者自发病以来，无皮疹，无活动性出血，因瘙痒明显睡眠欠佳，体重略有减轻。

二、重要的既往史、个人史、家族史等

患者既往有频繁染发史，近一年染发6次。否认长期饮酒史，发病半年内否认其他药物、中草药、保健品等服用史，余无其他特殊不良嗜好。

患者系第4胎第3产，足月顺产，出生时体重3.3 kg，身高50 cm。母乳喂养。第1胎出生后5岁死亡，具体原因不明。第2胎孕12周流产。患者现存一姐姐，体健，目前无特殊病史。患者父母无近亲结婚史。

三、入院体格检查

T 37.2℃，P 98次/min，R 21次/min，体重61 kg，身高165 cm。发育正常，营养中等，神志清楚，精神欠佳，步态正常，自主体位，查体合作，对答切题。全身皮肤及巩膜重度黄染，皮肤可见抓痕，无皮下出血点、瘀点、瘀斑，肝掌（－），未见蜘蛛痣。全身浅表淋巴结未扪及肿大。心、肺无异常。腹部平坦，未见腹壁静脉曲张，未见肠型及蠕动波；全腹质软，未触及包块，肝脾肋下未触及；右上腹轻压痛，余腹无压痛、反跳痛，肝上界位于右锁骨中线第五肋间，下界位于右季肋下缘，肝区无叩痛，移动性浊音（－）；肠鸣音正常。双下肢无水肿，四肢活动自如。神经系统查体（－）。

四、入院辅助检查

血常规：WBC 8.48×10^9/L，Hb 125 g/L，PLT 318×10^9/L。DIC：PT 13.8 s，INR 1.05。生化：ALB 35.4 g/L，GLB 18.6 g/L，TBIL 581.7 μmol/L，DBIL 428.1 μmol/L，ALT 24.5 U/L，AST 26.1 U/L，ALP 134.3 U/L，GGT 25.1 U/L，Cr 63.5 μmol/L，BUN 5.1 mmol/L，UA 101.9 μmol/L，BG 4.31 mmol/L，TC 3.18 mmol/L，TG 3.17 mmol/L。AFP 1.1 μg/L。HBsAg（－），HCV、HIV、RPR（－），EBV DNA（－），CMV DNA（－）。抗核抗体全套＋抗线粒体抗体全套（－）；血清IgG亚型正常。

胸腹部CT增强：右肺尖结节，肝脾肿大，肝内外胆管未见扩张，肝门结构正常。

五、入院诊断、诊断依据和鉴别诊断

（一）入院诊断

重度胆汁淤积性肝病（病因待查）。

（二）诊断依据

（1）患者为年轻男性，急性起病。
（2）临床表现为黄疸伴全身皮肤瘙痒，轻度乏力感，大便颜色变浅等。
（3）生化学表现为TBIL明显升高，且以DBIL升高为主，GGT和ALP轻度升高，凝

血功能正常。

（4）影像学检查排除肝内、肝外梗阻性黄疸，该患者肝内胆汁淤积性肝病诊断明确。

（三）鉴别诊断

（1）病毒性肝炎后胆汁淤积：甲、乙、丙、丁、戊型肝炎病毒均可引起，有密切接触肝炎患者病史，病初可有发热、乏力、恶心、呕吐、厌油等胃肠道症状。本例患者的特点是重度黄疸，但患者自觉症状较轻，转氨酶基本正常，凝血功能正常，血清肝炎病毒学阴性，可排除。

（2）免疫相关胆汁淤积：见于原发性胆汁性胆管炎（PBC）、原发性硬化性胆管炎（PSC）、重叠综合征、IgG4相关性胆管炎。本例患者系青年男性，血清IgG4正常，影像学未见明显胆管狭窄表现，糖皮质激素治疗效果差，故不考虑。

（3）药物介导的胆汁淤积性肝病：很多药物可介导肝细胞性黄疸，常见药物有异烟肼、利福平、对乙酰氨基酚、酮康唑、甲巯咪唑、甲基硫氧嘧啶等，还可见于某些中草药，如雷公藤、何首乌、千里光等。患者在黄疸出现前半年内无特殊药物使用病史，故不考虑。

（4）酒精或非酒精性脂肪性肝病：慢性酒精性胆汁淤积主要见于长期饮酒的患者，非酒精性脂肪性肝病主要见于体形肥胖、代谢综合征的患者。患者系青年男性，体形正常，无长期大量饮酒病史，外院超声未提示脂肪肝表现，故不考虑。

（5）遗传性胆汁淤积性肝病：包括进行性家族性肝内胆汁淤积（PFIC）、良性复发性肝内胆汁淤积（benign recurrent intrahepatic cholestasis，BRIC）、红细胞生成性原卟啉病（erythropoietic protoporphyria，EPP）等。PFIC是以持续性肝内胆汁淤积、黄疸伴瘙痒为特征的常染色体隐性遗传病，由基因突变导致肝细胞毛细胆管膜面上的转运蛋白功能障碍。BRIC通常被认为是PFIC的良性表现形式，胆汁淤积反复发作。EPP由FECH基因突变所致，主要表现为皮肤光敏性。由于原卟啉在肝脏中累积，少数患者会出现肝脏并发症，包括致命性肝损伤、色素沉着导致胆结石、肝内胆汁淤积导致的黄疸或肝衰竭等。根据患者此次发病的临床症状、体征和辅助检查，遗传性肝病暂不能排除，需进一步行肝脏穿刺病理检查和基因检测。

六、主要诊疗经过和病情变化

入院后予以S-腺苷蛋氨酸2.0 g静滴qd，熊去氧胆酸500 mg口服bid，考来烯胺4 g口服bid，N-乙酰半胱氨酸8 g静滴qd，异甘草酸镁200 mg静滴qd等内科药物治疗，但效果差，遂先后进行三次血浆置换，第三次血浆置换后次日复查肝功能示总胆红素水平返冲至376 μmol/L；2019年2月11日，与患者及家属充分沟通，签署知情同意书后，开始加用利福平300 mg口服qd。

七、针对病情变化的检查结果

（1）肝脏病理检查（图20-1）：汇管区炎症，毛细胆管淤胆，可见胆栓，CK19胆管上皮（+），轻度细胆管增生；CD68示较多增生、活化的Kupffer细胞；IgG4（-）；Masson

染色示汇管区纤维组织增生伴芒状纤维化；D-PAS染色（-）。病理诊断：淤胆型肝炎，轻中度活动性炎症，G2S2。

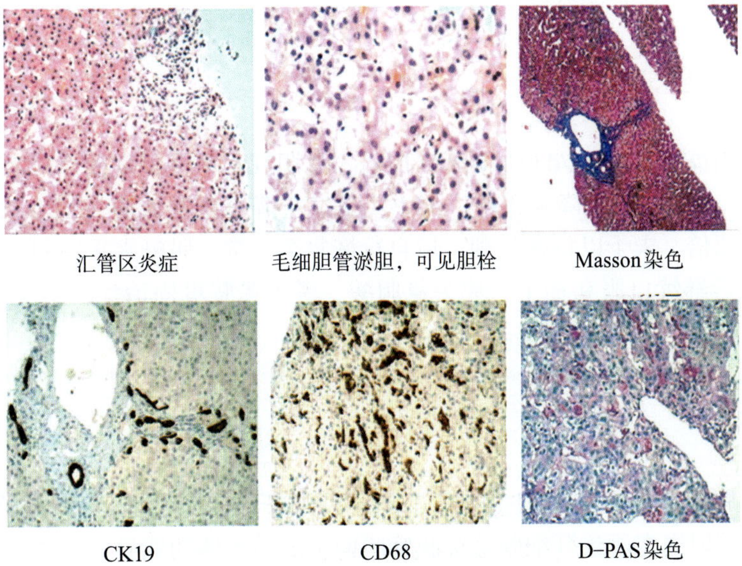

| 汇管区炎症 | 毛细胆管淤胆，可见胆栓 | Masson染色 |

| CK19 | CD68 | D-PAS染色 |

图20-1　肝脏病理检查

（2）基因检测结果（图20-2）：*ATP8B1*基因突变，表现为Exon13 c.1375 C＞T和Exon18 c.2025 dupT复合杂合突变，均为新发突变。患者父亲为c.2025 dupT杂合突变携带者，母亲为c.1375 C＞T杂合突变携带者；患者姐姐基因检测亦为13 c.1375 C＞T和c.2025 dupT复合杂合突变，目前表型正常。生物信息学软件预测c.2025 dupT突变为致病突变，c.1375 C＞T为可疑致病突变。

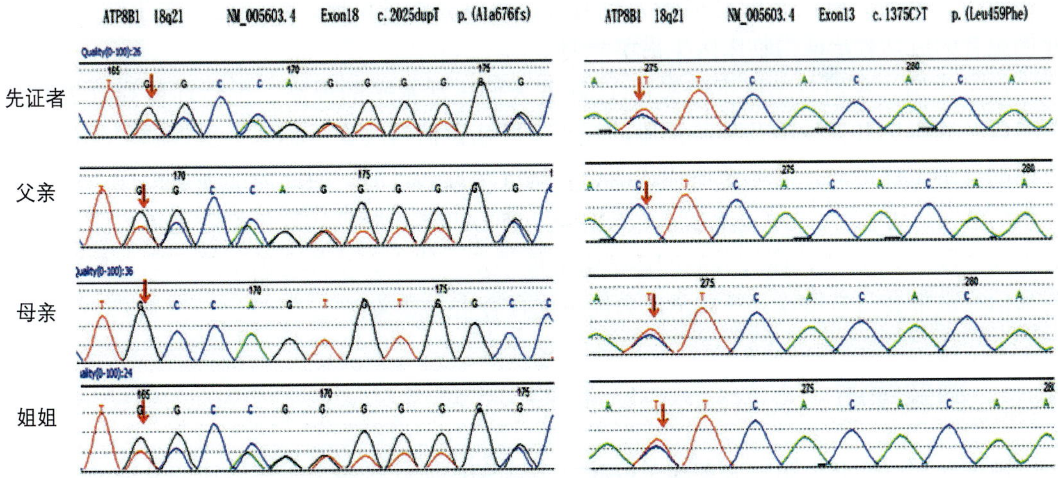

图20-2　家系*ATP8B1*基因检测结果

八、出院诊断

进行性家族性肝内胆汁淤积1型（PFIC 1型）。

九、预后和转归

患者加用利福平300 mg/d口服治疗1周后，总胆红素水平呈现断崖式下降，至3月18日出院，TBIL、DBIL均下降至正常，ALP、GGT下降至正常低值，ALT、AST一过性上升至正常值的两倍，未予以特殊处理，后自行恢复至正常，肌酐水平在利福平治疗期间始终正常。出院后继续口服利福平、熊去氧胆酸、考来烯胺巩固治疗。出院后1个月随访，患者一般情况良好，生化各项指标均正常。

十、诊疗体会

进行性家族性肝内胆汁淤积（PFIC）是一种常染色体隐性遗传病，属罕见病，主要是由转运蛋白基因突变所致肝细胞毛细胆管膜面上的转运体功能异常，通常在婴儿或儿童时期起病，部分可至青年以后发病，临床上表现为严重的肝内胆汁淤积性肝病，甚至进展为肝硬化、肝衰竭。本例患者经基因检测发现*ATP8B1*基因突变，表现为Exon13 c.1375C＞T和Exon18 c.2025dupT复合杂合突变，均为新发突变。患者经熊去氧胆酸、考来烯胺、S-腺苷蛋氨酸、异甘草酸镁等内科药物治疗及3次血浆置换治疗，效果均差，在使用CYP3A4肝药酶诱导剂利福平治疗后胆红素水平出现断崖式下降，并在大于70天的定期监测和出院随访过程中，肝功能、肾功能完全正常，表现出非常好的治疗效果和安全性。利福平可能是治疗此类基因缺陷导致重度肝内胆汁淤积症、缓解瘙痒的有效药物之一。利福平是一种经典的抗结核药，大多临床医生对其在胆汁淤积性肝病中的治疗作用认识不足、经验较少，同时其有潜在的肝损害、肾损害、溶血等不良反应，也让诸多医生顾虑重重，此例患者的成功救治值得临床医生借鉴学习。

通过此例，我们总结以下经验：① 随着人们生活水平的提高，生活环境和方式的变化，以及病毒性肝炎诊治及预防手段的提高，肝病谱悄然改变，临床上出现越来越多不明原因的疑难重症肝病，需考虑遗传代谢性肝病等罕见病可能，因此需加强遗传代谢性肝病知识的学习。② 现代医学追求精准医学概念，基因检测＋肝脏病理是诊断遗传代谢性肝病的重要手段。③ 遗传代谢性肝病的诊治需遵循早期、终生、个体化的治疗原则，精准的诊断和治疗常常会凸显功效，并对全社会优生优育有重大意义。

十一、简要综述

进行性家族性肝内胆汁淤积症（PFIC）是一种以胆汁淤积为主要特征的常染色体隐性遗传病，主要是由肝细胞毛细胆管膜面上的转运蛋白基因——ATP结合盒（ATP-binding cassette，ABC）转运蛋白基因突变所致。PFIC通常在婴儿或儿童时期起病，部分可至青年以后发病，临床上出现严重的肝内胆汁淤积性肝病表现，甚至进展为肝硬化、肝衰竭。

根据突变致病基因的不同，通常将PFIC分为3型。PFIC 1型，既往称作Byler病，主要是*ATP8B1*基因突变所致。胆汁淤积的典型症状和体征见于新生儿期。相较于血清胆红素、转氨酶和胆汁酸升高，其血清GGT较低。肝组织学提示纤维化，但无胆管增生，大多数患者在12岁前进展至终末期肝病。腹泻、胰腺炎、发育障碍和听力缺失是其常见的肝外表现。PFIC 2型，既往又称 Byler综合征，主要是*ABCB11*基因突变导致编码胆汁酸盐输出泵蛋白（BSEP）功能障碍。临床症状类似于PFIC 1型，GGT呈低水平。组织学检查提示有门静脉炎症和巨细胞肝炎。电镜检查显示PFIC 1型有粗颗粒胆汁而PFIC 2型有液状胆汁。PFIC 3型由编码毛细胆管磷脂转运体MDR3的*ABCB4*基因突变引起，与前两型显著不同的是患者GGT通常明显升高，组织学检查除发现门静脉炎症和纤维化、肝硬化外，尚有弥漫性胆管增生。患者常伴肝内胆石症。然而，随着分子医学的发展，一系列新的基因突变导致的PFIC陆续被发现和认识，因此，也有学者将PFIC分为6型，分别是*ATP8B1*缺陷、*ABCB11*缺陷、*ABCB4*缺陷、*TJP2*缺陷、*NR1H4*缺陷及*MYO5B*缺陷。

PFIC治疗上主要有熊去氧胆酸、考来烯胺、利福平等药物治疗及胆汁转流术、肝移植等外科治疗手段，基因治疗目前仍在研究阶段。

药物治疗是所有类型PFIC患者的一线治疗方法。熊去氧胆酸是一种亲水性胆汁酸，可以补充内源性胆汁酸盐的不足，同时诱导功能性转录和转录后水平的转运体如*ABCB4*、*ABCB11*的表达，促进胆汁的排泌，缓解胆汁淤积对肝细胞的损伤；大约有50%高GGT的PFIC 3型患者对熊去氧胆酸治疗效果较好，而对低GGT水平的PFIC 1型和PFIC 2型患者并未发现有理想的降低胆红素作用。

考来烯胺作为一种不吸收的阴离子交换树脂，可降低血清胆固醇水平，同时可降低胆汁酸的肠肝循环，从而降低胆汁酸水平，减轻瘙痒。

利福平作为孕烷X受体激动剂，依赖性上调CYP3A4、UGT1A1、MRP2和OST-β表达，增加胆汁酸盐的羟化作用和葡萄糖醛酸化，进一步增强转运体ABCB2和ABCB4表达，促进胆汁酸的排泄。多数报道认为，利福平似乎能够减轻患者的瘙痒症状，甚至在低GGT水平的PFIC患者中效果也较好，能促进患者病情的缓解，甚至认为利福平是无创治疗的首选药物。在一项105例利福平治疗混合病因导致的胆汁淤积性肝病队列研究中发现，最终只有5例患者在服用利福平70天后出现利福平诱导的肝炎，且在停药后恢复，1例患者出现急性肾损伤，亦在停用利福平后肾功能恢复正常，该研究推荐利福平安全治疗的剂量为150 ～ 300 mg/d。*ATP8B1*基因突变亦有发生妊娠肝内胆汁淤积症（intrahepatic cholestasis of pregnancy，ICP）的可能。一项回顾性病例研究中进行了利福平联合熊去氧胆酸治疗严重ICP的报道，观察了27例女性的28次ICP，熊去氧胆酸治疗后加用利福平，其中14例（54%）的ICP患者随着利福平的加用出现血清胆汁酸降低，且有10例（38%）的患者血清胆汁酸下降大于50%，同时均未发现药物不良反应和死胎现象。然而，利福平治疗PFIC的报告大多为回顾性分析，需要更多的临床资料和基础研究予以支持。

同时，随着研究的进一步深入，也许将来对 PFIC 患者有更新的治疗方法，如细胞治疗、基因治疗或特异性靶向治疗。

专家点评

ATP8B1 突变可引起持续性（PFIC 1 型）或间歇性（1 型良性复发性肝内胆汁淤积，BRIC 1 型）胆汁淤积。目前已发现 ATP8B1 基因上有超过 50 种不同的突变。尽管存在高结合胆红素血症，但胆固醇和 GGT 的血清水平正常（"低 GGT 胆汁淤积"），这使 PFIC 和 BRIC 有别于大多数胆汁淤积性疾病。

PFIC 1 型通常在儿童早期发病，但也有在成年人中发病的报道。儿童的临床表现除黄疸及瘙痒外，常合并肝脾肿大、听力丧失、腹泻以及生长发育不良。若没有早期发现和有效的治疗，PFIC 1 型可能会发展为终末期肝病。BRIC 1 型的特点是间歇性反复发作的胆汁淤积发作，并伴有明显的瘙痒症状，且呈现出一种更为良性的复发模式。每一次发作大多由（呼吸道）感染引发，持续时间从数周到数月不等。在有症状发作的间隔期，患者在数月至数年的时间里完全没有任何症状。利福平可与胆汁酸竞争肝脏的摄取，从而降低肝细胞内的胆盐浓度，它还能促进胆盐的排出。利福平的起始剂量为每日 150 mg。如果耐受性良好，剂量可增加至每日最高 600 mg。对于 BRIC 患者，利福平可能有助于缩短发作时间。

点　评：王晓琳

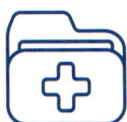

病例21 一例慢性乙型病毒性肝炎合并重叠综合征引发的思考

病例提供者:张旻
作者单位:中南大学湘雅二医院感染科

患者基本资料

年龄:54岁	性别:女	居住地:湖南省永州市
职业:农民	民族:汉	婚否:已婚

一、主诉和现病史

(一)主诉

HBsAg阳性3月余。

(二)现病史

3个月前(2018.2),患者因"感冒"在当地医院行B超检查提示"脾大",遂至笔者所在医院门诊就诊,进一步查肝功能示 ALT 75.8 U/L,AST 77.6 U/L,TBIL 20.9 mmol/L,HBV标志物示HBsAg、HBeAb、HBcAb均阳性,HBV DNA 1.25×10^9 IU/ml。考虑慢性乙肝(轻度),予以护肝、恩替卡韦抗病毒、复方木鸡颗粒抗肝纤维化治疗。患者规律服药3个月,无乏力、纳差、厌油等消化道症状,无皮肤瘙痒、尿黄、眼黄,当地复查肝功能未恢复正常。今来门诊就诊,复查腹部彩超示肝硬化声像,脾稍大,为求明确肝硬化病因收入笔者所在科室。

二、重要的既往史、个人史、家族史等

既往史:患者否认结核、伤寒、疟疾等其他传染病史,否认高血压、心脏病、糖尿病、精神疾病、脑血管疾病,否认外伤、手术、输血史,否认过敏史,无吸烟、饮酒史。

个人史:生于湖南省永州市道县,久居本地。否认血吸虫疫水接触史,否认毒物接触史。无重大精神创伤。否认冶游史,无长期服药史。

月经史:初潮12岁,50岁绝经。月经周期规则,月经量中等,颜色正常。无血块、无痛经。

婚姻生育史、家族史：23岁结婚，无子女，配偶体健。家族中无类似病例。无特殊遗传病史可询。

三、入院体格检查

T 36.8 ℃，P 75次/min，R 20次/min，BP 120/69 mmHg。营养中等，神志清楚，精神差，自动体位，查体合作，问答切题。扑翼样震颤阴性。计算力、定向力正常。无慢性肝病面容，皮肤、巩膜无黄染，未见肝掌蜘蛛痣。心肺无异常；腹部平软，肝脾肋下未及，移动性浊音阴性，双下肢无水肿。

四、入院辅助检查

肝功能（2018.05.17）：ALT 90.2 U/L，AST 97.4 IU/L，ALP 281.8 U/L，GGT 971.0 U/L，TBIL 14.8 μmol/l，DBIL 6.3 μmol/l，ALB 39.5 g/L，HBV DNA 73.72 IU/L。

腹部彩超：肝硬化声像；脾稍大。

五、入院诊断、诊断依据和鉴别诊断

（一）入院诊断

① 肝炎肝硬化，乙型，代偿期；② 自身免疫性肝病待排。

（二）诊断依据

（1）患者为中年女性。

（2）3个月前患者在当地医院行B超检查提示"脾大"，遂至笔者所在医院门诊就诊，进一步查肝功能示ALT 75.8 U/L，AST 77.6 U/L，TBIL 20.9 mmol/L，HBV标志物示HBsAg、HBeAb、HBcAb均阳性，HBV DNA 1.25×10 IU/ml。考虑慢性乙肝（轻度），予以护肝、恩替卡韦抗病毒、复方木鸡颗粒抗肝纤维化治疗，但疗效不佳。入院当天来门诊就诊，复查腹部彩超示肝硬化声像，脾稍大。

（三）鉴别诊断

1. 遗传性疾病

（1）进行性家族性肝内胆汁淤积（PFIC）。

PFIC 1型特征是毛细胆管胆汁淤积和门静脉周围肝细胞化生，但无胆管增生。

PFIC 2型肝组织结构紊乱更重，炎症程度较高，并出现小叶及门静脉纤维化。肝细胞坏死和巨细胞形成更明显，随年龄增长而持续加重，说明PFIC 2型肝小叶损伤更重。

PFIC 3型确诊时显示门静脉纤维化和胆管增生，混合性炎症浸润。少数病例，出现小叶胆汁淤积，部分胆管胆栓形成，并可见少量巨细胞形成。PFIC 2型晚期病例，广泛门静脉纤维化，出现典型胆汁性肝硬化特征。

（2）良性复发性肝内胆汁淤积（BRIC）。Jensen诊断标准为：① 发作性的显著黄疸和严重瘙痒，发作间期无任何症状；② 排除肝内淤积性黄疸的其他危险因素，例如药物或妊娠；③ 发作时生化检查符合肝内淤胆，影像学检查提示肝内外胆道系统正常；④ 肝穿组织在光镜下可发现胆汁栓。

2. IgG4相关性硬化性胆管炎

IgG4相关性硬化性胆管炎（ISC）：ISC主要累及较大的胆管，约30%可累及小的分支胆管。小胆管的病理表现为汇管区扩张，伴大量淋巴细胞、浆细胞及嗜酸性粒细胞浸润，肝穿刺活检标本中可出现中性粒细胞浸润；汇管区周围可出现特征性的席纹样纤维化。

免疫组化可见大量的 IgG4 阳性浆细胞，诊断ISC的标准为：手术标本 IgG4 阳性浆细胞＞50个/高倍视野，活检标本IgG4阳性浆细胞＞10个/高倍视野，IgG4 阳性浆细胞与总的IgG阳性浆细胞的比值＞40%。

3. 重叠综合征

自身免疫性肝病包括两大类：① 肝细胞损伤为主，自身免疫性肝炎（AIH）；② 胆汁淤积为主，原发性胆汁性胆管炎（PBC）、原发性硬化性胆管炎（PSC）和自身免疫性胆管炎（autoimmune cholangitis，AIC）。

自身免疫性肝病重叠综合征兼有两种自身免疫性肝病的临床特点。AIH-PBC重叠综合征，占PBC的4.3%～9.2%和AIH的2%～19%，主要发生于成人，平均发病年龄低于单纯PBC，但高于单纯AIH。AIH-PSC重叠综合征的发病率次之。AIH-AIC重叠综合征、PBC-PSC重叠综合征罕见。

六、主要诊疗经过和病情变化

患者为中年女性，3个月前因"感冒"在当地医院行B超检查提示"脾大"，遂至笔者所在医院门诊就诊，门诊完善相关检查后，考虑乙肝，患者服药3个月，无乏力、食欲下降等不适。拟诊为：① 肝炎肝硬化，乙型，代偿期；② 自身免疫性肝病。应与溶血性黄疸鉴别：一般溶血性黄疸患者的皮肤呈金黄色，常伴有低热、腰痛、酱油样小便，可有头晕、乏力、贫血貌等表现；血常规提示血红蛋白及红细胞下降，可有网织红细胞升高；肝功能提示间接胆红素升高为主。

诊疗计划：① 完善常规检查：三大常规、肝、肾功能、电解质、自免肝等检查。② 择期行肝活检，明确诊断。

肝活检后，病理考虑：慢性乙肝合并AIH-PBC（重叠综合征）。

患者治疗方案为抗病毒：恩替卡韦 500 μg qd。免疫抑制：泼尼松 20 mg qd+硫唑嘌呤 50 mg qd（起始），泼尼松 5 mg qd+硫唑嘌呤 50 mg qd（目前），熊去氧胆酸 250 mg tid。

七、针对病情变化的检查结果

肝功能：ALT 88.7 U/L，AST 112.1 U/L，ALP 283.4 U/L，GGT 983.3 U/L，TBIL 13.4 mmol/L，DBIL 5.6 mmol/L，TBA 24.9 μmol/L，ALB 35.4 g/L。

肝炎病原学：HBsAg 15.08 IU/ml，HBeAb 99.98 Inh%，HBcAb 341.96 COI，HAV、HCV、HDV、HEV、CMV、HSV、EBV（－）。ANA：1∶100、1∶320、1∶1000 均（＋）。ENA：抗M2抗体（＋＋＋）、抗着丝点抗体（＋＋＋）、抗PM-Sc1（＋）。自免肝：AMA-M2（＋＋），GP210（＋＋＋），CENP-B（＋＋＋）。免疫球蛋白：IgG 21 g/L，IgM 3.67 g/L，IgA 3.3 g/L，IgG4 0.156 g/L。铜蓝蛋白508 mg/L，甲胎蛋白、PIVKA-Ⅱ正常。

（2018.05.21）患者在B超引导下行床旁肝穿刺活检，术后患者无出血等不适。肝穿刺病理如图21-1～图21-3所示。

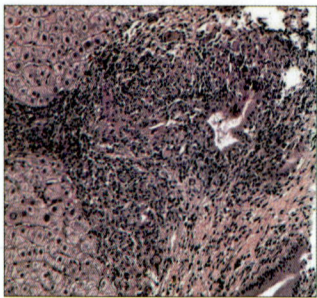

图21-1　汇管区大量淋巴细胞、浆细胞浸润，小胆管增生及破坏

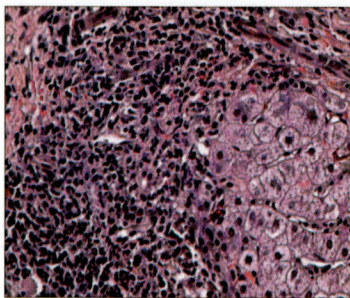

图21-2　肝小叶内见大量点灶性及片状坏死，肝细胞普遍性肿胀，部分气球样变性

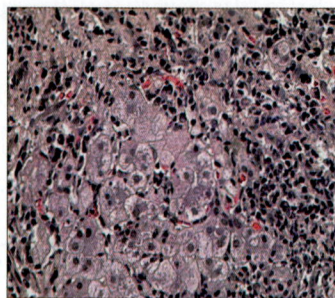

图21-3　肝细胞内见大小脂滴及微脂滴，花结样变性肝细胞，重度界面性炎症

八、出院诊断

①肝炎肝硬化（乙型）代偿期；②重叠综合征（AIH-PBC）。

九、预后和转归

患者病情实现生物化学应答，治疗反应见表21-1。

表21-1　患者治疗反应

肝功能	ALT（U/L）	AST（U/L）	TBIL（μmol/L）	DBIL（μmol/L）	ALB（g/L）	GGT（U/L）	ALP（U/L）	HBV DNA（IU/ml）
2018.05.19	88.7	112	13.4	5.6	35.4	983	283	73.72
2018.09.19	101	118	14.2	5.9	40.3	824.50	220.40	＜10
2018.10.06	51.9	70.6	13.5	4.5	39.8	524.20	169.6	/
2018.12.04	30.4	42.1	7	2.4	40.6	239	120	＜10
2019.02.20	22.9	35.3	11.3	3	38	/	/	＜10

十、诊疗体会

（一）诊断

自身免疫性肝病包括两大类：一类以肝细胞损伤为主，典型代表是自身免疫性肝炎（AIH）；另一类以胆汁淤积为主，包括原发性胆汁性胆管炎（PBC）、原发性硬化性胆管炎（PSC）和自身免疫性胆管炎（AIC）。

两大类自身免疫性肝病通常具有各自典型的临床表现、生物化学、免疫学和病理学特征。然而，少数患者可兼有 2 种自身免疫性肝病的临床特点，这部分患者被称为重叠综合征。重叠综合征包括 AIH-PBC 重叠综合征、AIH-PSC 重叠综合征、AIH-AIC 重叠综合征和 PBC-PSC 重叠综合征四大类。

近年来，随着自身免疫性肝病临床诊治经验的累积、实验室诊断技术的发展和肝穿刺病理学检查的普及，重叠综合征在临床上时有发现。然而，重叠综合征发病机制未明、临床特征复杂多样、尚无统一规范的诊治指南，这都给临床诊治带来很大挑战。

本例患者本身有慢性乙肝基础，抗病毒治疗后肝功能未能复常，进一步检查发现患者多项自身抗体阳性，进一步行肝脏病理检查明确 AIH-PBC 诊断。该患者 AIH-PBC 的临床表现并不突出，患者本身有慢性乙肝基础，门诊医师在非常有限的诊疗时间内考虑到患者可能重叠自身免疫性肝病，并进一步检查证实，使患者能尽早得到有效治疗，实属不易。

（二）鉴别诊断

本病例需要与遗传性胆汁淤积性疾病和 IgG4 相关性硬化性胆管炎（ISC）进行鉴别。

PFIC 是一组罕见的异质性常染色体隐性遗传性疾病，依据编码肝细胞膜转运蛋白基因的不同，可将 PFIC 分为三型。PFIC 1 型、PFIC 2 型和 PFIC 3 型，分别是 *ATP8B1*、*ABCB11* 和 *ABCB4* 基因突变所致。

PFIC 1 型和 PFIC 2 型血清 GGT 活性正常，而 PFIC 3 型血清 GGT 活性升高。PFIC 以严重肝内胆汁淤积为主要特征，在婴儿或者儿童期发病，进展迅速，通常在儿童或者青春期进展为终末期肝病。诊断主要靠临床症状、生物化学检测、肝脏影像学、肝脏病理学及基因检测等。

熊去氧胆酸是所有类型 PFIC 患者的初始治疗药物，外科胆汁分流术能减轻部分 PFIC 1 型或 PFIC 2 型患者的瘙痒症状，延缓病情进展，但对大多数患者而言，肝移植是唯一有效的治疗措施。

BRIC 是一种常染色体隐性遗传疾病。临床特点为持续数周至数月的反复发作性、自限性严重瘙痒和黄疸。虽然 BRIC 每次发作均伴有明显症状，但不会发生严重的肝损害和肝硬化。

ISC 是新近发现的一类发病机制不明的继发性硬化性胆管炎。以血清 IgG4 浓度升高、慢性进行性梗阻性黄疸、组织结构中大量 IgG4 阳性浆细胞和淋巴细胞弥漫或局限性浸润、纤维化和闭塞性静脉炎为特征。ISC 主要累及较大的胆管，约 30% 可累及小的分支胆管。

（三）治疗方面

AIH-PBC 重叠综合征发病率低，缺乏大样本随机对照临床试验。目前主要是结合 AIH

和PBC的治疗经验，并依据一些队列研究结果进行治疗。熊去氧胆酸单药治疗可使一部分AIH-PBC重叠综合征患者实现生物化学应答，但大多数AIH-PBC重叠综合征患者需要免疫抑制联合熊去氧胆酸治疗方能实现完全生物化学应答。

目前美国肝病学会（American Association for the Study of Liver Diseases，AASLD）、欧洲肝脏研究学会（European Association for the Study of the Liver，EASL）和国际自身免疫肝炎组织（International Autoimmune Hepatitis Group，IAIHG）均推荐免疫抑制治疗联合熊去氧胆酸治疗作为AIH-PBC重叠综合征的一线治疗方案。

本例患者治疗采用免疫抑制［泼尼松20 mg qd + 硫唑嘌呤50 mg qd（起始）泼尼松5 mg qd + 硫唑嘌呤50 mg qd（目前）］联合熊去氧胆酸250 mg tid以及长期抗病毒（恩替卡韦500 μg qd）的治疗方案，取得了完全应答的治疗效果。

十一、简要综述

PBC和AIH是最常见的两种自身免疫性肝病，发病率分别为40/100 000和17/100 000。AIH-PBC是最常见的重叠综合征类型，占PBC的4.3% ~ 9.2%和AIH的2% ~ 19%。

AIH-PBC重叠综合征的生物化学、免疫学和病理学可兼有AIH和PBC的特点。AIH-PBC重叠综合征的诊断目前多认同巴黎标准，即肝组织病理见界面性肝炎并同时满足AIH标准（① ALT ≥ 5倍正常上限；② IgG ≥ 2 倍正常上限或ASMA ≥ 1∶80；③ 肝组织活检见门静脉周围或小叶间中重度淋巴细胞浸润和碎片状坏死）中至少2条和PBC标准（① ALP ≥ 2 倍正常上限或GGT ≥ 5倍正常上限；②AMA ≥ 1∶40；③肝组织活检见明显胆管损害）中至少2条，即可诊断 AIH-PBC重叠综合征。巴黎标准诊断AIH-PBC重叠综合征的敏感性和特异性分别为92%和97%，现已经被写入EASL《胆汁淤积性肝病诊疗指南》和IAIHG的《重叠综合征专家共识》。

另外，有研究显示，AIH-PBC重叠综合征、单纯PBC、单纯AIH中AMA和抗双链DNA抗体"双阳性"率分别为47%、2%和2%，提示AMA和抗双链DNA抗体"双阳性"可能对AIH-PBC重叠综合征的诊断具有提示和参考价值。

AIH-PBC重叠综合征治疗目前主要是结合AIH和PBC的治疗经验，并依据一些队列研究结果进行治疗。Gunsar纳入23例PBC患者和20例AIH-PBC重叠综合征患者，单用熊去氧胆酸治疗2年，结果显示AIH-PBC重叠综合征患者与单纯PBC患者的生存率相当，但该研究的缺陷是仅随访了2年，显然随访周期太短。Chazouilleres等纳入17例AIH-PBC重叠综合征患者，11例予熊去氧胆酸单药，6例予免疫抑制剂联合熊去氧胆酸治疗，平均随访7.5年。熊去氧胆酸单药组仅3例（27%）实现生物化学应答，8例（73%）生物化学无应答的患者中有4例出现肝纤维化进展，免疫抑制剂联合熊去氧胆酸治疗组的6例患者全部实现生物化学应答且均未出现肝纤维化进展。后期进一步对熊去氧胆酸单药治疗无效的7例患者予免疫抑制剂联合熊去氧胆酸治疗3年，6例（85%）患者实现生物化学应答且肝纤维化未进一步进展。该研究表明免疫抑制剂联合熊去氧胆酸治疗对AIH-PBC重叠综合征患者的疗效优于熊去氧胆酸单药治疗。

目前，主流观点认为尽管熊去氧胆酸单药治疗可使一部分AIH-PBC重叠综合征患者实现生物化学应答，但大多数AIH-PBC重叠综合征患者需要免疫抑制剂联合熊去氧胆酸治疗方能实现完全生物化学应答。因此，目前AASLD、EASL和IAIHG均推荐免疫抑制剂联合熊去氧胆酸治疗作为AIH-PBC重叠综合征的一线治疗方案。免疫抑制治疗的具体推荐方案有两种：

方案一：泼尼松龙60 mg/d治疗1周→泼尼松龙40 mg/d治疗1周→泼尼松龙30 mg/d治疗2周→泼尼松龙20 mg/d或更小剂量维持。

方案二：泼尼松龙（单药治疗剂量的一半）联合硫唑嘌呤50 mg/d〔（EASL推荐1～2 mg/（kg·d）〕。

AASLD推荐吗替麦考酚酯和环孢素A可作为AIH-PBC重叠综合征患者的二线治疗方案，可用于一线治疗方案无法耐受或无应答的患者。

重叠综合征主要是指AIH与胆汁淤积性肝病（PBC、PSC或AIC）重叠，临床上少见。当自肝病患者的临床表现、生物化学、免疫学、病理学、药物应答疗效等方面的特征不符合或无法用单纯自身免疫性肝病解释时，应考虑到重叠综合征的可能，并积极完善生物化学、免疫学、胆管造影、肝组织病理学等检查以明确诊断。

当前各型重叠综合征由于缺乏大样本随机对照临床试验，目前的推荐方案证据级别不高，需要设计高质量研究进一步验证评估。肝移植是终末期重叠综合征患者的唯一选择。重叠综合征的存在提示了自身免疫性肝病的复杂性与多变性，临床医师和科研人员必须提高对重叠综合征的认识，进一步开展重叠综合征的基础和临床研究，力争在重叠综合征的临床诊断与治疗上取得新的突破。

专家点评

该病例为慢性乙肝合并AIH-PBC重叠综合征，临床发病率较低且易漏诊。患者确诊慢性乙肝后接受恩替卡韦抗病毒治疗，肝功能持续异常并进展至肝硬化，实验室检查显示ANA、抗M2抗体、抗着丝点抗体阳性，伴IgG升高。经治医师及时完善肝穿刺活检，病理结果提示汇管区炎症、胆管损伤及界面性肝炎，符合AIH-PBC重叠综合征诊断标准；同时通过鉴别排除PFIC、ISC，最终明确双重病因诊断。

该病例进一步提示慢性乙型肝炎患者经规范抗病毒治疗后若肝功能未恢复，需高度警惕合并自身免疫性肝病的可能。自身抗体筛查与肝组织病理活检是明确诊断的关键手段，对指导个体化治疗、改善预后具有重要意义。

点 评：项晓刚

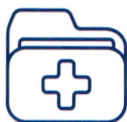

病例22 胆汁淤积跨界寻因

病例提供者：马铭泽
作者单位：山东省立医院感染性疾病科

患者基本资料

年龄：63岁	性别：男	居住地：山东省德州市
职业：农民	民族：汉	婚否：已婚

一、主诉和现病史

（一）主诉

腹胀、乏力、纳差3月余。

（二）现病史

入院前3个月余，患者无明显诱因下出现腹胀、乏力、纳差症状，自觉皮肤轻度黄染，就诊于当地医院，行腹部超声示："肝囊肿，慢性胆囊炎、胆囊息肉（多发）"，给予口服"阿莫西林"治疗20天。复诊时示血小板增多、肝功能异常，给予保肝、利胆等药物，效果欠佳。后就诊于笔者所在医院，行腹部超声示：肝大、肝囊肿、胆囊息肉。血管超声示：门静脉、下腔静脉及肝静脉未见明显异常，给予口服保肝药物及阿司匹林治疗10余天。2018年5月29日以"肝功能损害"收入笔者所在科室。

自发病以来，患者大小便正常，体重无明显改变。

二、重要的既往史、个人史、家族史等

既往史："室性早搏"病史30余年，不规律口服酒石酸美托洛尔片治疗。
个人史：原籍出生，无饮酒史。

三、入院体格检查

T 37℃，P 75次/min，R 16次/min，BP 122/71 mmHg。老年男性，神志清。全身皮

肤轻度黄染，颈部、腋窝、锁骨上、腹股沟等浅表淋巴结未触及。肝掌（-），蜘蛛痣（-），无皮疹及出血点，巩膜轻度黄染，结膜无充血。双肺呼吸音低，双肺未闻及明显干、湿性啰音。心脏各瓣膜听诊区未闻及病理性杂音。腹软，无压痛、反跳痛，肝脏肋下4横指，质韧，脾肋下未及，墨菲征（-），移动性浊音（-），肠鸣音正常。双下肢无水肿。

四、入院辅助检查

入院前检查：

（1）血常规：（2018.05.08）WBC 9.16×10^9/L，RBC 5.62×10^{12}/L，PLT 597×10^9/L；（2018-05-26）WBC 8.77×10^9/L，RBC 5.45×10^{12}/L，PLT 594×10^9/L。

（2）肝功能：（2018.04.19）ALT 119 IU/L，AST 76 IU/L，ALP 683 IU/L，GGT 661 IU/L，TBIL 46.7 μmol/L，DBIL 20.7 μmol/L；（2018.05.26）ALT 89 IU/L，AST 71 IU/L，ALP 652 IU/L，GGT 265 IU/L，TBIL 42.8 μmol/L，DBIL 21 μmol/L。

（3）自免肝抗体谱（2018.05.08）：ANA、SMA、AMA-M2、SP100、GP210、LKM-1、LC-1、SLA/LP均（-）。

五、入院诊断、诊断依据和鉴别诊断

（一）入院诊断

①肝损害待查；②胆汁淤积性肝病；③肝囊肿；④胆囊息肉。

（二）鉴别诊断

1. 肝外胆汁淤积鉴别

（1）原发性硬化性胆管炎（PSC）：肝功能呈胆汁淤积性改变，胆道造影示肝内外胆管多灶性狭窄，活检表现为洋葱皮样纤维化

（2）胆管结石：常见症状是上腹痛，部分出现黄疸发热，超声和CT等影像学检查容易发现。

（3）胆道寄生虫病：胆道寄生虫病主要由蛔虫和华支睾吸虫导致，粪便查虫卵有助于明确诊断。

（4）胆管癌、壶腹部癌：表现为黄疸、消瘦、腹痛、胆囊肿大和胆道感染。

（5）胰腺疾病：胰头癌等胰腺疾病可导致胆管受压继发胆汁淤积，也可侵犯胆管，导致梗阻性黄疸。

（6）胆总管囊肿：又称为胆管扩张症，是因先天性肝外和（或）肝内胆管发育畸形引起的胆总管囊性病变。

2. 肝内胆汁淤积鉴别

（1）病毒性肝炎：各种嗜肝病毒和非嗜肝病毒导致的病毒性肝炎。

（2）酒精性肝炎或非酒精性脂肪性肝炎（non-alcoholic steatohepatitis，NASH）：该

患者无饮酒史，体形正常，体重指数正常。

（3）药物性肝损伤：分为固有型和特异质型，药物性肝损伤是排他性诊断。

（4）良性复发性肝内胆汁淤积：BRIC是一类表现反复发作性自限性瘙痒症和黄疸为特征的肝病，特征表现为ALP升高。

（5）恶性浸润性疾病：淋巴瘤几乎可以侵犯全身任何器官和组织，做淋巴结或受累组织病理可确诊。

（6）良性浸润性疾病：如淀粉样变性，血尿存在单克隆免疫球蛋白，组织活检提示刚果红染色阳性。

（7）血管性疾病：主要指布加综合征和静脉闭塞性疾病。

（8）自身免疫性肝病：包括自身免疫性肝炎（AIH）、原发性胆汁性胆管炎（PBC）及PSC。

六、主要诊疗经过和病情变化

（1）患者入院后给予腺苷蛋氨酸、熊去氧胆酸、甘草酸制剂等药物治疗。

（2）因免疫固定蛋白电泳提示IgM-κ型，请血液科会诊，考虑到IgM型多发性骨髓瘤罕见，淋巴浆细胞淋巴瘤的诊断可能性大。按照血液科会诊意见完善血轻链、骨髓涂片、流式及病理检查。

（3）患者于2018年7月16日开始在血液科接受R-CHOP化疗方案（利妥昔单抗600 mg d0，环磷酰胺1.2 g d1，长春地辛4 mg d1，表柔比星60 mg d1～2，泼尼松90 mg口服d1～5）。

七、针对病情变化的检查结果

肝功能：如表22-1所示。

表22-1　肝功能

日期	ALT（IU/L）	AST（IU/L）	ALP（IU/L）	GGT（IU/L）	TBIL（μmol/L）	DBIL（μmol/L）	ALB（g/L）
2018.05.30	77	67	725	269	42.2	17.1	38.8
2018.06.04	61	56	687	244	32.0	14.3	37.7
2018.06.22	97	99	896	253	24.0	9.4	36.0
2018.07.16	21	25	507	214	17.3	5.5	33.3
2018.08.06	26	27	496	294	11.9	4.1	37.3

DIC：PT 13.2 s，D-二聚体0.63 mg/L。

免疫及病毒：HAV、HBV-M、HCV、HEV、HIV均为（-），EBV DNA ＜ 500 copies/ml，

CMV DNA＜500 copies/ml，铜蓝蛋白50.1 mg/dl（20～60 mg/dl）；免疫球蛋白IgM 15.3 g/L（0.4～2.3 g/L），IgG 6.14 g/L（7～16 g/L），免疫固定蛋白电泳IgM-κ型。

胸部CT：双肺纤维灶；双肺肺大疱。心脏B超：节段性室壁运动不良。浅表器官超声：双侧颈部、双侧锁骨上、双侧腋窝及双侧腹股沟区淋巴结显示。胃镜：贲门息肉；胃息肉；糜烂性胃炎。腹部MRI+MRCP检查：符合弥漫性肝损伤、肝内多发囊肿。

血轻链：轻链κ 3.44 mg/L（1.7～3.7 mg/L），轻链λ 0.71 mg/L（0.9～2.1 mg/L），κ/λ比值4.85（1.35～2.65），游离轻链κ 42.3 mg/L（6.7～22.4 mg/L），游离轻链λ 14.7 mg/L（8.3～27 mg/L），游离轻链κ/λ 2.88 mg/L（0.31～1.56 mg/L）。

WT-1基因定量（－）。

骨髓涂片（图22-1）：骨髓增生活跃，淋巴细胞占36%，异常淋巴细胞占2%，请结合流式、染色体、基因等实验室检查。

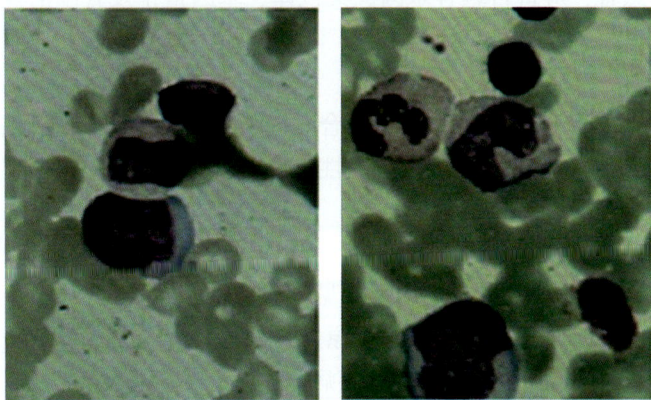

图22-1 骨髓涂片

骨髓流式细胞学检查：CD5阴性、CD10阴性异常克隆小B细胞占有核细胞的比例为2.43%，表达CD19、CD20、CD79b、HLA-DR、cKappa；不表达CD5、CD10、CD103、FMC-7、CD11c、CD34、CD38、CD23、cLambda。浆细胞占有核细胞的比例为0.12%，未见单克隆性。

骨髓活检：小B细胞淋巴瘤，需鉴别淋巴浆细胞淋巴瘤和边缘区淋巴瘤。免疫组化：PAX5（＋），CD20（＋），CD3（－），CD5（－），CD10（－），CD23（少数＋），CyclinD1（－）。分子生物学：MYD88基因突变（＋）。

染色体检查结果：正常，染色体核型：46，XY。

八、出院诊断

① 淋巴浆细胞淋巴瘤（ISSWM评分0分，低危组）；② 胆汁淤积性肝病；③ 肝囊肿；④ 胆囊息肉。

九、预后和转归

患者经化疗后一般情况可，肝功能缓慢恢复，目前正在继续随访。

十、诊疗体会

（一）诊断

（1）一元论解释：患者胆汁淤积性肝病由淋巴浆细胞淋巴瘤导致，肝大为淋巴瘤浸润性改变。

（2）在胆汁淤积性肝病诊治中应重视免疫球蛋白检测，重视浸润性肝病的排查。

（3）淋巴瘤的临床表现非常多样化，对于无淋巴结肿大，甚至常规骨髓细胞学检查无异常发现的疑诊患者，应进行融合基因、染色体、基因重排及骨髓活检等检查。

（二）鉴别诊断

（1）患者肝大是否有其他病因，是否合并淀粉样变性，需肝穿刺活检进一步明确，但患者拒绝行肝穿刺活检。原发性淀粉样变性需要病理检查确诊，继发性淀粉样变性可由淋巴瘤导致，一元论可解释。

（2）血小板升高的常见病因：① 反应性血小板增多，见于感染、术后、恶性肿瘤、脾切除术后、创伤；② 自发性血小板增多，见于骨髓增殖性疾病，如真性红细胞增多症及骨髓纤维化早期、慢性髓系白血病等；③ 原发性血小板增多症，常有 $JAK2$ V617F、MPL、$CALR$ 等基因突变，属于慢性骨髓增殖性疾病。

（三）治疗

对于浸润性肝病，主要应针对原发病治疗，同时辅以保肝降酶治疗。

十一、简要综述

淋巴浆细胞淋巴瘤/华氏巨球蛋白血症（lymphoplasmacytic lymphoma/Waldenström macroglobulinemia，LPL/WM）是一种少见的惰性成熟 B 细胞淋巴瘤，在非霍奇金淋巴瘤中占比＜2%。

LPL/WM 诊断标准：

（1）血清中检测到单克隆性 IgM。

（2）骨髓中浆细胞样或浆细胞分化的小淋巴细胞呈小梁间隙侵犯。

（3）免疫表型：CD19、CD20、CD22、CD25、CD27、FMC7 阳性。

（4）除外其他已知的淋巴瘤类型。

（5）$MYD88$ L265P 突变是 WM 诊断及鉴别诊断的重要指标。

该病需要与 IgM 型骨髓瘤进行鉴别。

华氏巨球蛋白血症国际预后指数（ISSWM）是 WM 公认的预后判断系统，分为低危、中危、高危组。

WM 治疗指征包括：高黏滞血症，周围神经病变，器官肿大，淀粉样变，疾病相关的血细胞减少，中枢神经系统病变。

专家点评

淋巴浆细胞淋巴瘤（LPL）是一种罕见的由小 B 淋巴细胞、浆细胞样淋巴细胞和浆细胞构成的肿瘤。大多数 LPL 患者存在骨髓受累，并且血清中出现单克隆 IgM 副蛋白，被称为华氏巨球蛋白血症（WM）。

在 70% ～ 95% 的 LPL/WM 病例中可检测到 MYD88 L265P 突变。在 LPL/WM 病例中，肝肿大、脾肿大以及外周淋巴结肿大出现的比例分别为 20%、15% 和 15%。与 IgA 或 IgG 副蛋白相关的 LPL（非 IgM 型 LPL）较为罕见，占所有 LPL 病例的比例不到 5%。以肝脏肿块病变为表现的 LPL 极为罕见，英文文献中仅报道过 2 例，且均为 IgG-κ 型副蛋白相关的 LPL。

本病例为 IgM-κ 型 LPL，存在 MYD88 基因突变，合并肝肿大，肝功能指标中 ALP 及 GGT 升高，诊断为 LPL/WM 合并胆汁淤积。LPL 及其他类型淋巴瘤引发的肝脏损害虽不常见，但在临床诊疗过程中，当面对原因不明的肝脏损害时，需将其作为鉴别诊断的可疑病因。

点　评：王晓琳

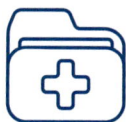

拔出萝卜带出泥

病例23 ——一例由发热引出的肝肾疾病

病例提供者：黄铭厚
作者单位：南京鼓楼医院感染科

> **患者基本资料**
>
> 年龄：50岁　　　性别：女　　　居住地：安徽省
>
> 职业：自由职业　　民族：汉　　　婚否：已婚

一、主诉和现病史

（一）主诉

发热伴右上腹痛1月余。

（二）现病史

1月余前（2019年3月底），患者无明显诱因下出现发热，测体温38℃左右，最高38.3℃，时有右上腹隐痛不适，不剧烈，不向肩背部放射，伴乏力、纳差，食量约为平时的1/2，无头晕、头痛，无咳嗽、咳痰，无流涕、咽痛，无恶心、呕吐。患者至当地医院就诊，予"热毒宁、头孢菌素、地塞米松"治疗1周无效。

2019年3月28日，患者至徐州某医院就诊，查血常规：WBC 4.1×10^9/L，N 69.1%，Hb 96g/L，PLT 81×10^9/L；尿常规：白细胞40.26个/μl；PCT 2.0 ng/ml，IL-6 117 pg/ml。予"头孢噻肟/舒巴坦"抗感染等治疗10天，体温恢复正常。

4月21日，患者好转出院。出院2天后患者再次发热，体温最高39.5℃，伴寒战，且右上腹痛加重，为阵发绞痛，未向其他部位放射，无恶心、呕吐、腹胀、腹泻、咳嗽、咳痰、胸闷、胸痛等。换着自服"蒲地蓝消炎口服液、连花清瘟胶囊"2天无效，为进一步诊治，至笔者所在医院就诊，拟"发热待查"收住入院。

自发病以来，患者精神可，纳差，睡眠一般，体重下降3 kg。

二、重要的既往史、个人史、家族史等

患者既往体健。否认高血压、冠心病、糖尿病史；多年前有甲肝病史；发现"肝硬

化"1个月，慢性肾功能不全1个月；否认结核及其他传染病史；否认外伤史，否认输血史，否认过敏史；否认吸烟史，否认饮酒史；否认有家族遗传病史。

三、入院体格检查

T 35.9℃，P 75次/分，R 20次/分，BP 110/73 mmHg。神清，精神一般，皮肤、巩膜无黄染，皮肤无瘀点、瘀斑，无肝掌、蜘蛛痣，全身浅表淋巴结未扪及肿大。双肺呼吸音清，未闻及干、湿啰音及胸膜摩擦音。心率75次/分，心律齐，各瓣膜区未闻及杂音。腹部外形正常，腹软，右上腹部压痛（＋），无反跳痛，墨菲征（＋），肝脾肋下未触及，肝肾区无叩痛。移动性浊音（－），四肢无水肿。病理反射未引出。

四、入院辅助检查

（2019.03.28）徐州某医院查血常规：WBC 4.1×10^9/L，N 69.1%，Hb 96 g/L，PLT 81×10^9/L；尿常规：白细胞40.26个/μl；PCT 2.0 ng/ml，IL-6 117 pg/ml。

（2019.04.01）徐州某医院查腹部彩超：① 符合肝硬化声像；② 肝右叶 S7 段多发低-无回声；胆管局限性扩张；③ 胆囊大，壁毛糙；④ 胆囊多发结石声像；⑤ 脾大；⑥ 副脾声像。

肾小球滤过率功能显像：① 双肾肾小球滤过率功能及肾小管排泄功能明显受损；② 双肾实质排泄缓慢；利尿试验（＋），双肾排泄加速。

肾脏彩超：① 双肾实质回声增强，皮髓质分界不清；② 双肾多发囊肿；③ 双肾实质多发钙化点。

超声心动图：未见赘生物。

五、入院诊断、诊断依据和鉴别诊断

（一）入院诊断

① 发热待查；② 肝硬化代偿期；③ 双肾多发囊肿。

（二）诊断依据

（1）患者为女性，50岁，病程长，起病缓。

（2）以发热、右上腹痛为主要临床表现，间断使用抗生素治疗，效果不佳。

（3）既往有甲肝病史，发现肝硬化1个月，慢性肾功能不全1个月。

（4）查体：神清，精神可，心肺（－）。腹软，右上腹部压痛（＋），无反跳痛，墨菲征（＋），肝脾未及，肝肾区无叩痛。

（5）辅助检查：见上。

（三）鉴别诊断

1. 胆道感染

主要由胆道梗阻、胆汁瘀滞造成。临床特征为发热、右上腹痛，可有黄疸，重症感染可并发胆囊坏疽穿孔、胆道出血、肝脓肿、中毒性休克等。查体有右上腹压痛，墨菲征（＋）。白细胞计数增多及中性粒细胞百分比明显升高、B超检查有辅助诊断意义。

2. 尿路感染

由细菌引起的炎症反应，常见病原菌是大肠埃希菌，主要表现是膀胱刺激征，即尿频、尿急、尿痛，膀胱区或会阴部不适及尿道烧灼感。老年女性患者可无任何尿路感染症状，尿常规、尿涂片镜检细菌、中段尿细菌培养、泌尿系彩超有诊断意义。

3. 败血症

指致病菌或条件致病菌侵入血循环，并在血中生长繁殖、产生毒素而发生的急性全身性感染。败血症本身并无特殊的临床表现。血及骨髓培养阳性，如与局部病灶分泌物（脓液、尿液、胸水、脑脊液等）培养所得细菌一致，可确诊。

六、主要诊疗经过和病情变化

2019年4月26至2019年5月15日，患者在笔者所在科室住院，检查结果如下述，予比阿培南抗感染2周，体温恢复正常，无咳嗽、咳痰、发热、腹痛等不适，复查CRP，ESR，PCT等炎症指标好转，2019年5月15日出院。

七、针对病情变化的检查结果

血常规：WBC 3.2×10^9/L，N 70.7%，Hb 82 g/L，PLT 130×10^9/L。尿常规：白细胞酯酶（＋＋＋），白细胞 126个/μl。

炎症指标：PCT 0.968 ng/ml；ESR 108 mm/h；CRP 122 mg/L。血生化：ALT 16.3 U/L，AST 20.6 U/L，GGT 63.5 U/L，TBIL 8.5 μmol/L，ALB 37.0 g/L，BUN 13.1 mmol/L，Cr 188 μmol/L，UA 628 μmol/L，估算肾小球滤过率 26.1 ml/（min · 1.73 m^2）。

尿培养：阴性（两次），血培养：阴性（两次双侧双瓶，一次单侧）。

EB病毒、CMV DNA（－）。传染病八项（－）。甲状腺功能：促甲状腺激素11.500 mIU/L，FT_3 2.86 pmol/L。

肿瘤全套：β2微球蛋白 5840 ng/ml，余阴性。免疫常规：IgG 11.7 g/L，IgE 133 g/L。自身抗体：抗SSA抗体（±），抗Ro-52抗体（±），类风湿因子20.8 IU/ml，IgG4正常。

凝血功能：FIB 7.0 g/L，D-二聚体 1.14 mg/L，余阴性。

胸部CT：① 两肺索条及少量渗出；② 右中肺浅淡结节，随诊复查；③ 双侧胸膜增厚；④ 肝脏、脾脏形态饱满，肝右叶低密度灶，肝内胆管轻度扩张，胆囊区肝门部高密度，结石可能。

胃镜：浅表性胃炎，十二指肠降部囊肿。

磁共振胰胆管成像：① 肝硬化，脾大，腹腔少量积液；② 肝内外胆管粗细不均，局部走形僵直，考虑硬化性胆管炎可能；③ 胆囊炎，胆囊多发结石，胆囊腺肌症；④ 多囊肝、多囊肾，右肾轻度萎缩；⑤ 腹腔内及腹膜后多发淋巴结，部分肿大。

泌尿系超声：① 慢性肾脏损害声像图；② 双肾多发囊肿；③ 双侧肾脏结石；④ 双侧输尿管未见扩张。

肝穿刺病标本病理：其内可见汇管区 8 个，肝板排列紊乱呈结节状分布，肝细胞中度水肿及轻度脂肪变性（小泡性为主，5%），汇管区显著扩张，纤维组织增生，多量反应性胆管增生伴胆栓形成。结合临床病史，考虑：① 结节性肝硬化形成（F1，G1，S3 ～ 4）；② 结合影像学提示多囊肾及多囊肝的背景，组织学不排除先天性肝纤维化（congenital hepatic fibrosis，CHF）的可能。

遗传代谢性肝病相关基因检测结果见表 23-1。

表 23-1 遗传代谢性肝病相关基因二代测序

位点	基因	转录本	外显子	核苷酸变化	氨基酸变化	染色体位置
1	PKHD1	NM_138694	exon37	c.5935G＞A	p.G1979R	chr6:51799094

MAF	ACMG 分级	基因相关疾病	先证者	父亲	母亲
无收录	意义不明	多囊肾病 4 型伴或不伴多囊肝（OMIM #263200，常染色体隐性遗传）	杂合	未送检	未送检

MAF，突变等位基因频率；ACMG，美国医学遗传学与基因组学学会；OMIM，在线人类孟德尔遗传数据库

八、出院诊断

① 胆道感染；② 先天性肝纤维化；③ 肝硬化代偿期；④ 多囊肝，多囊肾；⑤ 慢性肾脏病 4 期；⑥ 胆囊结石；⑦ 双肾结石。

九、预后和转归

该患者目前持续门诊随访中，出院后近 5 个月未再出现发热、腹痛等表现。最近一次随访时间为 2019 年 9 月，生化示：ALT 22.5 U/L，AST 18.2 U/L，GGT 53.3 U/L，TBIL 10.5 μmol/L，ALB 38 g/L，BUN 12.2 mmol/L，Cr 133 μmol/L；血常规示：WBC 3.3×10^9/L，N 62.7%，Hb 92 g/L，PLT 120×10^9/L。肝功能基本正常，肾功能较前好转，血常规维持原有水平。目前继续随访中。

患者儿子行基因检测，结果见表 23-2。证实患者儿子和母亲一样存在 c.5935G＞A 的杂合突变，影像学证实其子也存在多囊肾。

表23-2 家系验证结果

基因	突变位点	患者之子	致病性报道
PKHD1	c.5935G＞A	杂合突变	多囊肾病

十、诊疗体会

（一）诊断方面

患者此次因发热伴腹痛入院，最后诊断为胆道感染，予抗感染治疗后体温及腹痛均明显好转。但患者在外院就发现不明原因的肝硬化及肾功能不全，此次入院后完善包括基因检测在内的检查，最终确诊肝硬化的原因为先天性肝纤维化（CHF），肾功能不全的原因为多囊肾，而胆道感染正是该病最常就诊的原因之一。

（二）鉴别诊断

（1）肝炎肝硬化：为我国最常见的肝硬化病因，常常由慢性乙型病毒性肝炎、慢性丙型病毒性肝炎导致。该患者的病毒指标均为阴性，不考虑。

（2）免疫性肝硬化：女性较为常见的肝硬化病因，临床症状除本身肝病症状以外，常伴有眼干、口干、皮疹、关节痛等免疫系统疾病症状，辅助检查提示多个自身抗体阳性。该患者虽有部分自身抗体阳性，但滴度较低，按自身免疫性肝病诊断标准无法诊断，且肝穿刺病理不支持免疫性肝硬化。

（3）肝豆状核变性：代谢性肝病中较为常见的类型，临床表现与其他类型的肝硬化类似，部分患者以神经系统症状就诊。但肝豆状核变性患者的辅助检查提示铜蓝蛋白降低，血铜升高，角膜可见K-F环，肝穿刺可见较多铜沉积，基因检测有ATP7B变异。该患者铜蓝蛋白正常，肝穿刺示无铜沉积，不支持该诊断。

（三）治疗方面

目前对CHF的发病机制未完全阐明，没有十分有效的治疗方法能停止或逆转肝纤维化进程。目前能够治愈CHF的唯一方法就是肝移植。如果同时伴有严重肾功能不全，需肝肾联合移植。

十一、简要综述

（一）概述

先天性肝纤维化（CHF）是1961年由Kerr等首先命名的一种常染色体隐性遗传病，是一种罕见的、与胆管板畸形（ductal plate malformation，DPM）相关的肝内胆管遗传发育障碍疾病。临床主要表现为门静脉高压及相关并发症和复发性胆管炎，而肝细胞功能正常或轻度异常，常合并肾脏疾病，无特异性临床表现，易误诊或漏诊。病理以汇管区纤维结缔组织增生、小叶间小胆管增生为特征。CHF为罕见疾病，许多临床工作者对其认知不足，误诊率高。

（二）流行病学

该病发病率极低，文献报道为1/40 000 ~ 1/20 000。近亲结婚可致子女的发病率增加，Farahmand等报道无CHF家族史的表兄妹婚后，生育的3个孩子都被证实患有CHF。CHF的临床症状出现阶段不一，从童年至50 ~ 60岁均可出现初始临床症状，多数患者儿童时期出现临床症状并确诊，成年期确诊的病例较少。

当临床上遇到不明原因的肝硬化患者时，应考虑可能是由CHF所致。CHF病例的报道，尤以美国和日本为多，国内亦有相关报道，提示该类疾病呈世界性散发，无明显地域差别。

（三）发病机制

CHF是一种由多囊肾/多囊肝病变1基因（poly-cystic kidney and hepatic disease 1 gene，PKHD1）突变造成的遗传性相关胆管病变，目前已报道超过300种PKHD1基因突变位点及组合。该基因定位于人染色体6p21，最长开放阅读框架约12.2 kb，由66个外显子组成，基因编码由4074个氨基酸组成的蛋白fibrocystin/poiyductin（FPC）。此蛋白在肝脏中位于胆管上皮的初级纤毛，是一个大的受体样蛋白，主要生理功能为调节胆管上皮分泌胆汁的能力，还可通过促进细胞分化相关蛋白的表达，参与胆管分化成熟的过程。

（四）临床表现

CHF可分为门静脉高压型、胆管炎型、门静脉高压与胆管炎混合型和隐匿型。我国以门静脉高压型为主要类型。

（1）门静脉高压型：上消化道出血，腹水，脾大和脾功能亢进，门静脉、脾静脉扩张，侧支循环开放，尤食管胃底静脉曲张所致的破裂出血会导致患者有致命风险。

（2）胆管炎型：主要表现为胆汁淤积。胆管炎型CHF与细菌性胆管炎临床表现类似，特征不典型，易被忽略。

（3）混合型：兼有门静脉高压和胆管炎两型的共同特征。

（4）隐匿型：无门静脉高压和胆管炎等相关临床表现，需经肝病理活检才能诊断。

CHF患者的肝脏合成和储备功能正常，所有类型前白蛋白、血清白蛋白和胆碱酯酶皆处于正常范围。这一特点可区分CHF与其他肝损伤相关肝硬化。门静脉高压型及隐匿型患者可见肝功能正常或轻度异常，混合型及胆管炎型可见胆红素及胆汁淤积相关指标增高，但总体肝功能异常程度较轻，与门静脉高压严重程度不一致。

门静脉高压型、胆管炎型和混合型患者常因消化道出血及不明原因胆道炎症得以早期确诊，隐匿型患者常表现为成年后不明原因肝脾大。在一项对111例成人组和儿童组CHF患者的研究报道中，儿童期确诊为CHF的患者肝脾肿大更明显，肾囊肿和肝囊肿相对少见；而成年期确诊时肝脾肿大相对较轻，肝肾囊肿更多见。这一研究同样表明发病年龄一般与门静脉高压进展程度及是否合并肾脏病变有关。

（五）伴随综合征

CHF是一种胆管板畸形（DPM）相关肝内胆管发育异常性疾病。DPM对肝内胆管树所有分支都有影响，不同解剖部位的DPM决定了临床表现的差异，如肝内大胆管DPM的可引起Caroli病，小叶间胆管DPM引起Meyenburg征。故CHF常合并其他病变。

最常见的合并症为常染色体隐性遗传性多囊肾病（autosomal recessive polycystic kidney disease，ARPKD）和Caroli病，均是由*PKHD1*基因突变所致的初级纤毛上蛋白FPC功能缺陷疾病，均属于纤毛功能缺陷类疾病。

国外有罕见病例报道，CHF导致肝细胞癌的发生，但这一发现并不能准确说明两者具有相关性，需要更多的研究来证实这一点。

此外，国外文献报道的CHF伴随综合征还包括Joubert综合征、眼-肾综合征、眼-脑-肝-肾综合征、耳蜗前庭综合征、Meckel综合征、Bardet-Biedl综合征、肥胖-视网膜变性-糖尿病综合征、肾消耗病和Mohr-Majewski综合征等，这些综合征常涉及其他器官系统，主要包括肾脏和中枢神经系统。

（六）诊断

CHF的临床表现很不一致，很多病例无临床表现，若出现症状，常以门静脉高压相关症状或胆道炎症就诊。凡遇不明原因肝脾增大、贫血、上消化道出血及门静脉高压而肝功能正常或轻度异常的患者，都应考虑到CHF的可能，排除禁忌证后尽快行病理活组织检查。

B超、CT、MRI等影像学检查可见胆管扩张和连续或非连续的胆管囊状结构及门静脉周围纤维化。

肝脏病理活检是诊断CHF的金标准。特征性病理特点为无假小叶形成、纤维分隔内多发异常扩张的畸形胆管、门静脉周围纤维化，而肝细胞不出现明显坏死与再生。

连锁基因分析和直接检测显示*PKHD1*基因的突变。

（七）治疗

针对CHF患者，目前尚无特效的治疗方法来逆转或停止CHF的纤维化进程，临床上主要处理CHF所带来的并发症。

门静脉高压：对于食管胃底静脉曲张破裂出血，可采用药物止血或内镜治疗，内镜治疗包括内镜下套扎或注射硬化剂，对于经内科治疗不能控制出血的患者，可采用外科手术，包括分流术和断流术。

胆管炎：除使用抗生素外，内窥镜下逆行胰胆管造影术行胆汁引流也可用于合并Caroli病并胆管炎反复发作的患者。

目前能够治愈CHF的唯一方法就是肝移植，适用于难治性的门静脉高压和经保守治疗无效反复发作的胆管炎患者。如果同时伴有严重肾功能不全，需肝肾联合移植。

（八）预后

CHF患者常因严重的门静脉高压并发的食管胃底静脉曲张破裂出血而死亡。若早期诊断并干预，在有效控制门静脉高压和感染的情况下，通常预后优于其他原因导致的门静脉高压上消化道曲张静脉破裂出血。

在CHF治疗过程中，如伴发肾脏相关疾病，积极治疗有利于改善预后。肝移植预后最好，尤其是亲体肝移植，对于有条件的儿童，应积极行亲体肝移植，提高成功率。

专家点评

先天性肝纤维化（CHF）是一种罕见的常染色体隐性遗传疾病，由 *PKHD1* 基因突变所致，属于胆管板畸形相关的肝内胆管发育障碍疾病。该病从儿童期到成年期均可发病，临床表现多样，主要可分为门静脉高压型、胆管炎型、混合型和隐匿型。CHF患者的肝合成功能相对正常，与其严重的门静脉高压表现常不相符，有别于其他肝硬化的临床特点。最重要的是，CHF常合并多囊肾、多囊肝等其他器官病变，该是诊断线索之一。

本例患者初始表现为"发热伴右上腹痛"，被多家医院视为单纯感染性疾病并对症处理，未发现其背后的基础疾病。完善影像学检查后发现患者"多囊肝、多囊肾"的特征性表现，最终经肝穿刺活检确诊为CHF。这提示我们，面对不明原因、反复发作的腹痛和感染，尤其当肝功能正常或轻微异常，但已有肝硬化表现时，应考虑CHF的可能。疾病表象背后往往隐藏着更深层的病因，"拔出萝卜带出泥"正是这一临床思维过程的生动体现。在临床工作中要警惕这类"不匹配"的症状组合，对于不典型肝病，影像学评估和肝脏病理学检查是不可或缺的诊断手段，应及时合理应用。在疾病诊断后，通过遗传学检测发现患者儿子也存在相同的基因突变和多囊肾，表明这一疾病的家族聚集性。对于确诊CHF的患者，应建议其一级亲属进行筛查，实现早发现、早干预。当前，CHF虽无特效治疗，但早期识别、积极管理并发症，尤其是预防和治疗胆道感染及处理门静脉高压等相关并发症，可显著改善患者预后。对于严重病例，应及时考虑肝移植或肝肾联合移植。

点　评：赖荣陶

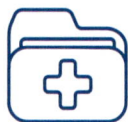

高热伴多发皮肤溃疡为哪般

病例 24 ——一例坏疽性脓皮病的诊治

病例提供者:桂红莲、林之莓
作者单位:上海交通大学医学院附属瑞金医院感染科

患者基本资料

年龄:32岁	性别:女	居住地:河南省
职业:公司文员	民族:汉族	婚否:已婚

一、主诉和现病史

(一)主诉

间断发热伴皮肤肿块3个月余。

(二)现病史

2023.05.22患者无诱因下出现发热畏寒,T_{max} 38.5℃,伴左侧乳房外侧新发皮肤肿块,局部红肿伴疼痛,无咳嗽、咳痰,无腹痛、腹泻,当地医院血常规:CRP 182.86 mg/L,WBC 35.7×10^9/L,N% 91.4%,彩超示左侧乳腺偏高回声团,考虑炎性改变。予左氧氟沙星联合苯唑西林抗感染等治疗后好转。

患者于2023.07.31无诱因下出现一过性腹痛后再次出现发热,T_{max} 38.5℃左右,性质同前,伴右上臂新发皮肤肿块,局部红肿疼痛,当地医院查血常规:CRP 77.7 mg/L,WBC 18.28×10^9/L,N% 79.5%,血培养阴性,自诉抗感染治疗后好转。

患者于2023.08.22再次出现腹痛,并出现右大腿根部疼痛,遂来笔者所在科室门诊就诊,当时未见局部新发肿块,血常规:WBC 12.0×10^9/L,N% 81%。2023.08.25门诊复诊,皮肤潮红伴肿痛,逐渐发展至鸡蛋大小,出现发热,T_{max} 40℃,伴畏寒、寒战,门诊给予左氧氟沙星联合头孢克洛口服抗感染治疗。2023.08.26至上海某医院就诊,查血常规:CRP 73.2 mg/L,WBC 14.3×10^9/L,N% 86.2%,腹部CT示下腹部分小肠淤张,末端回肠壁增厚肿胀,考虑炎性病变,相应小肠系膜肿胀。予拉氧头孢与左氧氟沙星静脉滴注抗感染治疗,患者仍有发热,局部病灶扩大。2023.08.28拟"发热伴皮损"收住入院。

病程中,患者精神一般,胃纳差,夜眠一般,两便正常,体重无明显变化。

160

二、重要的既往史、个人史、家族史等

既往史：否认高血压、糖尿病、心脏病史。

传染病史：否认肝炎、结核病史。2022年12月第一次感染新冠病毒。

手术外伤、输血和过敏史：阑尾切除术病史。否认输血和过敏史。

个人史：生长于原籍，否认疫区接触史。否认吸烟、饮酒史。

月经史和婚育史：既往月经规律，两次流产史，最近一次流产在2021年。LMP：2023.08.01。已婚，未育。

家族史：否认。

三、入院体格检查

T 36.8℃，P 112次/min，R 18次/min，BP 102/64 mmHg。身高167 cm，体重70 kg。神志清楚，精神一般，轮椅推入。急病面容。右侧腹股沟可及一枚质软淋巴结，无压痛。双肺呼吸音清，未及明显干、湿啰音。心律齐，心率112次/min。腹部平软，下腹部轻压痛，无反跳痛，双下肢无水肿。

本科体检：右侧大腿根部明显粗肿，可见一片红斑，轻度隆起，大小约成人两个手掌，表面完整，无破溃及渗出，边界不清晰，局部皮温升高，触痛明显，无明显波动感，中心质地较硬。

四、入院辅助检查

2023.08.28（入院时）

（1）血常规：WBC 26.76×10^9/L，N% 89.0%，N 23.81×10^9/L，RBC 3.78×10^{12}/L，Hb 104 g/L，PLT 287×10^9/L。

（2）DIC：PT 12.9 s，INR 1.10，FIB 6.0 g/L，D-二聚体 0.77 mg/L。

（3）生化：ALT 38 IU/L，AST 24 IU/L，ALP 143 IU/L，GGT 42 IU/L，TBIL 13.0 μmol/L，ALB 29 g/L，Cr 61 μmol/L，K^+ 3.02 mmol/L，LDH 286 IU/L，eGFR 115.6 ml/（min·1.73 m^2）。

（4）SAA＞320.0 0 mg/L；CRP 200.97 mg/L；ESR 56 mm/h；PCT 1.33 ng/ml；铁蛋白 186.9 ng/ml；IL-2受体 1495 U/mL；IgG 6.52 g/L，IgA 1.70 g/L，IgM 1.15 g/L，IgE 15.9 IU/ml。

（5）HBV、HCV、HIV、梅毒、新冠病毒核酸、T-SPOT、呼吸道病原体九项、ANA、ENA、ANCA、抗心磷脂抗体均阴性；甲状腺功能正常；肿瘤指标正常；HbA1C 5.3%。

（6）浅表淋巴结彩超：右侧腹股沟区见数个低回声，之一大小为19.7 mm×7.6 mm，首先考虑反应性。

（7）肝、胆、胰脾、肾、胸水、腹水、彩色超声：肝内高回声病灶，请结合其他检查；

胆囊胰体脾肾未见明显异常；胸腹腔未见明显积液。

（8）心脏超声：未见瓣膜赘生物。

五、入院诊断、诊断依据和鉴别诊断

（一）入院诊断

皮肤软组织感染。

（二）诊断依据

（1）患者为年轻女性，急性起病，反复发热伴多发皮肤肿块样改变3个月余。

（2）入院时右侧大腿根部明显粗肿，可见一片红斑，轻度隆起，局部皮温升高，触痛明显，中心质地较硬。

（3）血常规提示WBC升高，以中性粒细胞升高为主，CRP升高。

（4）既往发作时抗生素治疗有效。

（三）鉴别诊断

（1）皮肤淋巴瘤：起病于皮肤内淋巴系统的恶性肿瘤，起初皮肤可表现为红斑、斑块或肿物，随着疾病进展，患者可能出现淋巴结肿大、肝脾肿大等其他系统的症状。其诊断依赖于皮损组织病理学检查。本例患者有发热伴皮损表现，可进一步行皮损组织病理以排除该诊断。

（2）皮肤血管炎：既可作为系统性血管炎的组成部分，又可仅局限于皮肤，或以皮肤为主。临床表现多样，常见的皮损包括斑丘疹、红斑、荨麻疹、紫癜样皮疹等，可伴有疼痛、瘙痒等症状。部分患者可能出现全身症状，如发热、乏力、关节痛等。其诊断依赖于皮损组织病理学检查。本例患者有发热伴皮损表现，可进一步行皮损组织病理以排除该诊断。

六、主要诊疗经过和病情变化

患者入院后第一天（2023.08.28）右大腿内侧皮肤潮红肿块，无水疱和破溃，完善血培养及外周血NGS，给予美罗培南1.0 g q8h联合万古霉素1.0 g q12 h抗感染治疗。第二天（2023.08.29）右大腿内侧肿块中心皮肤青紫。第三天（2023.08.30）仍有持续性发热，血液NGS阴性，右大腿内侧皮肤破溃，分泌物送检细菌和真菌检查，并加用利奈唑胺0.6 g q12 h。

第四天（2023.08.31）右上臂出现新发硬块。第五天（2023.09.01）因血培养及伤口分泌物培养均阴性，行超声引导下肿块穿刺活检，组织送检病理及NGS后，加用静脉丙种球蛋白10 g qd，卡泊芬净抗真菌治疗。

第八天（2023.09.04）患者仍有发热，右大腿肿块组织NGS阴性，完善骨髓穿刺，送检涂片＋培养＋NGS＋活检病理。再次询问病史，补充病情，外院两次治疗期间，均使用过地塞米松退热治疗。请皮肤科会诊，考虑坏疽性脓皮病或淋巴瘤或感染可能，建议：① 皮肤活检病理＋基因重排；② 骨髓穿刺（排除MDS）；③ PET/CT；④ 糖皮质激素，注意不良反应；⑤ 沙利度胺3片qn；⑥ 白芍总苷2片bid。

第九天（2023.09.05）停用美罗培南＋万古霉素＋卡泊芬净，行床边皮肤活检，病理见局部表皮损伤伴糜烂，真皮及表皮内急性化脓性炎伴肉芽组织形成，未见明确异型成分。

第十天（2023.09.06）患者上午突发胸闷气促、心悸、恶心、呕吐，监护提示窦性心动过速，心率118次/min，血压104/60 mmHg。急查心肌蛋白：肌酸激酶465 IU/L，CK-MB 13.7 ng/ml，肌红蛋白695.7 ng/ml↑，高敏TnI 43.1 pg/ml；pro-BNP 10 398 pg/ml。心电图提示窦性心动过速（心率140次/min）。床边心脏彩超示：左室射血分数约48%，左室收缩功能减低，微量心包积液。治疗上停用利奈唑胺＋静脉丙种球蛋白，换为甲泼尼龙40 mg bid静滴，白芍总苷600 mg bid口服，沙利度胺75 mg qn口服，米诺环素100 mg qd口服。下午患者胸闷、心悸缓解，体温正常。

第12天（2023.09.08）患者因皮损转至烧伤科进一步行伤口相关治疗，激素逐渐减量。

本例患者住院期间，合并疾病排查：患者每次腹痛起病，外院2023.08.26腹部CT示下腹部分小肠淤张，末端回肠壁增厚肿胀，考虑炎性病变，相应小肠系膜肿胀。本次入院PET/CT：直肠局灶性代谢增高（SUVmax约9.4），建议结合肠镜检查。请消化科会诊：建议完善小肠增强CT，评估是否合并溃疡性结肠炎等炎症性肠病。

七、针对病情变化的检查结果

（1）股骨MRI（2023.08.29）：右大腿内侧肌肉及周围皮下软组织肿胀，符合软组织感染（图24-1）。

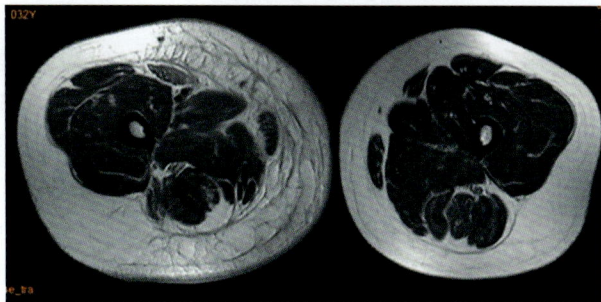

图24-1　股骨MRI平扫

（2）住院期间血常规及炎症指标如表24-1所示。

表24-1　住院期间血常规及炎症指标汇总

日期	WBC（×10⁹/L）	N%（%）	Hb（g/L）	PLT（×10⁹/L）	CRP（mg/L）	PCT（ng/ml）	IL-6（pg/ml）	铁蛋白（ng/ml）
2023.08.22	12.0	81	121	295	/	/	13	80
2023.08.29	26.8	89	104	287	201	1.8	32	187
2023.08.31	40.1	93	111	278	171	1.7	858	205
2023.09.02	46.2	95	100	293	232	3.2	/	/
2023.09.04	27.1	94	94	248	198	1.9	10 000	288
2023.09.06	38.7	96	80	141	255	/	/	/
2023.09.08	16.3	93	82	160	94	10.7	/	253
2023.09.10	9.0	85	97	157	20	1.5	/	/
2023.09.14	12.6	82	106	365	2	0.1	2	/
2023.09.18	15.1	86	99	491	0.4	<0.05	/	/

（3）皮肤病理（右下肢皮肤）：送检皮肤组织，局部表皮损伤伴糜烂，真皮及表皮内急性化脓性炎伴肉芽组织形成，未见明确异型成分（图24-2）。

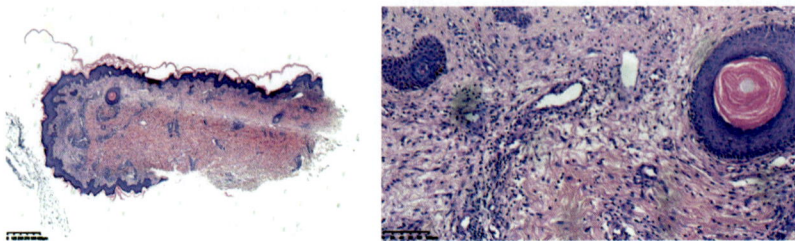

图24-2　皮肤病理

（4）PET/CT：① 右肩部及右上肢肌肉肿胀，代谢增高（SUVmax约11.0），右大腿肌肉肿胀，代谢增高（SUVmax约4.7），考虑感染性病变可能，恶性病变不能除外，建议结合病理学检查。② 躯干骨、四肢骨近段骨髓腔代谢增高（SUVmax约18.9），脾脏稍大伴代谢增高，建议必要时结合骨髓穿刺检查。③ 直肠局灶性代谢增高（SUVmax约9.4），建议结合肠镜检查。④ 双肺炎症，双肺下叶节段性肺不张，双侧胸腔积液。⑤ 肝脏脂肪浸润。⑥ 左侧肾上腺增粗，代谢轻度增高，考虑增生可能，随诊。⑦ 双侧附件囊性灶，左侧附件囊性灶代谢增高，考虑生理性囊肿可能，随诊（图23-3）。

（5）骨髓涂片：骨髓增生活跃，粒红比升高，粒系增生活跃伴核右移，可见颗粒增多增粗，KP积分升高，红系增生低下，巨系增生尚活跃，血小板散在或成簇可见，血片中偶见幼粒细胞。骨髓NGS：阴性。骨髓病理：造血细胞粒系增生中度活跃，以中晚幼阶段为主，巨核系增生基本正常范围，未见肯定异型成分。

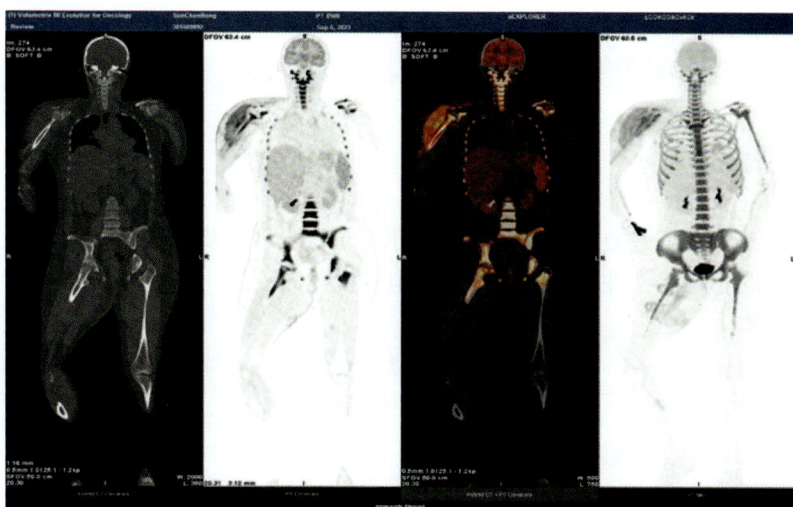

图24-3 PET/CT影像

八、出院诊断

坏疽性脓皮病（pyoderma gangrenosum，PG）。

九、预后和转归

患者皮损好转，炎症指标恢复正常，2023.09.21出院后，患者在皮肤科门诊随访，沙利度胺维持，激素逐渐减量。因PLT上升，加用阿司匹林治疗。但该患者仍需进一步排查有无坏疽性脓皮病相关疾病，尤其是炎症性肠病。

十、诊疗体会

本例患者短时间内反复发作三次发热伴皮损，前两次在外院治疗期间使用常规抗生素治疗，同时加用激素退热处理后体温正常，皮疹消退。此次第三次以大腿红斑、水疱、脓疱起病，并快速进展为溃疡增殖性损害，抗生素治疗无效。因粒细胞增高、血沉增高，多次病原体检查均阴性，最终病理活检支持坏疽性脓皮病诊断，后续给予激素治疗有效。

其实，坏疽性脓皮病是一种非感染性、炎症性嗜中性皮病。其溃疡容易被误诊为其他原因，如细菌或真菌感染、血管炎、寄生虫感染、恶性肿瘤和其他炎症性疾病等所致溃疡。皮肤活体组织检查并非诊断坏疽性脓皮病的金标准，但可以排除血管炎、恶性肿瘤（尤其是淋巴瘤）等。

坏疽性脓皮病相关疾病（包括炎症性肠病、关节炎、单克隆丙种球蛋白病或其他血液系统疾病）的排查也至关重要。本例患者每次以腹痛起病，外院腹部CT示：下腹部分小肠淤张，末端回肠壁增厚肿胀，考虑炎性病变，相应小肠系膜肿胀，本次入院查PET/CT：

直肠局灶性代谢增高（SUVmax约9.4）。故请消化科会诊，建议进一步完善小肠增强CT，评估是否合并溃疡性结肠炎等炎症性肠病。

十一、简要综述

坏疽性脓皮病（PG）是一种少见的嗜中性皮病，表现为皮肤炎性和溃疡性病变。与其名称相反，PG既不是感染性疾病，也不是坏疽性疾病。

1. 流行病学

PG可发生于任何年龄，但好发于中青年以及女性。

2. 发病机制

促发PG的因素尚不明确，但通常认为PG是一种自身炎症性疾病。

3. 临床表现

PG最常表现为炎性丘疹或脓疱，可进展为疼痛性溃疡，溃疡不断向四周扩大（潜行性边缘），边缘皮肤呈紫红色，溃疡基底化脓。PG还可表现为大疱型、增殖型、造口周围和皮肤外病变。

4. 诊断

PG没有完美的诊断标准；各种诊断表的原意都是用于临床研究入选病例的标准化，而并非用于临床诊断。PARACELSUS评分和Delphi专家共识标准可供参考（表24-2）。

（1）基本点：快速进展的溃疡，组织病理以中性粒细胞为主，排除其他疾病。

（2）加分点：剧烈疼痛、潜行性边缘、病态反应、关联疾病（炎症性肠病、炎症性关节病、淋巴造血肿瘤）、对糖皮质激素治疗反应良好、筛状瘢痕。

表24-2　坏疽性脓皮病PARACELSUS评分和Delphi专家共识标准

PARACELSUS评分	Delphi专家共识标准
主要标准（每项3分）	主要标准
病程快速进展 相关鉴别诊断的评估 紫红色的伤口边缘	病理活检可见中性粒细胞浸润
次要标准（每项2分）	次要标准
免疫抑制剂迅速缓解症状 典型不规则形状溃疡 严重的疼痛（视觉模拟评分）≥4分 发生于创伤部位	组织学排除感染 过度反应性 炎症性肠病或炎症性关节炎史 丘疹、脓疱或水泡快速发展为溃疡
附加标准（每项1分）	外周红斑、边缘破坏和溃疡疼痛
组织病理学可见化脓性炎症 伤口边缘有潜行破坏 合并相关的系统性疾病	多部位溃疡（至少1处在下肢伸侧） 溃疡愈合后有筛状或皱纸样瘢痕 免疫抑制治疗后溃疡缩小

注：PARACELSUS评分总分≥10分时则高度怀疑PG，＜10分时则不考虑诊断PG。Delphi标准需满足主要标准和8项次要标准中至少4条方可诊断PG。

5. 治疗方法

不要清创！轻症外用强效糖皮质激素，口服米诺环素；全身症状重、快速进展、皮疹严重者，首选系统糖皮质激素［泼尼松等效剂量0.5～1 mg/（kg·d）］。

6. 共存疾病

PG可于诊断相关疾病之前或之后发生，可与相关疾病的临床病程平行或不平行。一项回顾性队列研究显示，356例PG成人中238例（66.9%）有共存疾病：146例患者（41%）有炎症性肠病，73例（21%）有关节炎，23例（7%）有实体器官恶性肿瘤，21例（6%）有血液系统恶性肿瘤，17例（5%）有血液系统疾病（意义未明的单克隆丙种球蛋白血症、骨髓增生异常综合征或真性红细胞增多症）。

专家点评

本例患者在3个内月内反复发热并伴有皮损，前两次在当地医院治疗后体温正常，皮疹消退。该病例每次发病都出现白细胞升高、CRP升高，易被误认为是感染，收入病房后给予广谱抗生素治疗，疗效不佳，反复血培养、皮损处培养、骨髓培养均为阴性，外周血NGS、骨髓NGS均为阴性。再次询问病史，发现当地医院每次都采用抗生素联合激素治疗。经排除恶性肿瘤，并经皮肤活检，改变治疗方案，后续激素治疗有效，最终确诊为PG。

本病例符合PARACELSUS评分和Delphi专家共识标准的诊断条件，可以诊断为PG。PG是以皮肤坏死性溃疡且伴有局部疼痛为主要临床表现的一种疾病，由于缺乏特异性实验室检查指标及病理学特征，临床易误诊。皮肤病变可能是本病的唯一表现，也可伴发其他统性疾病，如炎症性肠病、关节炎、血液系统恶性肿瘤、内脏恶性肿瘤等。本病的核心治疗原则为：抑制过度免疫反应，促进溃疡愈合，控制潜在疾病。一线药物为系统性糖皮质激素（如泼尼松），二线药物为免疫抑制剂（环孢素A、硫唑嘌呤）、生物制剂（TNF-α抑制剂如英夫利昔单抗），难治性病例可以用静脉用免疫球蛋白、JAK抑制剂等。本病例激素治疗效果显著。

PG是一种罕见的皮肤病，易误诊，应联合多学科会诊（感染科、皮肤科、风湿免疫科、消化科、血液科等）尽早确诊，给予患者有效的治疗。

点 评：安宝燕

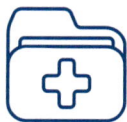

花季少女缘何反复发热
病例25 ——一例Chediak-Higashi综合征的诊治

病例提供者：桂红莲、林之莓
作者单位：上海交通大学医学院附属瑞金医院感染科

患者基本资料

年龄：14岁	性别：女	居住地：江西省萍乡市
职业：学生	民族：汉	婚否：未婚

一、主诉和现病史

（一）主诉

间断发热伴纳差近2个月。

（二）现病史

入院前2个月（2022.12.30），患者无诱因下出现发热，T_{max}超过40.0℃，伴畏寒、寒战、心悸、干咳、恶心、呕吐、乏力、纳差，无头晕、头痛，无腹痛、腹泻，无尿频、尿痛，无关节疼痛等不适。2023.01.20当地医院查血常规示白细胞减少，淋巴细胞比例增多，CRP和PCT轻度升高，AST轻度升高。胸部CT提示右肺中上叶实变，双侧胸腔积液，脾大，予抗感染等治疗（具体不详）后体温降至正常，遂出院。2023.02.06患者再次出现发热，性质同前，恶心、呕吐较前加重，食欲差。2023.02.11复查血常规：白细胞减少，淋巴细胞比例增多，炎症指标升高；肝酶升高，PT延长。复查胸部CT：肺部感染和右肺实变较前轻度吸收，双侧胸腔积液较前减少。淋巴结彩超：全身多处淋巴结肿大。腹部CT：肝脾大，腹膜内多发肿大淋巴结。肺泡灌洗液NGS：金黄色葡萄球菌，肺炎链球菌，EB病毒（EBV）。骨髓穿刺：骨髓增生活跃，粒系、红系、巨系增生活跃，骨髓粒系部分胞质可见较多包涵体。考虑诊断"金黄色葡萄球菌肺炎，传染性单核细胞增多症，多浆膜腔积液，血液系统疾病待排"，先后予阿奇霉素、多西环素、哌拉西林他唑巴坦抗感染、保肝、止呕等治疗。但患者仍有反复发热，体温波动在39℃左右，2023.02.16查血常规示三系突然降低，2023.02.17患者家属要求自动出院，转至上级医院治疗。其后患者体温降至正常，偶有干咳。2023.02.27入住笔者所在科室。

病程中，患者精神一般，胃纳差，夜眠一般，两便正常，体重下降约8 kg。

二、重要的既往史、个人史、家族史等

既往史：自述平素经常感冒，否认糖尿病、心脏病史，否认肝炎、结核病史。2022.12.20左右感染新冠病毒。

个人史：生长于原籍，否认疫区接触史。其母G3P3，患者为第一胎，足月顺产，出生时无窒息抢救史，出生后母乳喂养，按时添加辅食，生长发育正常，平素体力、智力情况与同龄儿童基本相同。患者家属诉患者自幼起颜面部、四肢肤色明显黑于胸腹部皮肤。

手术外伤史：否认手术、外伤史。

月经史：未来潮。

家族史：否认。

三、入院体格检查

T 36.5℃，P 118次/min，R 18次/min，BP 95/72 mmHg。身高150 cm，体重42 kg。神志清楚，自主体位，对答切题。颜面部、四肢肤色呈褐色。巩膜无苍白黄染。皮肤未见瘀点、瘀斑。浅表淋巴结未触及肿大。心律齐，双肺呼吸音稍弱，未闻及明显啰音，腹部平坦，无腹部压痛、反跳痛，肝脾肋下未及，墨菲征（-），移动性浊音（-），双下肢无水肿。

四、入院辅助检查

1. 当地医院（第一次住院）

血常规（2023.01.20）：WBC 3.0×10^9/L，N% 13.6%，L% 61.9%，Hb 116 g/L，PLT 115×10^9/L。炎症指标：CRP 62.73 mg/L，PCT 0.45 ng/ml，IL-6 29.88 pg/ml。呼吸道病原体：阴性。血培养：未见异常。生化：AST 45 U/L，ALP 89 U/L，GGT 22.3 U/L，TBIL 10.9 μmol/L，腺苷脱氨酶71 U/L，乳酸20.7 mg/dl。胸部CT：右肺中上叶实变，右肺上叶实变较前增多，右肺中叶实变较前稍吸收，双肺散在炎症、结节，右侧胸腔积液较前增多，新增左侧胸腔少量积液；脾大。

出院后复查胸部CT（2023.02.10）：右肺中上叶实变，较前增多，双肺散在炎症，结节较前吸收和缩小，未见胸腔积液；脾大。

2. 当地医院（第二次住院）

血常规（2023.02.12）：WBC 3.0×10^9/L，N% 16.7%，L% 58.6%，Hb 119 g/L，PLT 153×10^9/L。炎症指标：CRP 26.88 mg/L，PCT 4.91 ng/ml，IL-6 25.98 pg/ml。生化：ALT 52 U/L，AST 175 U/L，ALP 295 U/L，GGT 63.5 U/L，ALB 33.3 mg/L，TBIL 24.6 μmol/L，DBIL 9.9 μmol/L，腺苷脱氨酶63 U/L，乳酸21.8 mg/dl。凝血功能：PT 22.3 s，PTA 33.3%，INR 1.74，FIB 2.64 g/L，APTT 45.3 s。病毒系列：HBV、HCV、HIV、梅毒均（-）。EBV DNA：低于检测下限。结核分枝杆菌核酸检测（-）。

外周血涂片（2023.02.13）：细胞分类 N% 18%，L% 59%，M% 23%；白细胞数量减少，中性粒细胞比例减低，胞质内可见较多淡紫红色包涵体，单核细胞比例增高，形态和染色基本正常；红细胞形态未见异常，血小板散在可见。

支气管镜（2023.02.13）：左肺1～4级支气管通畅，未见新生物，黏膜正常。右肺上叶开口呈四段变异，各段支气管通畅，未见新生物，黏膜正常。肺泡灌洗液NGS：金黄色葡萄球菌166拷贝数，肺炎链球菌131拷贝数，EBV 164336拷贝数。

骨髓穿刺（2023.02.15）：骨髓增生活跃，粒∶红＝3∶1；粒系增生活跃，部分粒细胞胞质可见较多淡紫红色、灰紫色的包涵体；红系增生活跃，以中、晚幼红细胞增生为主，形态未见异常；巨系增生活跃，血小板散在可见。

淋巴结彩超（2023.02.15）：双侧颈部、腋下、腹股沟区可见淋巴结（双侧颈部淋巴结右侧最大14 mm×5 mm，左侧最大10 mm×3 mm，双侧腋下淋巴结右侧最大11 mm×4 mm，左侧最大18 mm×5 mm，双侧腹股沟淋巴结右侧最大12 mm×4 mm，左侧最大13 mm×3 mm）；腹腔大血管旁多发肿大淋巴结（最大37 mm×20 mm）。腹部彩超：肝脾大，胆囊壁毛糙，其余未见明显异常。

血常规（2023.02.16）：WBC $2.3×10^9$/L，N% 11.1%，L% 77.4%，Hb 85 g/L，PLT $61×10^9$/L。炎症指标：CRP 35.77 mg/L，PCT 0.50 ng/ml，铁蛋白597.4 ng/ml。生化：AST 132.4 U/L，ALP 654 U/L，GGT 138.7 U/L，ALB 27.2 mg/L，TBIL 24.8 μmol/L，DBIL 12.5 μmol/L，腺苷脱氨酶99.5 U/L，乳酸23.3 mg/dl，TG 2.34 mmol/L。

胸腹部CT（2023.02.17）：右肺中上叶实变，较前稍吸收，双肺散在炎症较前增加，部分结节较前缩小，新增双侧胸腔积液；心包少量积液；肝脾大，门静脉稍增粗，脾静脉增粗；静脉期肝内多发稍低密度影，炎症可能；腹膜后及腹腔内多发肿大淋巴结；胆囊炎可能，胆囊窝积液，盆腔积液；盆腔右侧囊性灶（大小为17 mm×20 mm）。

3. 此次本院入院后

血常规（2023.02.28）：WBC $2.33×10^9$/L，N% 19.6%，L% 55.3%，M% 24.9%，N $0.46×10^9$/L，RBC $3.90×10^{12}$/L，Hb 108 g/L，PLT $278×10^9$/L。

炎症指标：CRP 3.0 mg/L，SAA ＜4.80 mg/L，ESR 5 mm/h，PCT 0.11 ng/ml，铁蛋白132.9 ng/ml。

DIC：APTT 37.1 s，PT 14.5 s，INR 1.23，D–二聚体0.44 mg/L。

生化：ALT 30 IU/L，AST 44 IU/L，ALP 352 IU/L，GGT 95 IU/L，TG 2.96 mmol/L，LDH 308 IU/L。

CMV+EBV：CMV–IgG（＋），CMV–IgM（－），EA–IgG（－），EBV–IgM（－），VCA–IgG＞750 IU/ml，EBNA–IgG 432 IU/ml；CMV–DNA＜250 IU/ml，EBV–DNA＜250 IU/ml。

NK细胞：NK% 19.5%，NK绝对计数252个/μl。

细胞因子：IFN–γ 91.1 pg/ml，IL–5 4.4 pg/ml，IL–6 17.6 pg/ml，IL–8＜2.4 pg/ml，IL–10 121.1 pg/ml；IL–2受体＞7500.00 IU/ml。

免疫球蛋白：IgG 9.60 g/L，IgA 2.41 g/L，IgM 0.53 g/L，IgE 6.0 IU/ml。自身抗体：阴性。血清蛋白电泳＋免疫固定电泳：正常。呼吸道病原体（－）。T–SPOT（－）。

浅表淋巴结彩超：双侧颈部、双侧锁骨上、双侧腋窝、双侧腹股沟未见明显异常肿大淋巴结。甲状腺彩超：双侧甲状腺、双侧甲状旁腺区未见明显异常。腹部彩超：肝脏形态饱满，脾肿大。心脏彩超：微量心包积液。

胸部CT（2023.03.01）：左肺中上叶大叶性肺炎；两肺散在实性小结节；两侧腋窝稍大淋巴结显示（图25-1）。

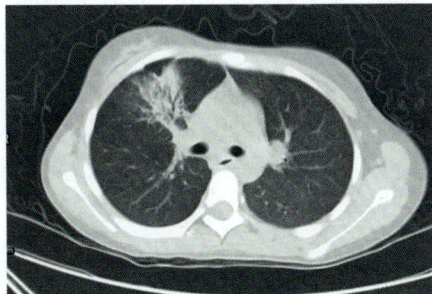

图25-1 胸部CT提示左肺中上叶大叶性肺炎

五、入院诊断、诊断依据和鉴别诊断

（一）入院诊断

① 发热查因（细菌、病毒感染？ 血液系统疾病？ ）；② 肺部感染；③ 肝功能异常。

（二）诊断依据

（1）患者为14岁女学生，急性起病，反复发热伴肝损伤。
（2）血象提示全血细胞减少。
（3）EB病毒持续感染。
（4）影像学提示肝脾淋巴结肿大，大叶性肺炎迁延不愈。

（三）鉴别诊断

患者发热原因不明，需与感染性疾病、血液系统疾病等鉴别。

（1）慢性活动性EB病毒感染：患者会出现类似于传染性单核细胞增多症的症状，如发热、淋巴结肿大和肝脾肿大，且持续或反复发作3个月以上。血液中EB病毒DNA高于1000 IU/ml，或外周血中检测到EB病毒感染的T或NK细胞。需要排除其他已知的自身免疫性疾病、肿瘤性疾病以及免疫缺陷性疾病。

（2）噬血细胞综合征（hemophagocytic syndrome，HPS）：又称噬血细胞性淋巴组织细胞增多症（hemophagocytic lymphohistiocytosis，HLH），临床以持续发热、肝脾肿大、全血细胞减少以及骨髓、肝、脾、淋巴结组织发现噬血现象为主要特征。本病例仍需完善相关检查，以进一步明确是否存在HPS相关致病基因，或存在感染、恶性肿瘤或风湿免疫疾病的致病因素。

六、主要诊疗经过和病情变化

患者入院后体温正常，偶有干咳，食欲稍差，予多烯磷脂酰胆碱保肝、熊去氧胆酸利胆、氨溴索化痰等治疗。2023.03.01晚再次开始发热，起初体温38.3℃，伴有畏寒、腹痛、恶心、呕吐，偶有胸闷、心悸，情绪烦躁不安，食欲差。次日体温升至40.0℃，完善外周血培养及NGS送检，加用维生素C 2 g/d，同时头孢曲松2 g/d+更昔洛韦0.2 g/12 h。2023.03.05患者无发热，精神和食欲好转，腹痛逐渐缓解，无恶心呕吐，情绪逐渐好转。

2023.03.06患者血小板计数突然降至16×10^9/L，临床拟诊HPS，于当日起予以地塞米松10 mg/d、静脉丙种球蛋白10 g/d，同时予以注射用重组人白细胞介素11升血小板、护胃、补钙、补充白蛋白等治疗。其间输注单采血小板1 U，红细胞悬液2 U。因外周血涂片发现中性粒细胞胞质可见异常包涵体，经临检室建议送检基因以明确有无遗传性疾病。2023.03.11起停用静脉丙种球蛋白，地塞米松减为5 mg/d。2023.03.13复查血常规恢复正常。2023.03.14患者家属要求带药出院，之后激素改为甲泼尼龙片16 mg/d口服（每周减1片）。

七、针对病情变化的检查结果

（1）血液NGS（2023.03.02）：① DNA检测流程发现病原体（序列数/相对丰度）：EBV（42349/100.0%）；② RNA检测流程发现病原体（序列数/相对丰度）：EBV（55/89.0%）。外周血培养：阴性。

（2）腹部彩超（2023.03.08）：肝脾肿大；肝门部淋巴结肿大；胆囊、胰体未见明显异常。

（3）住院期间血常规、生化、凝血功能及其他指标汇总见表25-1。

表25-1　住院期间实验室检查

		2023.03.02	2023.03.06	2023.03.08	2023.03.10	2023.03.13
血常规	WBC（$\times 10^9$/L）	2.59 ↓	4.73	2.63 ↓	3.66 ↓	4.05
	N%（%）	35.6 ↓	13 ↓	21 ↓	45 ↓	15.2 ↓
	L%（%）	38.7	65 ↑	62 ↑	43 ↑	77.4 ↑
	形态不典型淋巴细胞（%）	/	10	8	6	/
	RBC（$\times 10^{12}$/L）	4.00 ↓	2.89 ↓	2.30 ↓	2.94 ↓	3.39 ↓
	Hb（g/L）	109 ↓	79 ↓	63 ↓	81 ↓	95 ↓
	PLT（$\times 10^9$/L）	168	16 ↓	44 ↓	152	251
	备注		中性粒细胞胞质可见异常包涵体			
生化	肌酐（μmol/L）	79	176 ↑	61	45	40
	AST（IU/L）	60 ↑	70 ↑	22	30	52 ↑
	LDH（IU/L）	/	593 ↑	321 ↑	192	176
	TG（mmol/L）	/	/	5.12 ↑	3.85 ↑	4.94 ↑

（续表）

		2023.03.02	2023.03.06	2023.03.08	2023.03.10	2023.03.13
凝血功能	FIB（g/L）	2.9	1.7↓	2.1	3.3	2.9
	PT（s）	16.3↑	15.2	13.8	13.0	12.4
其他	PCT（ng/ml）	/	7.03↑	1.07↑	0.41	0.26
	CRP（mg/L）	30↑	67.59↑	23.72↑	24.4↑	6.8
	铁蛋白（ng/ml）	/	/	458.5↑	600.7↑	422.1↑
	NK细胞计数	/	/	143	180	121↓
	IL-2R（U/ml）	/	/	＞7500↑	＞7500↑	＞7500↑

（4）患者临床表型高度相关的基因变异结果见表25-2。

表25-2 临床表型高度相关的基因变异结果

基因	染色体位置	转录本外显子	核苷酸氨基酸	纯合/杂合	ACMG致病性分析	疾病/表型（遗传方式）
LYST	chrl:235897911	NM_000081.4;exon32	c.8407C＞T(p.Gln2803Ter)	het	致病性	Chediak-Higashi综合征（常染色体隐性遗传）
LYST	Chrl:235956888-235956899	NM_000081.4;exon11	c.4020_4031del(p.Asp1343_Val1346del)	het	不确定	Chediak-Higashi综合征（常染色体隐性遗传）

ACMG，美国医学遗传学与基因组学学会。

八、出院诊断

① Chediak-Higashi综合征（Chediak-Higashi syndrome，CHS）；② 原发性噬血细胞综合征；③ 慢性活动性EB病毒感染。

九、预后和转归

本例患者家系分析如图25-2所示，确认患者为复合杂合体发病，目前仍激素维持中，拟计划异基因造血干细胞移植（allo-HSCT）。

十、诊疗体会

当患者出现不明原因的持续发热，外周血细胞减少，伴脾肿大或肝功异常时，应怀

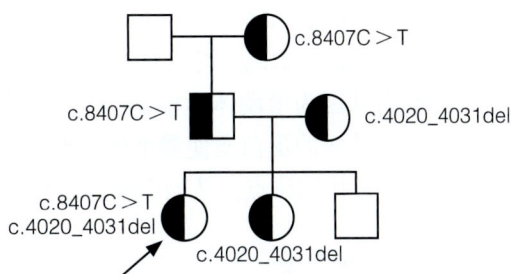

图25-2 家系分析示意图

疑噬血细胞综合征（HPS）的可能。根据HLH-2004诊断标准，该患者符合8条指标中的5条以上，临床诊断为HPS。HPS依据病因可分为原发性和继发性，前者指常染色体或X连锁隐性遗传，伴有相关基因异常；后者继发于病毒（如EBV）、细菌所引起的感染、风湿免疫性疾病及肿瘤等。

对于符合HPS诊断标准的患者，应及早进行病因筛查，指导后续治疗。针对此例年轻女性患者，存在反复发热伴肝损伤，肝、脾、淋巴结肿大，全血细胞减少，大叶性肺炎迁延不愈，EB病毒持续感染，自限性或激素治疗有效等特点，医生不应局限于HPS的诊断。

本例患者肺泡灌洗液、外周血NGS均检测到高序列数的EBV。EB病毒血液检查呈阳性，有三种可能：① 可能是EB病毒相关HPS；② 可能是原发性HPS；③ 可能是淋巴瘤，因为在很多淋巴瘤患者的血液中也可能找到EB病毒。

缘何患者在短期内发生二次HPS？单一的EB病毒感染似乎不能解释。回顾外院的血涂片及骨髓涂片，均提示特征性的中性粒细胞胞质中淡紫红色、灰紫色的包涵体；在血涂片观察到中性粒细胞胞质颗粒，使得Chediak-Higashi综合征（CHS）得到快速诊断；最终*CHS1/LYST*突变性质的分析有助于区分高危的儿童型CHS患者。本病例疾病发生发展示意图如图25-3所示。

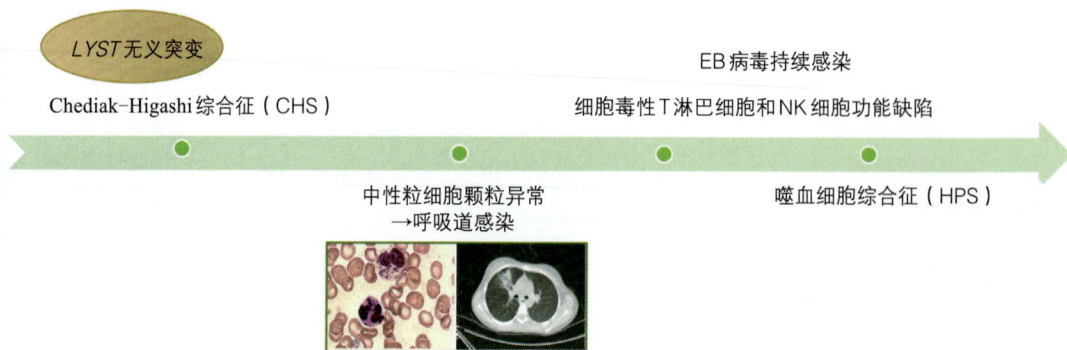

图25-3 疾病发生发展图示

十一、简要综述

（一）概述

Chediak-Higashi综合征（CHS）是一种罕见的常染色体隐性遗传病（单基因遗传病），又称白细胞异常色素减退综合征、异常白细胞包涵体综合征等。

其致病基因为溶酶体运输调节因子基因（*LYST*）。*LYST*基因的突变导致异常LYST蛋白的生成。异常的蛋白质使囊泡转运调节异常，细胞内生成粗大溶酶体，异常溶酶体不能被转运到正常作用位点，从而引发各系统的临床症状。

（二）临床表现

（1）反复化脓性感染：是患儿就诊和得到诊断的主要线索。感染部位通常为皮肤、呼吸道、黏膜，病原体以金葡菌和链球菌为多。

（2）局部眼皮肤白化：皮肤毛发色素减退伴局部斑点状色素沉着，眼部症状包括巩膜色素减退，并引起畏光、视觉灵敏度下降、眼球震颤和斜视。

（3）轻度凝血功能障碍：出血时间延长，主要表现为瘀斑和黏膜出血，一般无须干预。在加速期还包括因低纤维蛋白原和血小板减少引起的出血风险。

（4）进行性神经系统异常：神经递质囊泡结构和转运异常，导致部分儿童早期可出现运动或感觉异常、共济失调、震颤、脑神经麻痹、认知障碍、学习能力低下和惊厥。成年后可出现痴呆、帕金森病等退行性病变。

（5）加速期：儿童型CHS若未因感染而早年夭折，将最终进展至以HPS为表现的加速期。

（三）临床分型

根据发病年龄和临床严重程度，可分为儿童型和青少年/成人型（表25-3）。

表25-3　CHS临床分型

	儿童型（重型）	青少年/成人型（轻型）
概况	约占85%，起病早，反复感染症状明显，患者最终进展为HPS加速期而死亡	占10%～15%，仅表现轻度白化，儿童期感染概率低或无，可存活至青壮年甚至成年，随着年龄增加逐渐出现神经退行性变
治疗手段不同	尽早移植以避免进展至HPS加速期	移植对轻型CHS神经系统无改善作用
早期预期和区分临床分型	*CHS1/LYST*基因突变类型	突变（移码、无义、剪切位点改变）导致蛋白完全丧失	突变（如错义突变）保留部分蛋白功能
	细胞毒性T细胞功能	功能缺陷，早年发生HPS	相对正常，晚期发生HPS
	血小板功能	血小板中致密体明显减少甚至缺如，血小板功能明显低下	血小板聚集功能仅轻度下降

（四）诊断

依据临床表现，实验室镜下见中性粒细胞及其前体细胞内特征性异常的粗大溶酶体颗粒，以及*CHS1/LYST*基因的分子学分析可以确诊。

（五）治疗

（1）抗菌治疗：抗菌药物治疗可以控制机会感染，在稳定期用大剂量维生素C可以增强中性粒细胞的抗菌活性，但进入加速期后无效。

（2）加速期治疗：加速期用环磷酰胺、长春新碱、泼尼松等治疗，短期内可有一定疗效，复发后再用很难有效。

（3）异基因造血干细胞移植：造血干细胞移植是纠正CHS免疫系统和血液系统表现的首选治疗。它能够预防感染和HPS发生，但患者仍会发生神经功能障碍，且不能纠正局部眼皮肤白化。

（六）结局

预后差。未死于感染的患者最终会发生HPS，特征为大量淋巴组织细胞浸润几乎所有器官系统。

专家点评

本病例为青少年女性患者，因"反复发热伴咳嗽、恶心2个月"入院，当地医院查血常规示白细胞减少，淋巴细胞比例增多，CRP和PCT轻度升高；AST轻度升高；胸部CT提示右肺中上叶实变，双侧胸腔积液，脾大。给予抗菌药物治疗后仍有反复。入院后检查发现外周血涂片发现中性粒细胞胞质内可见异常包涵体，检查基因发现罕见的常染色体隐性遗传病（单基因遗传病），由人类染色体1q42上的 *LYST* 基因突变引起。

LYST 基因编码的蛋白质是一种分子质量为430 000的胞质蛋白，称为溶酶体运动调节蛋白。它在细胞内颗粒的形态和功能中起重要作用。患者的中性粒细胞、黑素细胞、血小板以及NK细胞和细胞毒性T淋巴细胞（cytotoxic T lymphocyte，CTL）中的溶酶体或相关囊泡结构都受到影响。LYST蛋白的功能异常，导致这些细胞依赖溶酶体分泌或释放内容物的能力受损，从而影响了细胞的功能。

CHS患者的临床症状多样，包括皮肤局部白化、反复感染、轻度出血倾向及进行性神经系统异常。结合本例患者病史及基因检测结果，可以诊断CHS。由于吞噬细胞本身和吞噬能力缺陷，机体无法杀灭感染的细菌，因此，一旦患者发生感染，应针对病原菌选择广谱的杀菌性抗生素进行治疗，加速期用环磷酰胺、长春新碱、泼尼松等治疗。最终患者需要造血干细胞移植。

点　评：安宝燕

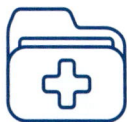

以反复发热首诊的白塞病一例

病例提供者：周天慧、桂红莲
作者单位：上海交通大学医学院附属瑞金医院感染科

患者基本资料

年龄：58岁	性别：男	居住地：江苏省
职业：公司职员	民族：汉	婚否：已婚

一、主诉和现病史

（一）主诉

反复发热2个月余。

（二）现病史

2024年7月初，患者在无明显诱因下出现发热，体温38.5℃，伴头昏、乏力，约1周后至当地医院住院，查胸部CT：右下肺斑片结节影，T-SPOT阴性，考虑"肺部感染"，予抗感染等治疗（具体用药不详），体温升高至40.5℃，后因持续高热自动出院。

2024年8月7日至笔者所在医院就诊，急诊查胸腹CT：肺多发微小结节，双肺散在斑片影，右下肺结节伴钙化、邻近胸膜增厚粘连，主动脉、主动脉瓣及冠脉钙化，双侧腋窝多发淋巴结；肠系膜脂膜炎，肠系膜周围多发小淋巴结影，轻度脂肪肝，右肾低密度灶，双侧肾上腺增粗，腹主动脉及分支多发钙化，右侧间位结肠；血常规：WBC 10.84×10^9/L，N% 83.5%，CRP 143 mg/L。予以莫西沙星片抗感染治疗，1周后体温高峰下降至37.5℃，仍觉乏力，伴畏寒，无皮疹，无关节痛。现患者为进一步诊治，2024年8月28日门诊拟"发热待查"收住入院。

自发病以来，患者神志清，精神尚可，胃纳、睡眠一般，小便如常，排稀便，体重下降约10 kg。

二、重要的既往史、个人史、家族史等

既往有高血压8年，服用"北京降压0号"降压，血压控制一般。自诉有胃肠炎病史，

大便不成形，腹痛反复2～3年。否认糖尿病史，否认肝炎、结核史，否认药物过敏史。

三、入院体格检查

T 36.3，P 80次/min，R 20次/min，BP 149/98 mmHg。神志清，精神尚可，颈软，无抵抗，皮肤、巩膜无黄染，浅表淋巴结未触及，双肺呼吸清，未闻及干、湿啰音。心律齐，各瓣膜区未及杂音。腹软，无压痛、反跳痛，肝脾肋下未及，双侧肾区叩击痛阴性，双下肢无水肿。

四、入院辅助检查

2024.08.29

（1）血常规：WBC 6.96×10^9/L，N% 71.1%，RBC 4.22×10^{12}/L，Hb 139 g/L，PLT 159×10^9/L。

（2）生化：BG 5.98 mmol/L，ALT 21 IU/L，Cr 87 μmol/L，LDH 239 IU/L，CK 30 IU/L，eGFR 84.2 ml/（min·$1.73m^2$），TG 1.41mmol/L，TC 5.70 mmol/L，LDL-C 3.61 mmol/L，HDL-C 1.04 mmol/L。

（3）炎症指标：CRP 33.3 mg/L，G试验、GM试验阴性，铁蛋白 454.5 ng/ml，ESR 49 mm/h。

（4）细胞因子：IL-17＜2.4 pg/ml，IL-2 4.2 pg/ml，IL-4＜2.4 pg/ml，IL-12 p70＜2.4 pg/ml，IFN-γ 782.4 pg/ml，IL-5 2.7 pg/ml，IL-8 56.8 pg/ml，IL-10＜2.4 pg/ml，IL-6 35.7 pg/ml，IL-1＜2.4 pg/ml，TNF＜2.4 pg/ml。

（5）免疫：IgG 12.86 g/L，IgG4 0.91 g/L，IgA 2.11 g/L，IgM 1.20 g/L，IgE 394.0 IU/ml，C3 1.49 g/L，C4 0.56 g/L，β2-MG 3.72 mg/L。自身抗体：ANA均质型1∶80（+），SMA 1∶100（+）；ENA、ANCA、CCP、RF（-）。甲状腺功能：正常范围。

（6）肿瘤指标：未见明显异常。

（7）呼吸道十五联、新冠病毒（-）。病原检测：HIV、RPR、HBV标志物、HCV-Ab均（-）；EBV DNA、CMV DNA＜250 IU/ml。

（8）超声心动图：未见明显异常。

（9）PET/CT：① 脾肿大，但代谢不高；中轴骨及四肢骨近段骨髓弥漫性代谢增高，请结合临床实验室检查。② 双侧肾上腺结节样增粗，代谢不高，考虑增生可能，建议内分泌功能评估。③ 其他病变：右侧甲状腺稍高密度结节，代谢减低，建议甲状腺B超随诊；右肺下叶后基底段胸膜下斑结影伴长条索、点状钙化，代谢轻度增高，考虑慢性炎性改变可能；双肺胸膜下多发小结节，部分伴钙化，代谢不高，随诊；右侧腋窝淋巴结显示，代谢轻度增高，考虑炎性可能；右肺门多发钙化淋巴结显示，考虑慢性炎性改变；右肾上极囊肿；十二指肠憩室。

（10）骨髓NGS及培养：阴性。骨髓涂片：髓增生明显活跃，粒红比正常，粒、红、巨三系均增生明显活跃，粒系伴核左移，血小板散在或成簇可见。骨髓白血病/MDS/MPN全套：未见异常造血细胞。骨髓活检病理：造血细胞粒系增生轻度活跃、局部轻度核左移，红系增生大致正常范围、偶见巨幼样变，巨核系增生中度活跃，巨核细胞胞体大小不一，局灶簇状分布，未见明确异型成分。

五、入院诊断、诊断依据和鉴别诊断

（一）入院诊断

① 发热待查（感染性？自身免疫性？肿瘤？）；② 淋巴结肿大待查（反应性增生？淋巴瘤？转移性肿瘤？）。

（二）诊断依据

（1）患者为中年男性，反复发热2月余，体温波动在36.3～39.5℃，白细胞（7～11）×10^9/L，中性粒细胞百分比和淋巴细胞百分比异常，CRP显著升高，提示存在炎症或感染的可能。

（2）影像学检查发现肺部多发微小结节、斑片影，双侧腋窝淋巴结肿大，肠系膜脂膜炎，肠系膜周围多发小淋巴结影等，但未明确提示具体病因。

（3）实验室检查中，细胞因子、自身抗体、补体等指标异常升高，提示机体可能存在免疫异常反应。

（4）骨髓穿刺活检等相关检查未发现明显异常，肿瘤指标未见明显异常，可初步排除血液系统肿瘤及其他肿瘤性疾病。

（三）鉴别诊断

（1）感染性疾病：如肺部感染、结核等。患者曾有肺部CT异常表现，但T-SPOT阴性，且经过抗感染治疗后仍反复发热，需进一步排查其他特殊感染。

（2）自身免疫性疾病：患者存在多种免疫指标异常，如抗核抗体阳性等，需考虑自身免疫性疾病的可能性，如系统性红斑狼疮、类风湿关节炎等，但需进一步完善相关检查以明确诊断。

（3）肿瘤性疾病：虽然肿瘤指标未见明显异常，但患者有发热、消瘦等症状，伴影像学检查发现多处异常，如肠系膜脂膜炎、淋巴结肿大等，需警惕肿瘤性疾病的可能，如淋巴瘤等，必要时可行淋巴结活检等进一步检查。

六、主要诊疗经过和病情变化

患者发热近2个月，入院即刻完善PET/CT及骨髓穿刺等检查，仍无明确指向性发现。根据痰培养、粪培养、咽分泌物培养结果，先后予左氧氟沙星、美罗培南、米诺环素、氟康唑、利奈唑胺等抗感染，仍有发热，每日呈现弛张热热型，热峰39.6℃。

2024.09.05患者出现轻微咽痛，09.07患者右侧腹股沟可见约2 cm×2 cm大小溃疡，

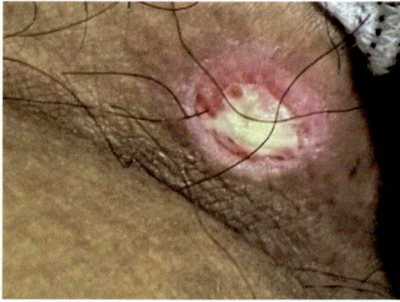

图26-1　右侧腹股沟溃疡

边缘红，上覆脓苔（图26-1），阴囊部位一处黑色结痂。09.09患者咽痛明显，查体可见口腔上腭多发溃疡。先后请风湿免疫科、皮肤科会诊，考虑白塞病，但与高热不符，建议完善腹股沟溃疡分泌物病原体检测、粪便钙卫蛋白检测、皮肤自身抗体检测、天疱疮抗体检测、HLA-B检测、血管超声检查、头颅MRI检查、胃肠镜检查等。

09.13加用沙利度胺片50 mg qn联合白芍总苷胶囊600 mg bid，09.15改用沙利度胺片75 mg qn，09.16体温复常。

七、针对病情变化的检查结果

1. 病原排查

（1）痰培养：鲍曼不动杆菌。

（2）粪便培养：光滑假丝酵母菌。

（3）咽分泌物培养：乳酸明串珠菌。

（4）腹股沟溃疡分泌物：HSV-1、HSV-2 DNA均（-）；解脲脲原体、淋病奈瑟菌、沙眼衣原体、生殖支原体RNA（-）。

（5）粪便钙卫蛋白64.1 μg/g。

2. 自身抗体及基因排查

（1）皮肤自身抗体检测：间接免疫荧光C3弱阳性，基底膜带线状荧光沉积。

（2）天疱疮抗体检测：抗桥粒芯糖蛋白1抗体11.17 U/ml，抗桥粒芯糖蛋白3抗体1.22 U/ml，抗BP180抗体测定6.13 RU/ml，抗BP230抗体测定1.89 RU/ml。

（3）HLA-B：B0705 B3901。

（4）UBA1基因突变检测：未检测到突变。

3. 白塞病器官累及排查

（1）血管多普勒：① 颈动脉、椎动脉超声示右侧颈动脉分叉处斑块形成，狭窄率＜50%；② 上肢动脉超声示双侧上肢动脉血流参数未见明显异常；③ 腹部大血管超声示腹主动脉斑块形成，狭窄率＜50%；④ 双侧髂动脉显示部分斑块形成，狭窄率＜50%；⑤ 下肢动脉超声示左侧股总动脉斑块形成。

（2）神经系统：头颅MRI示左侧额叶白质小腔隙灶。

（3）眼科检查：双眼结膜充血（+），角膜光泽，Kp（-），前房清，左眼下方虹膜轻度脱色素，晶体轻混，眼底网膜平。无虹膜睫状体炎。

（4）消化道：① 胃镜：慢性浅表-萎缩性胃炎C-1，病理示轻度慢性非萎缩性胃炎，HP（-）；② 肠镜：结肠多发糜烂，病理示急性肠炎伴黏膜糜烂（图26-2）。

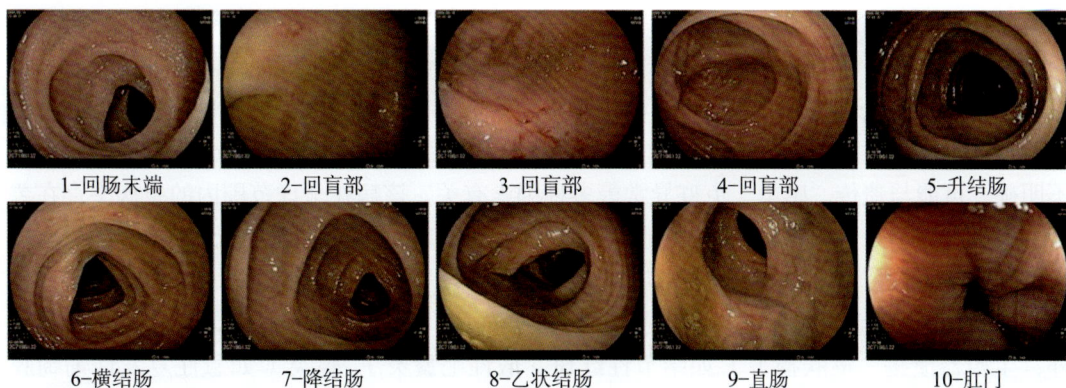

| 1-回肠末端 | 2-回盲部 | 3-回盲部 | 4-回盲部 | 5-升结肠 |
| 6-横结肠 | 7-降结肠 | 8-乙状结肠 | 9-直肠 | 10-肛门 |

图26-2 肠镜检查

八、出院诊断

① 白塞病；② 结肠多发溃疡。

九、预后和转归

患者出院后口服沙利度胺 100 mg qn 联合白芍总苷 600 mg tid，因结肠多发小溃疡，辅以美沙拉秦治疗。出院两周后回访，体温持续正常，继续皮肤科、消化科门诊随诊。

十、诊疗体会

发热病因多种多样，涉及感染、自身免疫、肿瘤等。本病例的诊断过程较为复杂，住院初期，各类分泌物培养阳性，似感染，但常规抗感染又无效，每日弛张热。尽管已完善自身抗体、PET/CT、骨髓病理等检查，但发热病因不明确。一筹莫展之际，患者出现口腔溃疡、生殖器溃疡这一新发症状（否认既往溃疡病史），临床高度怀疑白塞病。通过皮肤科、风湿科多次会诊，完善自身抗体检测、病理检查等，排除其他可引起类似症状的疾病后，最终确诊为白塞病。它是一种慢性、复发性自身免疫、炎症性疾病，可伴有低热，弛张热热型少见。但本病例采用沙利度胺片联合白芍总苷胶囊的抗炎治疗后3天，体温完全复常，也证实了白塞病确实是发热病因。

白塞病的治疗目标是迅速抑制炎症、防止复发、防止不可逆的器官损伤，延缓疾病进展。治疗方案需根据患者的具体病情进行个体化调整。白塞病患者通常需要多学科联合诊疗，涉及眼科、消化科、血管外科等多个科室，各科室需共同协作，针对患者的不同症状和受累器官制订综合治疗方案，以提高治疗效果和改善患者预后。

十一、简要综述

白塞病（Behçet's disease，BD）是一种以血管炎为基础病理改变的慢性、复发性自身免疫/炎症性疾病，主要累及皮肤黏膜、眼、血管、神经系统、消化道等多个系统。其病因尚不明确，可能与遗传、感染、免疫异常等多种因素有关。该病在全球范围内的患病率存在差异，我国患病率为14/10万人，北方地区发病率相对较高，发病年龄多为15～50岁，男女发病率相似。

白塞病的临床表现多样，最常见的为口腔溃疡，几乎见于所有患者，且复发频繁。此外，生殖器溃疡、皮肤损害（如结节性红斑、假性毛囊炎）、眼炎（如急性复发性葡萄膜炎）、血管损害（如血栓形成、动脉瘤）、神经系统受累（如头痛、脑神经麻痹、共济失调）以及消化道受累（如腹痛、腹泻、便血）等也是常见表现。严重者可出现视力丧失、肠穿孔、肠梗阻、动脉瘤破裂等并发症，甚至危及生命。此外，白塞病还可累及肺、心脏、泌尿系统等多个器官。

白塞病的诊断主要依据临床症状，目前尚无特异性生物标志物或病理组织学特征。1990年国际白塞病研究组（International Study Group of the Behçet's disease，ISGBD）制定了诊断标准（International Criteria for Behçet's Disease，ICBD），2014年ISGBD对其进行了修订，取消了口腔溃疡作为必备条件，补充了血管病变、神经系统损害为诊断条件。诊断时需与其他可引起类似症状的疾病进行鉴别诊断，如系统性红斑狼疮、复发性阿弗他溃疡等。

白塞病目前尚无根治方法，治疗原则是迅速抑制炎症、防止复发、防止不可逆的器官损伤，延缓疾病进展。治疗方案需根据患者的具体病情进行个体化调整，包括局部治疗和全身药物治疗。局部治疗如口腔溃疡，可局部应用糖皮质激素，眼损害可玻璃体内注射曲安奈德等。全身药物治疗包括非甾体抗炎药、沙利度胺、硫唑嘌呤、秋水仙碱等，对于无效或不能耐受者可考虑生物制剂如肿瘤坏死因子拮抗剂等。对于多器官受累的患者，需进行多学科联合诊疗，针对不同的受累器官制订综合治疗方案。

专家点评 ···

患者为中老年男性，反复发热2月余，完善发热待查的规范检查后，仍无指向性发现，虽有痰、粪、咽分泌物多种培养阳性，但抗感染后仍有弛张型高热。住院期间新发（在发热2个月左右之后）口腔溃疡、右侧腹股沟溃疡、阴囊溃疡后结痂，请风湿免疫科和皮肤科会诊，确诊为白塞病。但反复高热并非白塞病的常见和典型的症状，随后进一步完善相关检查，发现了溃疡性结肠炎并排除了其他自身免疫疾病和皮肤病。沙利度胺和白芍总苷治疗有效。

白塞病是罕见病。而这一个病例的难点也是在诊断方面，可以说是"青山缭绕疑无路，忽见千帆隐映来"。

白塞病典型的症状和发生率如表26-1所示。

表26-1 白塞病典型的症状和发生率

症状	发生率	说明
口腔溃疡	97%～99%	
生殖器溃疡	＞80%	男性通常在阴囊，女性通常在外阴；＞70%愈合后留瘢痕。
皮肤病变		表现多变，较常见的：下肢结节样红斑、痤疮样或假性毛囊炎、血栓性浅静脉炎等。
针刺试验阳性	60%～70%（亚洲）	
眼部病变	＞50%	较常见的：葡萄膜炎、前葡萄膜炎、前房积脓、视网膜血管炎。
关节炎	50%	最常见于大、中关节炎，如膝、踝、腕关节。
纤维肌痛	17%～37%	
血管病变	25%	最常见的是小血管炎，中、大血管可有累及。动脉以颈动脉、肺动脉、主动脉、髂动脉、股动脉、腘动脉较常见。静脉干要足血性形成。
中枢神经系统	5%～10%	约80%脑实质受累，最常见的是脑干；约20%为非脑实质受累，如硬脑膜窦血栓。
消化道系统还有：广泛的溃疡等，有时与炎症性肠病重叠。		

"反复发热"并非白塞病的典型表现。一过性的低热在白塞病中并不罕见，有土耳其的研究调查了500例白塞病患者，1年内发热3次以上的病例达22%，但37℃以上的仅占其中的26%，只有1例因合并了葡萄膜炎体温超过38℃，没有反复高热。在其他的一些病例报道中，反复发热通常作为伴随症状存在，如合并血管炎、关节炎、感染（抗感染后体温下降）等。而以发热为首发表现的白塞病，只有不多的病例报道，发热与白塞病特异性症状之间的间隔时间为3个月至2年。

这一病例就是这样一个罕见的以反复高热为表现的白塞病，发热2个月之后才出现白塞病典型的症状，床位医生很警惕，及时请相关科室会诊，及时明确诊断，且经过了完善的多系统评估，除消化系统外未见其他器官系统的累及。这为发热待查拓宽诊疗思路提供了很好的借鉴。

点 评：陈立畅

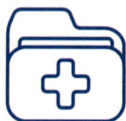

发热一例

病例27 ——发热都是因为感染吗?

病例提供者:赵雷
作者单位:华中科技大学同济医学院附属协和医院感染性疾病科

患者基本资料

年龄:40岁	性别:男	居住地:湖北省武汉市
职业:教师	民族:汉	婚否:已婚

一、主诉和现病史

(一)主诉

发热12天。

(二)现病史

入院前12天,患者无明显诱因下出现发热,最高体温42℃,伴有寒战、干咳、头痛、腹胀,无咳痰、呼吸困难、胸闷、头晕、腹泻等症状。就诊于当地医院,查外周血白细胞2.16×10^9/L,PCT 0.15 ng/ml,CRP 40.7 mg/L,HBV DNA(+),查肝肾功能、电解质、凝血功能、免疫全套、甲状腺功能未见异常。肺部CT示:考虑左肺下叶少许慢性感染性病变,右肺上叶局限性肺气肿,双侧胸膜增厚。骨髓培养示:枯草芽孢杆菌,考虑标本污染。骨髓细胞学提示:感染性骨髓象,给予第三代头孢菌素及左氧氟沙星治疗,仍间断有高热。现患者为求进一步诊治,门诊以"发热待查"收入笔者所在科室。

自起病以来,患者精神、饮食、睡眠可,大小便正常,体重无明显变化。

二、重要的既往史、个人史、家族史等

否认高血压、冠心病、糖尿病史。有乙肝病史,否认结核或其他传染病史。否认过敏史。否认外伤史,否认输血史。否认吸烟史及酗酒史。否认家族遗传病史。

三、入院体格检查

T 36.6℃，P 78次/min，R 20次/min，BP 120/80 mmHg。神清，正常面容，皮肤、巩膜无黄染，全身皮肤、黏膜未见出血点、瘀点、瘀斑，全身浅表淋巴结未扪及肿大。胸骨无压痛，心肺听诊无明显异常，腹平软，无压痛、反跳痛，肝脾肋下未触及，双下肢无凹陷性水肿。

四、入院辅助检查

当地医院检查血常规：白细胞2.16×10^9/L，PCT 0.15 ng/ml，CRP 40.7 mg/L，HBV DNA（+）。肝肾功能、电解质、凝血功能、免疫全套、甲状腺功能未见异常。肺部CT示：考虑左肺下叶少许慢性感染性病变，右肺上叶局限性肺气肿，双侧胸膜增厚。骨髓培养示：枯草芽孢杆菌，考虑标本污染。骨髓细胞学提示：感染性骨髓象。

五、入院诊断、诊断依据和鉴别诊断

（一）入院诊断

① 发热原因待查；② 乙型病毒性肝炎。

（二）诊断依据

（1）患者为中年男性，病程短，亚急性起病。
（2）以发热、干咳为主要临床表现。
（3）查体无阳性体征。
（4）辅助检查：WBC 2.16×10^9/L，HBV DNA（+），具体见上。

（三）鉴别诊断

（1）传染性单核细胞增多症：主要由EB病毒原发感染所致的急性疾病，典型的临床表现三联征为发热、咽峡炎和淋巴结肿大，可合并肝脾肿大，外周淋巴细胞及异形淋巴细胞增高。病程常呈自限性，多数预后良好，少数可出现噬血细胞综合征等严重并发症。
（2）伤寒：由伤寒沙门菌引起的一种急性肠道传染病，临床特征为持续发热、表情淡漠、相对缓脉、玫瑰疹、肝脾大和白细胞减少，嗜酸性粒细胞减少或消失，血和骨髓培养阳性有确诊意义，肥达试验阳性有辅助诊断意义。

六、主要诊疗经过和病情变化

2019年4月29至2019年5月13日，患者在感染科住院，血常规结果见表27-1，先后予莫西沙星＋利奈唑胺、美罗培南＋利奈唑胺抗感染治疗，体温峰值未下降。患者外院骨髓穿刺提示感染性骨髓象，入院多次查血常规显示三系减少，考虑"感染性疾病、自身免疫性疾病、血液系统疾病"可能。2019年5月1日开始予地塞米松5 mg静脉注射，体温好转1天。5月3日，患者仍有高热，并且伴有咳嗽，全身乏力较前加重。

表27-1　2019年4月30日至2019年5月11日血常规结果

血常规	4月30日	5月4日	5月7日	5月11日
白细胞（10^9/L）	2.16	1.78	2.02	1.41
血红蛋白（g/L）	78	79	73	81
血小板（10^9/L）	131	81	75	54
中性粒细胞（10^9/L）	1.12	0.97	1.15	0.2
淋巴细胞（10^9/L）	0.81	0.66	0.68	0.98

患者持续高热，合并肺部感染，更换抗生素后体温恢复正常，但仍有血液系统三系减少。查ESR＞140 mm/h，SAA 293.3 mg/l，铁蛋白558.3 μg/L，CRP 72.6 mg/L，PCT 1.36 μg/L，TnI 283.6 ng/L，HBsAg、HBeAg、HBcAb（+）。细胞因子测定：白细胞介素（interleukin，IL）-4升高为3.78 ng/L，IL-6升高为38.94 ng/L，IL-10升高为14.52 ng/L。

淋巴细胞亚群正常；肥达试验（-）；巨细胞病毒及EB病毒（-），呼吸道病毒全套、布尼亚病毒（-），肺炎支原体及衣原体（-）；抗ENA抗体谱、ANCA全套（-），类风湿全套、免疫球蛋白正常；结核抗体及相关抗体（-）；T-SPOT（-），G试验和GM试验（-）；骨髓X-pert检查（-），骨髓培养（-）。

心电图：窦性心动过速，T波改变，HR 104次/min。心超：心率稍快，余心脏形态结构及瓣膜活动未见明显异常。PET/CT：① 多发骨髓代谢弥散不均匀增高，考虑为反应性改变可能，请结合临床及骨髓穿刺结果；② 盆腔少许积液；③ 其余探测部位未见明显恶性肿瘤病变征象；④ 心腔内密度减低，提示贫血；⑤ 胆囊结石可能；⑥ 前列腺钙化灶。

2019年5月14日，患者转至血液科继续治疗。

七、针对病情变化的检查结果

转入血液科后，患者第二次行骨髓穿刺检查，2019年5月17日骨髓穿刺结果显示：未检测到ALL融合基因表达。骨髓细胞学：骨髓象考虑MDS-EB-Ⅱ。免疫分型：4.36%为表型异常髓系原始细胞，粒系比例减低，发育模式异常，单核细胞未见明显异常。2019年5月17日复查肺部CT：① 双肺上叶肺气肿，双上胸膜增加粘连；② 双肺下叶少许感染，右侧为著；③ 右肺下叶增殖灶。

患者病情较前好转，诊断明确，于2019年5月18日出院，转外院治疗。

八、出院诊断

① 骨髓增生异常综合征（myelodysplastic syndrome, MDS）；② 慢性乙型病毒性肝炎；③ 肺部感染；④ 贫血；⑤ 血小板减少；⑥ 白细胞减少；⑦ 肺气肿。

九、预后和转归

该患者确诊MDS后，回当地医院继续治疗。MDS治愈率较低，因此患者可能需要长期治疗。

十、诊疗体会

（一）诊断

骨髓增生异常综合征（MDS）是一组起源于造血干细胞的异质性髓系克隆性疾病，其特点是髓系细胞发育异常，表现为无效造血，难治性血细胞减少，高风险向急性髓系白血病（acute myeloid leukemia，AML）转化。本例患者第二次行骨髓穿刺检查，骨髓象考虑MDS-EB-Ⅱ。免疫分型提示：4.36%为表型异常髓系原始细胞，粒系比例减低，发育模式异常，单核细胞未见明显异常。本例患者为中年男性，入院主要表现为高热、二系减少、炎症指标高、TnI高、乙肝，最终确诊为血液系统疾病MDS及慢性乙肝。

在鉴别诊断方面，发热主要考虑感染性疾病、自身免疫性疾病、肿瘤（血液病）等。血常规三系减少主要考虑重症感染、血液系统疾病、脾功能亢进等。

（二）治疗

目前患者已经确诊为MDS，MDS治愈率较低，因此患者可能需要长期治疗。

十一、简要综述

骨髓增生异常综合征（MDS）是一组异质性造血干细胞克隆性髓系肿瘤性疾病。MDS可按预后积分系统分为两组：较低危组［IPSS-低危组、中危-1组，IPSS-R-极低危组、低危组和中危组（≤3.5分），WPSS-极低危组、低危组和中危组］和较高危组［IPSS-中危-2组、高危组，IPSS-R-中危组（>3.5分）、高危组和极高危组，WPSS-高危组和极高危组］。较低危组MDS的治疗目标是改善造血、提高生活质量，较高危组MDS的治疗目标是延缓疾病进展、延长生存期和治愈。

（一）诊断

MDS诊断需满足两个必要条件和一个主要标准。

（1）必要条件（两条均须满足）：① 持续4个月一系或多系血细胞减少（如检出原始

细胞增多或MDS相关细胞遗传学异常，无须等待即可诊断MDS）；② 排除其他可导致血细胞减少和发育异常的造血及非造血系统疾病。

（2）MDS相关（主要）标准（至少满足一条）：① 发育异常：骨髓涂片中红细胞系、粒细胞系、巨核细胞系发育异常细胞的比例≥10%。② 环状铁粒幼红细胞占有核红细胞比例≥15%，或≥5%且同时伴有SF3B1突变。③ 原始细胞：骨髓涂片原始细胞达5%～19%（或外周血涂片2%～19%）。④ 常规核型分析或FISH检出有MDS诊断意义的染色体异常。

（3）辅助标准（对于符合必要条件、未达主要标准、存在输血依赖的大细胞性贫血等常见MDS临床表现的患者，如符合≥2条辅助标准，亦可诊断为疑似MDS）：① 骨髓活检切片的形态学或免疫组化结果支持MDS诊断；② 骨髓细胞的流式细胞术检测发现多个MDS相关的表型异常，并提示红系和（或）髓系存在单克隆细胞群；③ 基因测序检出MDS相关基因突变，提示存在髓系细胞的克隆群体。

（二）治疗

MDS患者自然病程和预后的差异性很大，治疗宜个体化。医生应根据MDS患者的预后分组，同时结合患者年龄、体能状况、治疗依从性等进行综合分析，选择治疗方案。转癌风险较低的患者最初可能不需要治疗，但应严密监测血细胞计数。MDS治疗的目的在于恢复血细胞正常类型和计数，同时控制症状。

（1）支持疗法：包括输血、祛铁治疗、造血生长因子和抗生素。

（2）免疫调节治疗：常用的免疫调节药物包括沙利度胺和来那度胺等。

（3）去甲基化药物：常用的去甲基化药物包括地西他滨和阿扎胞苷。

（4）化疗：较高危组尤其是原始细胞比例增高的患者预后较差，化疗是其治疗方式之一。

（5）骨髓移植：异基因造血干细胞移植（allogeneic hematopoietic stem cell transplantation，allo-HSCT）是目前唯一能根治MDS的方法，造血干细胞来源包括同胞全相合供者、非血缘供者和单倍型相合血缘供者。allo-HSCT的适应证包括：① 年龄＜65岁、较高危组MDS患者；② 年龄＜65岁、伴有严重血细胞减少、经其他治疗无效的中低危患者。拟行allo-HSCT的患者，如骨髓原始细胞＞5%，在等待移植的过程中可应用化疗或联合去甲基化药物桥接allo-HSCT，但不应该耽误移植的进行。

专家点评

　　该患者同时患有发热、肺部感染、肺气肿和慢性乙型肝炎。医生按照发热待查的诊断原则开展相关检查，首次骨髓穿刺检查并未发现明确的血液系统疾病线索，结合当时的实验室检查以及PET/CT检查结果，从整体情况来看，感染性病因应作为主要的考虑方向。在给予抗生素治疗后，患者持续的高热症状得到缓解，体温恢复至正常范围，但令人关注的是，其血液检查结果显示三系（白细胞、红细胞、血小板）呈现进行性减少的趋势，这一异常表现强烈提示患者可能存在血液系统方面的问题。随后，通过二次骨髓穿刺检查，最终明确诊断为MDS。

　　发热待查的病因通常较为复杂，临床诊断时需全面考虑感染性疾病、自身免疫性疾病、肿瘤性疾病等多个方面的因素。在本病例中，血常规提示的三系减少现象，可能指向重症感染、血液系统疾病、脾功能亢进等多种潜在病症。因此，在诊疗过程中，需要进一步完善各项检查，以便对多系统疾病进行细致的鉴别诊断。同时，密切动态观察患者的病情变化也至关重要，应针对病情动态演变过程中出现的各种线索进行深入分析。在某些情况下，进行二次骨髓穿刺甚至多次骨髓穿刺检查是十分必要的，这有助于获取更准确的诊断信息。此外，开展多学科协作，尤其是与血液科等相关学科的紧密合作，有助于医生更全面地分析病情，显著提高诊断的准确性，从而为患者制订更合理、有效的治疗方案。

点　评：项晓刚

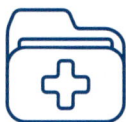

发热伴肝损一例

病例提供者：杨广德
作者单位：徐州医科大学附属医院感染性疾病科

患者基本资料

年龄：24岁	性别：女	居住地：江苏省徐州市
职业：学生	民族：汉	婚否：未婚

一、主诉和现病史

（一）主诉

发热伴胸闷、胸痛5天。

（二）现病史

5天前（2014年7月1日），患者无诱因下出现发热，体温高峰38.3℃，感胸闷、胸痛，稍感畏寒，无寒战，无皮疹，无盗汗，偶咳，少许白痰。胸部CT示右侧胸腔积液，遂入院。

自发病以来，患者神清，精神欠佳，食欲、体力差，大小便正常，睡眠如常，体重未见明显增减。

二、重要的既往史、个人史、家族史等

既往体健，个人史、家族史无特殊。

三、入院体格检查

T 37.9 ℃，P 78次/min，R 20次/min，BP 100/70 mmHg。神志清楚，精神萎靡，唇无发绀，皮肤无皮疹、无瘀斑/瘀点破溃、无黄染，浅表淋巴结无肿大，心脏查体（－），右侧语颤减弱，右下肺叩诊浊音、呼吸音低，双肺无明显干、湿啰音。腹部平软，无压痛及反跳痛，肝脾肋下未及，墨菲征（－），神经系统查体（－），双下肢无水肿。

四、入院辅助检查

血常规: WBC 10.3×10^9/L, N% 64.1%, Hb 118 g/L, PLT 489×10^9/L, CRP 76 mg/L, ESR 29 mm/h。结核特异性 γ-干扰素: 277.9 pg/ml。PPD试验: 24 h 17 mm, 72 h 16 mm。

肝、肾功能、凝血功能正常, UA 638 μmol/L。胸水常规: 黄色, 浑浊, 黏蛋白阳性, RBC 3×10^9/L, WBC 4489×10^9/L（单个核细胞% 97.1%）。胸水生化: TP 50 g/L, ALB 25.5 g/L, LDH 352 U/L, ADA 72 U/L。

脱落细胞学: 涂片见大量淋巴细胞。涂片找抗酸杆菌: 未找到。胸部CT示: 右侧胸腔积液。

五、入院诊断、诊断依据和鉴别诊断

（一）入院诊断

结核性胸膜炎。

（二）诊断依据

患者年轻女性, 为住校学生, 习惯熬夜, 有发热伴胸闷、胸痛, 结核 γ-干扰素升高, PPD试验阳性。胸水为渗出液, 细胞数明显升高, 以单核细胞为主, ADA > 45 U/L, 临床诊断成立。

（三）鉴别诊断

（1）肺炎旁胸腔积液: 临床表现为先有肺炎、肺脓肿等原发病的表现, 然后出现胸腔积液, 积液量一般不多, 患者有发热、咳嗽、咳痰、胸痛等症状, 血白细胞升高, 以中性粒细胞升高为主, 伴核左移。若肺部感染未能控制, 致病菌直接侵袭, 穿破入胸腔, 则造成胸腔积液。该患者无明显咳嗽、黄痰症状, 血白细胞不高, 胸部CT未示肺内病灶, 故可能性不大。

（2）恶性胸腔积液: 如肺癌合并胸膜转移、恶性淋巴瘤、胸膜间皮瘤、乳腺癌的胸膜转移等亦可引起胸腔积液。但该患者为青年女性, 无肿瘤家族史, 肿瘤指标不高, 胸部、腹部CT以及子宫附件彩超等均未提示肿瘤, 故恶性胸腔积液可能性不大。

（3）结缔组织病并发胸膜炎: 类风湿性关节炎、系统性红斑狼疮、混合性结缔组织病、皮肌炎等可引起胸腔积液。但该患者无关节痛, 无皮疹, 自身免疫系列检测无阳性发现, 故可能性不大, 暂可排除。

六、主要诊疗经过和病情变化

患者入院后予诊断性抗结核治疗, 治疗方案及疗程见表28-1。抗结核治疗20余天, 患者体温恢复正常, 胸闷、胸痛症状渐消失, CRP、ESR降至正常。胸部CT示右侧胸腔积液完全吸收，抗结核治疗有效提示结核性胸膜炎诊断成立。同时患者因尿酸升高，服用别嘌呤醇降尿酸治疗。

表28-1　第二次就诊前的药物使用情况

药物名称	用法用量	起止时间	备注
利福平	0.45 g po qd	2014.07.19～2014.08.31	抗感染
异烟肼	0.3 g po qd	2014.07.19～2014.08.31	抗感染
吡嗪酰胺	0.75 g po qd	2014.07.19～2014.08.31	抗感染
乙胺丁醇	0.5 g po tid	2014.07.19～2014.08.31	抗感染
泼尼松	20 mg po qd	2014.07.19～2014.08.31	每周减一片
别嘌呤醇	0.1 g po tid	2014.07.19～2014.08.31	降尿酸

第二次就诊：抗结核治疗第40天左右，患者再次出现发热，体温高峰41℃，稍感畏寒，无寒战，无皮疹，偶咳，有少许白痰。当地医院予左氧氟沙星抗感染4天，体温无下降，遂至笔者所在医院。自发病以来，患者食欲、体力差，大便正常，小便黄。

体格检查：T 39℃，P 100次/min，R 21次/min，BP 110/75 mmHg。神志清楚，精神一般，唇无发绀，皮肤无皮疹、无黄染、无瘀斑/瘀点破溃。左侧腹股沟扪及2枚约2 cm×3 cm肿大淋巴结，质韧，无压痛，活动度好。心、肺、腹查体无异常。

第二次入院后完善相关检查。血常规：WBC 5.5×10^9/L，N% 69.5%，L% 12.8%，EOS% 6.9%，PLT 156×10^9/L，CRP 71.5 mg/L，ESR 9 mm/h，PCT 0.03 ng/ml。结核特异性 γ-干扰素：0 pg/ml。肝功能：ALT 201 U/L，AST 280 U/L，GGT 124 U/L，TBIL 10.0 μmol/L。肾功能、凝血功能、尿常规、粪便常规正常。胸部CT、心脏彩超、消化系彩超、泌尿系彩超等均未见明显异常。

患者第二次因高热5天入院，因出现了肝损，故入院后暂停用所有抗结核药物，查血白细胞、ESR、PCT均正常，仅CRP稍增高，细菌感染证据不足，故未予抗细菌感染治疗。予抽取血培养，使用膦甲酸钠抗病毒治疗4天，患者体温无下降，仍有高热41℃左右，故予加用头孢地嗪联合左氧氟沙星抗感染治疗，及甘草酸二胺联合还原型谷胱甘肽抗炎护肝。

曾两次使用地塞米松5 mg退热治疗，体温可维持正常24 h以上，但可再次发热39℃以上。具体用药情况见表28-2。体温变化见图28-1。

表28-2　第二次入院第一周药物使用情况

药物名称	用法用量	起止时间	备注
膦甲酸钠	250 ml ivgtt qd	2014.09.01～2014.09.07	抗病毒
盐酸左氧氟沙星	0.4 g ivgtt qd	2014.09.05～2014.09.10	抗感染

（续表）

药物名称	用法用量	起止时间	备注
头孢地嗪	2.0 g ivgtt q12h	2014.09.05 ~ 2014.09.10	抗感染
甘草酸二胺注射液	150 mg ivgtt qd	2014.09.01 ~ 2014.09.12	抗炎
还原性谷胱甘肽	1.8 g ivgtt qd	2014.09.01 ~ 2014.09.12	抗氧化

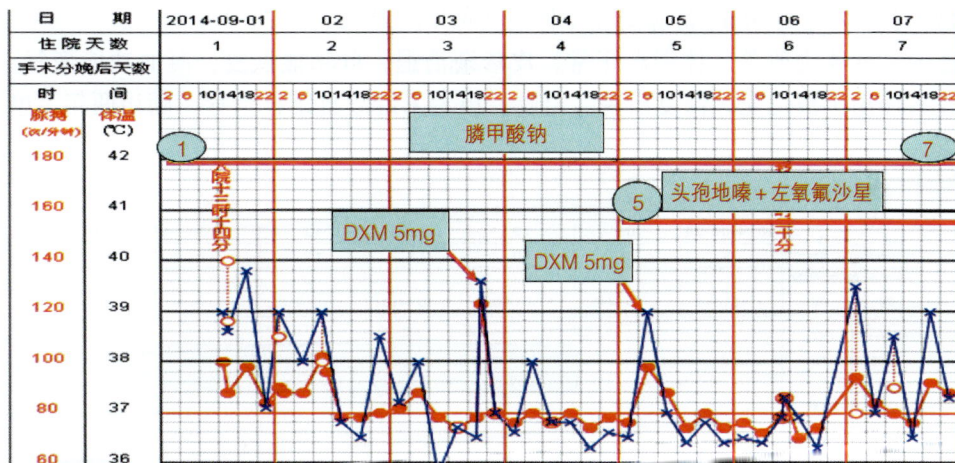

图28-1 第二次入院第一周体温变化及用药情况

DXM—地塞米松。

七、针对病情变化的检查结果

患者食欲极差，几乎不能进食，体力差，感憋喘、腹痛，尿黄。9月7日（入院第7天）开始出现面部、前胸散在红色点状皮疹，压之褪色，疹间皮肤正常，部分皮疹融合，伴痒感，并渐及全身，且渐出现严重的肝功能损害及凝血功能异常（达肝衰竭诊断标准）。患者血WBC、PCT均升高，但因中性粒细胞比例不高、四次血培养阴性，故未升级抗感染方案，病程第二周仍坚持使用原抗感染方案。

同时，笔者所在科室开始思考患者其他发热的原因，并做相应的检验与检查。血常规：WBC 29.2×10^9/L，N% 28%，L% 36.4%，EOS% 20.4%，PLT 199×10^9/L，CRP 14.8 mg/L，血片观察提示异形淋巴细胞比例：20%。ESR 57 mm/h，PCT 2.67 ng/ml。生化：ALT 210 U/L，AST 135 U/L，GGT 83 U/L，ALP 85 U/L，ALB 24 g/L，TBIL 413.3 μmol/L，DBIL 292.3 μmol/L，TBA 111.7 μmol/L，Cr 35 μmol/L，UA 149 μmol/L，LDH 360 U/L。铁蛋白 498 ng/ml。凝血功能：PT 24s，凝血酶原活动度 28.6%。

EBV DNA、CMV DNA、甲状腺功能、AFP、CA199、CA125、CEA、Torch系列、自身免疫系列、病毒全套、布氏杆菌病抗体等均阴性。

骨髓细胞学：嗜酸性粒细胞增多症。胸腹盆CT：胸腹盆腔少量积液，肝门区结构紊乱，胆囊小，壁厚；右侧心膈角淋巴结肿大。

患者目前停用抗结核药物及别嘌呤醇10余天，存在发热、皮疹、淋巴结肿大、胸腹腔积液、肝损害（达肝衰竭标准）、WBC/CRP/ESR/PCT升高，骨髓细胞学提示嗜酸性粒细胞增多症，血涂片示异形淋巴细胞比例升高，CT示多浆膜腔积液；多次血培养阴性，脓毒血症感染依据不足；符合伴嗜酸性粒细胞增多及系统症状的药疹（drug rash with eosinophilia and systemic symptoms，DRESS）综合征诊断。故予停用一切抗感染及抗病毒药物，予甲泼尼龙80 mg静脉滴注（体温变化见图28-2、图28-3）。

患者食欲体力改善，体温渐正常，皮疹渐消退，肝功能恢复，凝血功能恢复正常，两周左右停用甲泼尼龙，恢复出院。出院后患者未继续抗结核治疗，随访两年，患者一直健康。

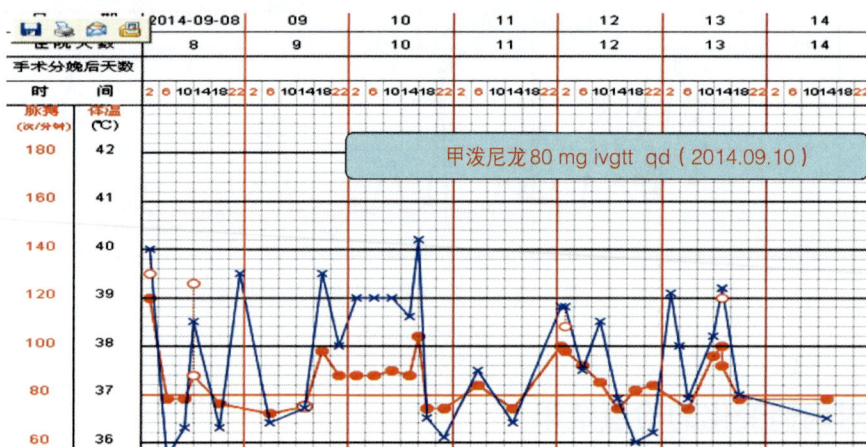

图28-2　入院第二周患者体温变化（自2014.09.10起使用甲泼尼龙）

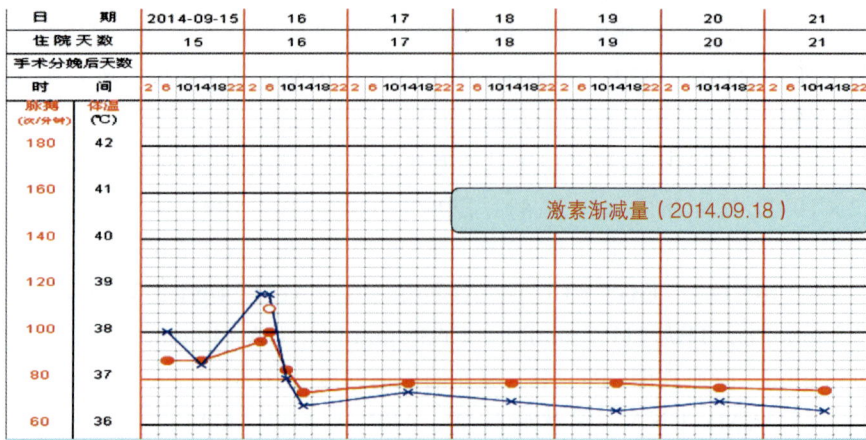

图28-3　入院第三周患者体温变化（自2014.09.18起激素逐渐减量）

八、出院诊断

DRESS综合征。

九、预后和转归

患者体温恢复正常，皮疹消退，血白细胞、肝功能恢复正常，出院后未继续抗结核治疗，随访两年，患者一直健康。

十、诊疗体会

（一）诊断

患者为24岁学生，既往体健，因"发热伴胸闷胸痛5天"于2014年7月1日入笔者所在医院呼吸科。入院以后诊断为结核性胸膜炎，予四联抗结核治疗，同时因患者存在高尿酸血症，使用别嘌呤醇降尿酸治疗。

抗结核治疗第40天左右，患者再次出现发热，初始无皮疹，血常规变化不明显，且肝损较轻。虽然停用抗结核药及别嘌呤醇，但患者仍出现多系统损害，此时为临床鉴别难点。随后患者渐渐出现典型的发热、皮疹、淋巴结肿大、外周血白细胞、嗜酸性粒细胞增高、异形淋巴细胞比例升高，符合DRESS综合征的诊断标准。

该病的诊断并不需要多么复杂与高端的检测仪器，诊断的一些条件就隐藏在普通的临床表现及化验检查中，关键在于医生能不能考虑到该疾病，及时的诊断与治疗可挽救患者性命。

（二）鉴别诊断

DRESS综合征仍需与以下疾病相鉴别。

（1）成人Still病：是以长期间歇性发热、一过性多形性皮疹、关节炎或关节痛、咽痛为主要临床表现，并伴有血白细胞总数、中性粒细胞、铁蛋白升高，以及肝功能受损等系统受累的综合征，因其临床表现酷似败血症或感染引起的变态反应，故曾称为变应性亚败血症。该患者有发热、皮疹、白细胞升高，曾怀疑该病，但咽痛、关节痛不明显，铁蛋白轻度升高，升高的白细胞以非粒系为主。故排除。

（2）白血病：是一种造血干细胞恶性克隆性疾病，克隆性白血病细胞因增殖失控、分化障碍、凋亡受阻等机制在骨髓和其他造血组织中大量增殖累及，并浸润其他非造血组织和器官，同时抑制不正常造血功能，临床表现为不同程度的贫血、出血、发热以及肝脾淋巴结肿大和骨骼疼痛。该患者虽有发热、白细胞增多、淋巴结肿大，但无贫血，无肝脾大，且骨髓细胞学可排除白血病。

（3）淋巴瘤：淋巴瘤多表现为发热、淋巴结肿大、肝脾大，全身各器官均可受累，肝脏淋巴瘤可表现为严重肝损害。该患者有高热、淋巴结肿大、肝损害，病初曾考虑淋巴瘤，但因患者家属拒绝，未行淋巴结活检术，且后续病程亦证明为非淋巴瘤。

（4）败血症：致病菌侵入血液循环，并在血中生长繁殖产生毒素而发生的急性全身性感染。该患者后期降钙素原升高，曾高度怀疑败血症，但多次血培养始终阴性，中性粒细胞不高，且影像学未发现脏器化脓性感染证据，抗感染治疗无效，败血症可排除。

（三）治疗

发热的病因多种多样，但仍以感染性疾病、风湿免疫系统疾病、血液肿瘤系统疾病为主。不同疾病的治疗方向往往是背道而驰的，如感染性发热当以抗感染治疗为主，风湿免疫系统以免疫抑制治疗为主，而血液肿瘤系统疾病则以综合治疗为主。

此患者一度表现为白细胞、CRP、ESR、PCT等升高，极容易向感染性发热方向考虑。若当时使用的头孢地嗪及左氧氟沙星治疗无效，进一步升级抗感染治疗方案，则将带来可怕的后果。糖皮质激素的及时应用阻止了患者体内变态反应的进一步发展，并最终使患者恢复健康。

十一、简要综述

DRESS综合征于1992年由Bocquet首先提出，临床表现为广泛皮疹，同时伴有发热伴淋巴结病、肝炎、嗜酸性粒细胞增多和出现异形淋巴细胞等血液学异常，是以多器官受累为特征的严重药物不良反应综合征。

多为散发病例，发病率为1/10 000～1/1000，病死率高达10%～20%。根据临床上散发病例报道，主要由以下几类药物引起：苯妥英那、卡马西平等抗惊厥药，柳氮磺吡啶、SMZ等磺胺类药物，别嘌呤醇，阿米替林、盐酸氟西汀等抗抑郁药，多西环素、呋喃妥因等抗菌药物，卡托普利、依那普利等降压药物，以及利福平、异烟肼等抗结核药物。其发病机制可能为药物代谢通路异常导致药物代谢产物在体内积聚，存在HHV-6、HHV-7、CMV、EBV等病毒再激活的证据。有文献报道，HLAB1502多态性与卡马西平重症药疹相关，HLAB5801多态性与别嘌呤醇的严重药疹有关。

目前诊断标准为：① 应用某些药物3周后出现发疹；②停用致病药物后症状迁延2周以上；③ 体温＞38 ℃；④ 伴有肝功能损害（ALT＞100 U/L）；⑤伴有下列一项以上血液学改变：外周血WBC＞11×10^9/L、异形淋巴细胞＞5%、嗜酸性粒细胞＞1.5×10^9/L；⑥ 淋巴结增大；⑦ HHV-6再激活。典型DRESS综合征具备以上7项，非典型DRESS综合征具备1～5项，其中第四项也可表现为其他脏器重度损害。因笔者所在医院无法检测HHV-6病毒，诊断标准⑦ 不符合，但诊断标准的前六项均符合，至少为非典型病例，DRESS综合征诊断明确。

根据中国台湾地区的一项队列研究，肝脏受累率最高达80%，其次是肾脏40%，肺33%，心脏或肌肉15%，最后是胰腺。本例患者为使用抗结核药物以及别嘌呤醇后出现的症状，但文献报道的DRESS综合征常见药物为别嘌呤醇而非抗结核药。

目前对DRESS综合征的治疗缺乏国际共识，缺乏对照研究或大样本临床观察。临床报道中多以糖皮质激素为主要治疗药物。日本学者认为糖皮质激素可显著改善症状，并在疾病缓解期抑制机体产生的自身免疫反应，部分辅以丙种球蛋白。对于糖皮质激素治疗效果不理想者，血浆置换、环孢素A、干扰素、麦考酚酸酯、利妥昔单抗也可能作为潜在替代治疗手段。

DRESS综合征是由特异药物、免疫异常、体内病毒再激活及遗传易感性相互作用后产生的一种危及生命的罕见药物不良反应，因此对广大的临床医生而言，掌握DRESS综合征的诊断标准和治疗原则，对更好地诊断该病及制订有效的治疗方案有着十分重要的意义。

专家点评

该综合征通常在用药3周后出现发热、皮疹，同时伴有淋巴结病、肝损害、嗜酸性粒细胞增多和异形淋巴细胞，并可累及多个器官系统。常见致病药物包括抗惊厥药、磺胺类药物、别嘌呤醇、抗生素及本例中的抗结核药物等。发病机制可能与药物代谢通路异常、病毒再激活（如HHV-6）以及特定*HLA*基因多态性相关。

本例24岁女性患者初始诊断为结核性胸膜炎，予以抗结核药物联合别嘌呤醇治疗约40天后出现高热，随后出现进行性恶化的肝功能损害（达肝衰竭标准）、皮疹、淋巴结肿大、血象异常（嗜酸性粒细胞增多、异形淋巴细胞增多）等典型DRESS综合征表现。

该案例提示我们，在临床实践中，当药物治疗3~6周后出现不明原因发热和多系统损害，尤其在使用高危药物如别嘌呤醇和抗结核药的患者中，DRESS综合征常因被误诊为感染性疾病而延误治疗。本例患者初始即使停用可疑药物，病情仍持续恶化，但应用糖皮质激素治疗后迅速改善，提示及时准确的诊断和处理是挽救患者生命的关键。DRESS综合征的早期表现不典型且似感染，可表现为不明原因发热、肝功能异常等，而皮疹可能延迟出现。

临床医师需对患者用药史保持高度警惕，尤其是服用高危药物3~6周后出现不明原因发热者。DRESS涉及皮肤、肝脏、血液、肺脏等多系统损害，需结合实验室检查、影像学检查以及皮肤科、肝病科等多学科的意见综合诊断，避免误诊为感染性疾病、自身免疫性疾病或血液系统肿瘤等。

一旦怀疑DRESS综合征，应立即停用可疑药物，及时使用糖皮质激素治疗，严重者可考虑加用免疫抑制剂，甚至血浆置换等。同时应密切监测肝肾功能、血象指标，防止多器官功能衰竭风险，避免一味地升级抗感染方案从而加重病情。在临床诊疗过程中，精准的早期识别、正确诊断、及时干预，能有效提高救治成功率。

点　评：赖荣陶

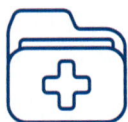

病例29　系统性炎症性疾病之TAFRO综合征一例

病例提供者：盛滋科、谢青
作者单位：上海交通大学医学院附属瑞金医院感染科

患者基本资料

年龄：74岁	性别：男	居住地：上海市
职业：工人	民族：汉	婚否：已婚

一、主诉和现病史

（一）主诉

发热伴腹胀1个月。

（二）现病史

1个月前（2022年8月6号），患者在海南省泡温泉后出现发热，最初为低热（37.4℃），随后体温升高，体温最高达38.0℃，伴畏寒寒战，尿色加深。患者持续低热，体温37.3～37.8℃，伴腹胀、呃逆，进食后明显，偶咳嗽、痰不易咳出，无恶心、呕吐。8月15日在当地A医院就诊，予"抗感染"2天（具体不详），仍有腹胀、低热，且渐出现口干、多饮，尿量渐减少。8月17日于当地B医院查胸腹CT：左侧锁骨上及左腋下淋巴结肿大，胸水，腹水。血常规：WBC 9.19×10^9/L，N% 81.4%，CRP 128.1 mg/L。予头孢他啶、甲泼尼龙、丙种球蛋白等治疗5天后症状无改善。

8月22日，患者出现气促及明显少尿，转入海南某三甲医院ICU，予美罗培南0.5 g q6 h+莫西沙星 0.4 g qd+阿昔洛韦0.5 g qd+氟康唑0.1g q12 h、甲泼尼龙60 mg qd及免疫球蛋白15 g qd治疗。其间出现尿少，予以连续性肾脏替代治疗，疗效欠佳。现为进一步诊治，拟"发热待查"收治。

自起病以来，神清，精神可，二便减少，体重无明显减轻。

二、重要的既往史、个人史、家族史等

2020年胃镜检查示慢性萎缩性胃炎，结肠镜见多发息肉，予内镜下治疗，病理示管状

腺瘤。有腰椎间盘突出病史。1964年诊断"肺结核"，曾予以抗结核治疗。

否认手术外伤史，否认食物过敏史，"磺胺类药物"过敏。入院前曾因血小板偏低，予以输注血小板。长期吸烟史，每日1～3包，未戒烟。

三、入院体格检查

T 38.2℃，P 102次/min，R 17次/min，BP 156/87 mmHg。神志清楚，全身轻度凹陷性水肿，未及肿大淋巴结。双肺呼吸音低，可闻及湿性啰音。心率102次/min，律齐，各瓣膜听诊区未闻及病理性杂音。腹部饱满，较韧，无压痛或反跳痛。双下肢病理征未引出。

四、入院辅助检查

（2022.09.05）血常规：WBC 10.14×10^9/L，N% 92.0%，N 9.32×10^9/L，L 0.46×10^9/L，EOS 0.00×10^9/L，Hb 78 g/L，PLT 31×10^9/L，CRP 33 mg/L。肝肾功能：PAB 97 mg/L，ALT 131 IU/L，AST 54 IU/L，ALP 399 IU/L，GGT 368 IU/L，TBIL 47.8 μmol/L，DBIL 22.0 μmol/L，ALB 30 g/L，Cr 225 μmol/L，eGFR 23.9 ml/（min·1.73m²）。

（2022.09.08）心肌酶谱：AST 28 IU/L，LDH 271 IU/L，CK 65 IU/L，CK-MB 4.9 ng/ml，肌红蛋白定量285.9 ng/ml，TnI 17.8 pg/ml；proBNP 1402.0 pg/ml。凝血功能：PT 16.3 s，INR 1.40，TT 17.30 s，FIB 1.5 g/L，FDG 20.2 mg/L，D-dimer 6.26 mg/L。感染：PCT 2.38 ng/ml，IL-6 8.0 pg/ml，铁蛋白 714.7 ng/ml。腹水+血培养（-）；新冠、HIV、HBV、HCV、梅毒、G试验、GM试验、隐球菌乳胶凝集均阴性。T-SPOT：A抗原0，B抗原0。胸腹水脱落细胞：见淋巴、间皮、组织细胞，未见恶性依据。肿瘤标志物：（-）。ANA、ANCA（-）。ESR 3 mm/h。

胸腹盆CT：两侧胸腔及心包腔积液，伴两肺下叶部分实变、不张；两侧胸壁皮下水肿；右上肺局部支气管轻度扩张；盆腔渗出积液，两侧腹膜后间隙、骶前间隙渗出影；盆腹壁皮下水肿渗出。

心超：少量心包积液。

血管B超：双侧下肢深静脉血流通畅，门静脉系统、肝静脉系统、脾静脉系统彩色多普勒参数未见明显异常。

五、入院诊断、诊断依据和鉴别诊断

（一）入院诊断

① 发热待查；② 急性呼吸衰竭（Ⅰ型呼吸衰竭）；③ 急性肾功能不全（AKI 3级）；④ 肝功能不全；⑤ 血小板减少；⑥ 多浆膜腔积液（胸水、腹水）。

（二）诊断依据

（1）患者为老年男性，因"发热伴腹胀1个月"入院。

（2）1个月前，患者在海南泡温泉后出现发热，最初低热（37.4℃），T_{max} 38.0℃，伴腹胀、呃逆，进食后明显，偶咳嗽，痰不易咳出。8月15日，患者在当地A医院就诊，仍有腹胀、低热，且逐渐出现口干、多饮，尿量逐渐减少。8月17日于当地B医院查胸腹部CT：左侧锁骨上及左腋下淋巴结肿大，胸水、腹水。头孢他啶、甲泼尼龙、丙种球蛋白等治疗5天后患者症状无改善。8月22日，患者出现气促及明显少尿，予以连续性肾脏替代治疗，疗效欠佳。

（3）2020年胃镜检查示慢性萎缩性胃炎，结肠镜见多发息肉。有腰椎间盘突出病史。1964年诊断"肺结核"，曾予以抗结核治疗。

（4）神志清楚，全身轻度凹陷性水肿，未及肿大淋巴结。双肺呼吸音低，可闻及湿性啰音。心率102次/min，律齐，各瓣膜听诊区未闻及病理性杂音。腹部饱满，较韧，无压痛或反跳痛。双下肢病理征未引出。

（5）辅助检查：见上述。

（三）鉴别诊断

（1）类鼻疽伯克霍尔德菌：为非发酵革兰阴性球杆菌，腐生菌，可胞内存活，主要由受损伤的皮肤与污染的水或土壤接触，以及吸入受污染空气所感染。其可引起肺炎、肺脓肿、败血症、脓毒症、皮肤软组织感染等，是典型的热带疾病致病菌，能感染多个器官，依赖于传统培养，对多种抗菌药物天然耐药，治疗困难。结合本例患者发病时间和地点，仍需进一步排查。

（2）登革热：通过伊蚊传播，夏秋、雨季多发，多发时间为每年的5～11月份（高峰为每年7～9月份）。患者突起发热、皮疹、肌肉和骨关节痛，极度乏力，伴淋巴结肿大、白细胞和血小板减少，肝肾功能异常，严重者可出现急性肾衰竭、急性呼吸窘迫综合征、休克。可通过特异性抗体、补体结合实验、核酸诊断。目前需进一步排查。

（3）流行性出血热：又称肾综合征出血热，通过鼠类传播，病原体为汉坦病毒。流行性出血热疫情在多地有报道，经呼吸道、消化道、破口接触等多种方式传染。患者可有血小板减少，肝肾功能异常，特异性抗体阳性。临床特点为"三痛三红"，低热，严重者出现休克、急性呼吸窘迫综合征、急性肾衰竭。目前需进一步排除。

六、主要诊疗经过和病情变化

入院后未行连续性肾脏替代治疗，予控制出入量，患者胸腹水改善，循环稳定，营养状况改善；予以莫西沙星0.4 g qd静滴抗感染治疗，继续甲泼尼龙40 mg qd静滴，阿伐曲泊帕、单采血小板、白蛋白、胸腺肽等加强对症支持治疗。经多学科讨论，建议完善PET/CT，复查外周血NGS等检查。

2022年9月19日，患者一般情况稳定，有轻微腹泻，予以转入感染科进一步诊治。在感染科期间，患者抗拒，不配合查体、服药。其仍有水样便，复查粪便两次艰难梭菌阴性、志贺菌阴性。予以头孢他啶1.0 g q12 h和甲泼尼龙40 mg qd静滴。9月22日，血培养回报（双）屎肠球菌，根据肾功能加万古霉素0.5 g qd静滴。后患者病情变化，出现感染性休克，免疫力低下，血压、心率进行性下降，抢救无效死亡。

七、针对病情变化的检查结果

复查外周血NGS：提示CMV序列数32。送疾控中心查汉坦病毒抗体阴性。复查胸腹水细胞学沉降式液基细胞学涂片及液基片：见淋巴细胞、间皮细胞、组织细胞，未见恶性依据。PET/CT提示左肺下叶大片实变影，双侧胸腔积液，心包积液，全身皮下软组织水肿，腹盆腔积液，肠系膜渗出改变，余未见明显高代谢病灶。

八、出院诊断

TAFRO综合征。

九、预后和转归

患者最终继发严重感染，死亡。

十、诊疗体会

（一）诊断及鉴别诊断

由于TAFRO综合征的少见性和异质性，对该病做出及时诊断与合理治疗，仍是临床医师面临的巨大挑战。临床医师对TAFRO综合征的认识仍不足，而通过相关病例的收集、整理及分析，将有助于加深对该病的认识，以进一步指导疾病的诊断，同时也有助于制订更好的治疗策略。

对伴发血小板减少（thrombocytopenia，T）、全身性水肿（anasarca，A）、骨髓纤维化（reticulin fibrosis，R）/肾功能不全（renal dysfunction，R）及器官肿大（organ enlargement，O）相关临床表现的患者，应注意TAFRO综合征的排查。

（二）治疗方面

目前TAFRO综合征的治疗策略主要包括糖皮质激素抗炎、免疫抑制（包括利妥昔单抗、环孢素A）和IL-6受体拮抗剂（如托珠单抗）治疗，以及化疗。

糖皮质激素是TAFRO综合征的一线治疗选择，糖皮质激素对该病发作期有效，但是大部分患者在糖皮质激素减量或者停药过程中易复发。

对糖皮质激素耐药的TAFRO患者，可选用免疫抑制剂（二线），尤其是环孢素A[3～5 mg/（kg·d），分2次]。对环孢素A等免疫抑制剂有使用禁忌的TAFRO患者，可采用利妥昔单抗或IL-6受体拮抗剂（托珠单抗）治疗。

十一、简要综述

TAFRO综合征主要是以血小板减少、全身性水肿、发热、骨髓纤维化/肾功能不全、器官肿大为特征性临床表现的一种全身性炎性疾病。TAFRO综合征最早在2010年由日本血液科高井和江教授首次报道。2012年，在日本福岛和名古屋会议上，经血液学专家讨论后，将TAFRO综合征明确定义为伴发血小板减少、全身性水肿、骨髓纤维化/肾功能异常、器官肿大等一系列临床症状的全身性炎症性疾病。TAFRO综合征罕见，日本的发病率为（0.9～4.9）/百万人。

目前认为，TAFRO综合征是Castleman病（Castleman disease，CD）的一个特殊类型。CD是一类少见的淋巴增殖性疾病。由美国麻省总院病理科医生Benjamin Castleman在1956年首次描述并命名。Castleman病根据病理表现的不同可分为透明血管型、浆细胞型和混合型。

临床上，CD可根据累及淋巴结个数和器官受累数目不同分为单中心型CD（unicentric CD，UCD，最常见）和多中心型CD（multicentric CD，MCD）。

UCD一般只累及单个淋巴结。已证实小部分MCD可由人类疱疹病毒（human herpes virus，HHV）-8所产生的IL-6类似物诱发；但其余非HHV-8感染的MCD病因仍不清楚，统一归为特发性MCD（idiopathic MCD，iMCD），其中有典型透明血管型病理改变的就称为TAFRO综合征。

与经典的iMCD患者不同，TAFRO综合征患者往往更容易合并血小板计数下降，而免疫球蛋白水平一般不升高或者呈轻度升高。

病理方面，淋巴结活检显示生发中心高度萎缩伴内皮细胞核增大，滤泡间区域扩大，小血管增生，少量的成熟的浆细胞。骨髓病理学表现为骨髓纤维化和（或）骨髓中巨核细胞增多。

2021年的诊断标准将TAFRO分为3类：确诊iMCD-TAFRO、临床iMCD-TAFRO、TAFRO（非iMCD-TAFRO）。

专家点评 ‧‧‧

TAFRO综合征是一种罕见的全身性炎症性疾病，以血小板减少、全身性水肿、发热、骨髓纤维化、肾功能不全和器官肿大为特征。本例74岁男性患者在泡温泉后出现发热、腹胀、胸腹水，伴血小板明显减少（31×10^9/L）、肾功能不全（Cr 225 μmol/L）和肝酶异常，最终诊断为TAFRO综合征。

TAFRO综合征最早于2010年由日本医师报道，被认为是特发性多中心Castleman病（iMCD）的一个特殊亚型。其病理生理机制涉及复杂的炎症通路，包括JAK-STAT、NF-kB和PI3K/AKT/mTOR通路的激活，导致IL-6和血管内皮细胞生长因子等细胞因子异常释放。近期研究发现TAFRO综合征与抗SSA/Ro60抗体相关，这一发现为其自身免疫病理提供了新证据。

本病例的临床表现复杂多变，从发病到确诊历时1个月，反复抗感染治疗效果欠佳，提示对于同时出现发热、水肿、血小板减少和肾功能损害且常规治疗无效的患者，应考虑TAFRO综合征可能。

TAFRO综合征涉及多系统受累，它不同于典型iMCD，TAFRO综合征起病急、进展快，多器官功能障碍发生率高，没有高球蛋白血症，应引起临床重视。在治疗方面，现有证据支持糖皮质激素联合IL-6阻断剂（托珠单抗或司妥昔单抗）作为一线治疗，难治病例可考虑环孢素A、利妥昔单抗或化疗。

本例患者最终死于感染性休克，提醒我们在强化免疫抑制的同时，需加强感染防控。TAFRO综合征诊断困难、病情凶险，临床医师应提高对此病的认识和警惕性，确保早诊早治，改善预后。

——— 点 评：赖荣陶

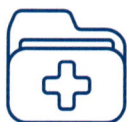

病例30 以顽固性腹水为首发表现的 POEMS综合征一例

病例提供者：赖荣陶、龚启明
作者单位：上海交通大学医学院附属瑞金医院感染科

患者基本资料

年龄：55岁	性别：女	居住地：河南省
职业：农民	民族：汉	婚否：已婚

一、主诉和现病史

（一）主诉

反复腹胀3月余。

（二）现病史

2021年5月20日，患者无明显诱因下腹胀难忍，2021年5月30日至苏州A医院入院诊治，查出凝血功能：APTT 43.3 s，D-二聚体 5.67 μg/ml，FDP 13.08 mg/L。生化：ALT＜6.8 IU/L，AST＜9.2 IU/L，ALB 36.7 g/L。肝炎标志物：HBeAb（＋），余阴性。上腹部MRI平扫＋增强：腹盆腔大量积液，肝右叶小囊肿，门静脉主干稍增宽，脾大，子宫小肌瘤。当地医院诊断为"盆腔积液、子宫平滑肌瘤、肝囊肿、脾大、心包积液、HPV感染"，予B超引导下穿刺放腹水，腹水送检提示未见异型细胞；患者自觉腹胀缓解出院。

2021年6月18日，患者再次住当地医院，行腹腔镜下输卵管、卵巢及腹膜、大网膜活检，术中病理提示双侧卵巢白体增生，右输卵管慢性炎伴扩张积水，出院后予呋塞米、螺内酯等治疗，患者自述服药后不适，自行停药后又出现腹部膨隆、腹胀。于2021年7月12日转至苏州B医院就诊，查T-SPOT：阳性；行腹腔穿刺病理示无结核感染依据；予以补充白蛋白、复方盐酸阿米洛利片利尿治疗。现患者为进一步诊治，至笔者所在医院感染科就诊，门诊拟以"腹水"收入院。患者诉目前平卧出现气喘，侧卧后缓解。

追问病史，患者发病前于2021年5月6日因眼睑、双下肢水肿，自觉"更年期"在当地予中药（药方不详）治疗，服用中药后眼睑水肿症状改善，但出现腹胀症状，并持续加重，服用中药14天后自行停服。

自发病以来，患者精神、饮食、睡眠欠佳，小便量较平时少，大便如常，体重近3月减少约10 kg。

二、重要的既往史、个人史、家族史等

既往史：患者自诉体健，否认任何疾病史。

个人史：出生于本地，无疫区、疫水接触史，否认烟酒史。

家族史：否认家族遗传病史。

三、入院体格检查

T 36.0℃，P 92次/min，R 20次/min，BP 130/95 mmHg。神志清，步入病房，自主体位。皮肤色深，无皮疹、皮下结节，杵状指，全身浅表淋巴结未及明显肿大。腹部膨隆，肝脾触诊不理想，移动性浊音阳性，双下肢凹陷性水肿。四肢肌力、肌张力正常，触觉、痛觉、振动觉正常，生理反射存在，病理反射未引出。

四、入院辅助检查

上腹部MRI：肝损改变，肝小囊肿，脾大，腹水。

门静脉系统超声、腹部MRA：未见明显异常。

血清肿瘤指标、免疫相关指标：未见明显异常。

PET/CT：① 骨盆、双侧股骨近段、部分脊柱及附件、双侧部分肋骨、双侧锁骨、双侧肩胛骨、胸骨多发骨质密度不均匀减低伴高密度小结节影，骨盆明显，代谢不高；② 腹盆腔大量积液，代谢弥漫性轻度增高，肠系膜浑浊、增厚伴多发小结节影，部分代谢轻度增高，小肠壁部分水肿增厚，考虑炎症可能；③ 肝脾肿大，肝内点状钙化灶；④ 全身各处皮肤及皮下软组织水肿，代谢弥漫性轻度增高。

腹水结核分枝杆菌：未检出。

五、入院诊断、诊断依据和鉴别诊断

（一）入院诊断

腹水（原因待查）。

（二）诊断依据

（1）患者为女性，55岁。

（2）本次因反复腹胀3月余入科。

（3）外院查ALT＜6.8 IU/L，AST＜9.2 IU/L，ALB 36.7 g/L；肝炎标志物HBeAb（＋）。

（4）上腹部MRI平扫＋增强：腹盆腔大量积液，肝右叶小囊肿，门静脉主干稍增宽，脾大，子宫小肌瘤。腹水：未见异型细胞，无结核感染依据。PET/CT：骨盆、双侧股骨近段、部分脊柱及附件、双侧部分肋骨、双侧锁骨、双侧肩胛骨、胸骨多发骨质密度不均匀

减低伴高密度小结节影。

（三）鉴别诊断

（1）结核性腹膜炎：常以发热、腹痛、腹胀等症状为主，该患者外院T-SPOT（＋），但腹水未检出结核杆菌，需要进行进一步检查予以排除。

（2）肝小静脉阻塞综合征：通常有明确肝损伤药物服用史，尤其是吡咯烷类生物碱成分，生化指标表现为黄疸、转氨酶升高等，肝脏病理可见小叶中央静脉及下静脉内膜显著肿胀，中央静脉及小叶静脉管腔狭窄、闭塞，出现持久性血液回流障碍。该患者有中药服用史，需进一步进行评估。

六、主要诊疗经过和病情变化

入院后继续完善相关检查，结合腹部MRI及MRA结果，不考虑药物相关性肝小静脉阻塞综合征。血清肿瘤指标、免疫相关指标未见明显异常。为继续排除恶性肿瘤可能，完善PET/CT，提示骨盆、双侧股骨近段、部分脊柱及附件、双侧部分肋骨、双侧锁骨、双侧肩胛骨、胸骨多发骨质密度不均匀减低伴高密度小结节影，骨盆明显，代谢不高。结合患者既往无肝炎病史，入科后排除药物导致肝小静脉阻塞综合征，仍然考虑患者存在恶性肿瘤可能。继续完善腹水检查，未见异常T、B、NK淋巴细胞群，未见异常浆细胞。TSH 22.9 μIU/ml，T_3 0.85 nmol/L，FT_3 2.09 pmol/L，FT_4 8.94 pmol/L。β微球蛋白5652 ng/ml。血免疫固定电泳IgA（＋）、λ（＋）。

继续深入追问病史，患者自诉长期务农，皮肤黝黑（图30-1），患者女儿诉患者皮肤近期黝黑明显。患者虽无周围神经功能减退的表现，但结合患者外周血免疫固定电泳λ阳性、甲状腺功能减退，多发骨质密度不均及皮肤色黑的特点，同时请血液科、内分泌科会诊，明确有无POEMS综合征可能。

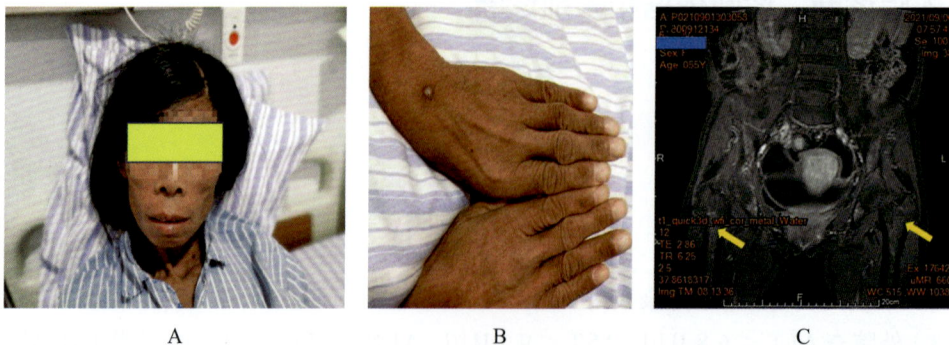

图30-1　患者的表现

A.患者自发病来明显消瘦，皮肤黝黑；B.患者双手呈杵状指改变；C.患者股骨全片示双侧股骨多发斑片状密度增高影

七、针对病情变化的检查结果

两科会诊后建议完善脊柱全长片、骨髓穿刺、血管内皮细胞生长因子（vascular endothelial growth factor，VEGF）、肌电图及内分泌激素检查。

脊柱全长片：颈椎生理曲度变直，脊柱轻度退行性改变，附见双侧髂骶骨及股骨多发斑片状密度增高影。

骨髓细胞活检：提示骨髓增生明显活跃，浆细胞占0.5%，偶见三核、双核浆细胞。

肌电图：外周神经功能减弱。

VEGF 1014.76 pg/ml。

内分泌激素：皮质醇、生长激素、促肾上腺皮质激素、性激素未见明显异常。

八、出院诊断

① POEMS综合征；② 腹水。

九、预后和转归

患者转至血液科接受化疗，9月18日起行PCD联合方案（硼替佐米2.1 mg d1、4、8、12，地塞米松40 mg d1～4，环磷酰胺1200 mg d1），辅以补充甲状腺素、保肝、护胃等对症治疗，腹水明显减少。

十、诊疗体会

POEMS综合征表现多样、进展隐匿，不易引起患者重视。该病首发临床表现以外周神经症状多见，也可出现多浆膜腔积液，但其他临床特点作为首诊表现的较少，易导致漏诊、误诊。因此结合本例患者的成功诊断经验，我们体会到在针对顽固性腹水为主要表现的患者诊治过程中，在排除肝源性、药物性、心源性、肾源性、结核性等常见疾病外，还应考虑单克隆浆细胞病，例如POEMS综合征的可能。

十一、简要综述

POEMS综合征是一组多系统累及的单克隆浆细胞病，典型的临床表现包括多发性周围神经病（polyneuropathy，P）、脏器肿大（organomegaly，O）、内分泌失调（endocrinopathy，E）、单克隆蛋白（M-protein，M）、皮肤改变（skin changes，S）。除上述五大症状外，多浆膜腔积液、体质量下降、骨硬化性损害等均是POEMS的常见临床并发症。在实际诊疗过程中，常因首发症状不一、临床症状多样，较为隐匿，在诊断上存在一定困难，容易误诊、漏诊。过去该病在日本报道较多，一项调研显示日本的发病率在

0.3/100 000，近年来在中国、印度等国家的临床报道日益增多。本文以腹水为首发症状的POEMS患者为例，结合既往文献对该病的发病机制、临床表现、诊疗方案进行分析，以加深临床医生对该病的认识。

POEMS综合征的发病中位年龄为60岁，男性多于女性。POEMS综合征的诊断标准在2019年由Dispenzieri修订，即满足两个强制性主要标准（周围神经病变和单克隆浆细胞增殖性病变）、一个主要标准（Castleman病、硬化性骨病、血清VEGF水平升高）和一个次要标准（器官肿大、血管外容量负荷增加、内分泌系统紊乱、皮肤改变、视乳头水肿、红细胞增多/血小板数目增多）。其他症状及体征还包括杵状指、体质量减轻、肺动脉高压、血栓性疾病、腹泻、维生素B_{12}缺乏等。本例患者以腹水为首发表现，入院后行影像学检查、腹腔穿刺术明确腹水性质，排除肝硬化、门静脉高压、恶性肿瘤、药物性、结核、心源性、肾源性等引起的腹水。患者虽无周围神经病变的症状，但存在甲状腺功能减退、VEGF升高、杵状指、皮肤色深。影像学提示多处骨质破坏、脾脏肿大，血清学及骨髓活检结果提示单克隆浆细胞增殖，肌电图提示周围神经病变，符合POEMS综合征诊断。

POEMS综合征的发病机制尚不明确，可能与VEGF、炎症因子的升高有关。VEGF是调控血管生成和微血管通透性的重要调控因子，由成骨细胞及骨髓来源细胞分泌，其中也包括浆细胞。VEGF的过度表达导致血管通透性增加、新生血管生成，从而引起多浆膜腔积液、脏器肿大、外周神经损伤等。亦有研究表明VEGF > 1200 ng/L诊断POEMS的特异度为90%，灵敏度为84%。而促炎因子，如IL-6、IL-8及肿瘤坏死因子升高引起炎症反应、神经脱髓鞘改变，导致神经性水肿等POEMS综合征的临床症状，这也解释了该病例出现反复腹水的原因。

POEMS综合征作为多系统受累的全身性疾病，治疗上需要多学科协同治疗，除了针对单克隆浆细胞病的化疗，还有腹水的利尿治疗、甲状腺功能减退的内分泌治疗、外周神经病变的康复治疗等。针对疾病本身的治疗，可根据受累程度分为局部放疗及全身治疗。自体外周血造血干细胞移植是目前应用广泛、疗效显著的治疗方案之一，虽然与其相关的病死率接近1/10，但对外周神经病变缓解率达到95%，5年无进展生存率可达75%。免疫调节剂可降低VEGF水平，沙利度胺有神经毒性，患者耐受性差，可能增加患者外周神经症状；来那度胺神经毒性较沙利度胺弱，联合地塞米松疗效较好，对性腺功能减退有明显改善作用。硼替佐米是一种蛋白酶抑制剂，可抑制单克隆浆细胞、VEGF和炎症因子的生成和表达，研究表明其联合地塞米松治疗的临床效果较好。该病例采用PCD（硼替佐米＋环磷腺苷＋地塞米松）方案，治疗后病情改善。

专家点评 ···

    本文报道了一例以顽固性腹水为首发表现的POEMS综合征病例。患者为55岁女性，反复腹胀3月余，外院多次诊治未能明确病因。入院后，通过详细的体格检查、影像学检查（如PET/CT）及实验室检查，发现患者存在多浆膜腔积液、甲状腺功能减退、多发骨质密度不均及皮肤色黑等特征。结合外周血免疫固定电泳λ阳性、VEGF水平显著升高及肌电图提示周围神经功能减弱，最终确诊为POEMS综合征。患者转至血液科接受PCD联合方案化疗后，腹水明显减少，病情得到改善。

    该病例的诊断过程充分体现了POEMS综合征临床表现的多样性和隐匿性。POEMS综合征是一种多系统受累的单克隆浆细胞病，其诊断需综合考虑多种临床表现及实验室检查结果。本病例的诊断难点在于首发症状不典型、临床表现复杂多样、实验室检查结果不完全典型。本病例中，患者虽无典型的周围神经病变症状，但通过深入追问病史及全面检查，最终明确诊断。这提示临床医生在面对顽固性腹水等复杂病例时，应拓宽诊断思路，警惕POEMS综合征等罕见病的可能性。此外，该病例的治疗过程也强调了多学科协作的重要性，通过血液科、内分泌科等多学科会诊，为患者制订了个体化的治疗方案，取得了良好的疗效。

———— 点　评：周惠娟

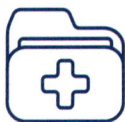

暴发性1型糖尿病一例

病例提供者：安宝燕
作者单位：上海交通大学医学院附属瑞金医院感染科

患者基本资料

年龄：48岁	性别：女	居住地：江苏省
职业：农民	民族：汉	婚否：已婚

一、主诉和现病史

（一）主诉

发热、腹痛、呕吐5天。

（二）现病史

2017年4月25日，患者开始出现发热、呕吐，自测体温38.6℃，每天下午开始发热，次日早晨热退，具体不详。同时伴有呕吐，呕吐物为胃内容物，无胆汁，无咖啡样呕吐物，伴有上腹疼痛、腹胀，无便秘、腹泻，无头痛、头晕，无尿痛、尿频、尿急等。2017年4月29日上午于笔者所在医院急诊就诊，生化检查结果：PAB 70 mg/L，ALT 185 IU/L，AST 130 IU/L，TBIL 57.2 μmol/L，DBIL 30.3 μmol/L，ALB 34 g/L，白球比 0.87，胆汁酸 12.0 μmol/L，氯 93 mmol/L，淀粉酶 45 U/L。急诊CT：胆总管下段腔内可疑稍高密度影，结石待排；胆囊腺肌症可能大；脂肪肝，脾脏增大，胰周少许渗出，腹膜后多发小淋巴结影显示，附见右下肺斑片条索影。现为进一步诊治收治入院。

追问病史：患者于3月初无明显诱因下出现发热、寒战、恶心、纳差，伴尿色加深，巩膜黄染及皮肤瘙痒。在笔者所在医院住院治疗，诊断为：慢性重度病毒性肝炎（乙型合并戊型），胆囊结石。予谷胱甘肽、异甘草酸镁、丁二磺酸腺苷蛋氨酸、奥美拉唑等保肝、降酶、退黄、护胃治疗，患者病情恢复较好，一般情况稳定，于2017年4月24日出院。患者出院后于当晚进食昂刺鱼汤。

病程中，患者精神可，发病第一天嗜睡，后睡眠差，大便如常，小便为茶色尿，睡眠尚可。

二、重要的既往史、个人史、家族史等

既往史：平素体健，否认高血压、糖尿病、冠心病等慢性病史，有急性戊型肝炎病史、乙肝病毒感染史，否认伤寒、结核病史。否认外伤手术史，否认输血史，否认食物及药物过敏史。

个人史：长期生活于原籍，否认疫水、疫区接触史，否认生食海鲜史，否认吸烟饮酒史、药物滥用史。

婚育史：已婚已育，配偶体健，儿子22岁。

家族史：否认家族遗传病史，否认家族肿瘤史。

三、入院体格检查

T 38.5℃，P 86次/min，R 19次/min，BP 94/63 mmHg。神志清晰，发育正常，营养中等，步入病房，自主体位，查体合作，对答切题。皮肤、黏膜轻度黄染，无皮疹，无瘀斑，无出血点，无色素沉着，无肝掌，无蜘蛛痣，未及肿大，颈软，气管居中，颈静脉未见明显怒张，甲状腺未及肿大。心率齐，未及杂音。双肺呼吸音清，未及干、湿啰音。腹平软，腹壁未见静脉曲张，右上腹压痛（+），反跳痛（+），墨菲征（+），移动性浊音（-），双下肢无水肿。

四、入院辅助检查

1. 常规检查

患者入院后血常规、凝血酶原时间、生化检查变化如表31-1、表31-2所示。

表31-1　患者入院后血常规、凝血酶原时间检查变化

日期	04.29	05.10	05.13	05.14	05.18	05.26
CRP（mg/L）	80	13.8	62	51	5	5
WBC（×10^9/L）	7.79	5.71	17.78	15.48	7	3.76
N%（%）	60.8	67.2	71.9	80.1	88.3	75.2
RBC（×10^{12}/L）	3.34	3.63	3.21	3.09	2.56	2.98
Hb（g/L）	106	114	101	97	80	92
PLT（×10^9/L）	161	191	332	176	118	114
PT（s）	13.8	15.5	28.3	18.4	14.4	13.8

表31-2　入院后生化检查变化

	4月29日	5月10日	5月13日	5月14日	5月18日	5月26日
BG（mmol/L）	6.03	4.4	49.07	12.2	5.6	6.6
ALT（IU/L）	157	209	205	163	69	49
AST（IU/L）	99	151	114	110	47	35
ALP（IU/L）	65	67	94	91	60	56
GGT（IU/L）	33	24	61	72	151	335
TBIL（μmol/L）	51.6	57.7	192.1	191.5	111.3	83.3
DBIL（μmol/L）	26.1	31.6	140.6	126.7	61.7	41.5
ALB（g/L）	29	23	28	26	24	32
Cr（μmol/L）	73	99	213	208	131	57
LDH（IU/L）	309	474	/	/	340	200
淀粉酶（IU/L）	39	63	/	107	102	97
CK（IU/L）	28	17	/	941	142	162
估算肾小球滤过率 [ml/（min/1.73m^2）]	79.8	56.2	/	23.8	40.7	106.2
钠（mmol/L）	134	131	117	131	142	135
钾（mmol/L）	3.78	4.64	6.94	3.81	3.29	4.17
氯（mmol/L）	97	98	79	95	95	96

2. 血气分析

（05.13）酸碱度7.21，氧分压19.00 kPa，二氧化碳分压2.17 kPa，氧饱和度98.9%，氢离子浓度61.7 nmol/L，标准碳酸氢根9.6 mmol/L，实际碳酸氢根6.4 mmol/L，标准剩余碱-19.2 mmol/L，细胞外液剩余碱 -21.5 mmol/L，缓冲碱27.9 mmol/L，血浆二氧化碳总量15.4 mmol/L，氧总量17.7 mmol/L。

（05.14）酸碱度7.43，氧分压22.71 kPa，二氧化碳分压 3.56 kPa，氧饱和度99.4%，

氢离子浓度36.9 nmol/L，标准碳酸氢根19.6 mmol/L，实际碳酸氢根17.5 mmol/L，标准剩余碱-5.9 mmol/L。

3. 病原学检查

（04.29）中段尿培养（−），血培养（−）。结核：T-SPOT（−）。肝炎病毒指标：HBsAg（+），HBeAb（+），HBV DNA（cobas）1.7×10^2 IU/ml，其他肝炎病毒指标阴性；HIV（−）；梅毒特异性TPAb（−）；EBV（−）。

（05.12）骨髓培养（−）。

（05.12）骨髓涂片提示骨髓增生活跃，粒、红、巨三系增生活跃，血小板散在或小簇可见。活检病理阴性。

（04.29）上腹部CT平扫：胆总管下段腔内可疑稍高密度影，结石待排；胆囊腺肌症可能大；脂肪肝，脾脏增大，胰周少许渗出，腹膜后多发小淋巴结影显示。附见右下肺斑片条索影。

（05.04）MRCP：原2017.04.01老片所示胆囊炎伴周围渗出此次检查已吸收好转，此次MRCP所示胰胆管系统未见明显异常。

（05.05）B超：肝内回声增粗，脾稍大，胆囊壁毛糙，请结合临床，胰体肾未见明显异常，双侧胸腔腹腔未见明显积液。

（05.09）胸部CT（薄层）平扫：左肺舌段及下叶淡薄斑片影；右侧胸腔积液，两侧胸膜增厚；纵隔内及两腋窝淋巴结显示；心包膜局部增厚；附见肝脏脂肪浸润；胰腺饱满；右乳内钙化灶；部分胸椎内片状高密度灶。

（05.14）胸片正位片：两肺野纹理稍增粗，右肺透亮度减低；左肺上野及右肺下野内中带条片影。右侧胸腔少量积液可能。

（05.18）血培养（−）。

（05.23）B超：胆囊内胆泥形成，双侧胸腔积液，腹腔积液，胰体脾肾未见明显异常，双侧颈部、双侧腋窝、双侧锁骨上、双侧腹股沟未见明显异常肿大淋巴结。

五、入院诊断、诊断依据和鉴别诊断

（一）入院诊断

①急性胆囊炎，胆囊结石；②慢性乙型病毒性肝炎；③脂肪肝。

（二）诊断依据

1. 急性胆囊炎

（1）患者为中年女性，因发热、腹痛、呕吐入院。

（2）体征：T 38.5℃，P 86次/min，R 19次/min，BP 94/63 mmHg。神志清晰，发育正常，营养中等，步入病房，自主体位，查体合作，对答切题。皮肤、黏膜轻度黄染，无皮疹，无瘀斑，无出血点，无色素沉着，无肝掌，无蜘蛛痣，未及肿大，颈软，气管居中，颈静脉未见明显怒张，甲状腺未及肿大。心率齐，未及杂音。双肺呼吸音清，未及干、湿啰音。腹平软，腹壁未见静脉曲张，右上腹压痛（＋），反跳痛（＋），墨菲征（＋），移动性浊音（－），双下肢无水肿。

（3）辅助检查：血常规示CRP 80 mg/L，WBC 7.79×10^9/L。04.29上腹部CT平扫示胆总管下段腔内可疑稍高密度影，结石待排；胆囊腺肌症可能大；脂肪肝，脾脏增大，胰周少许渗出，腹膜后多发小淋巴结影显示。

2. 慢性乙型病毒性肝炎

患者有肝功能明显异常，查体有巩膜黄染，无肝掌，无蜘蛛痣，2017.04.11乙肝标志物：HBsAg ＞ 250.000 IU/mL，HBsAb（－），HBeAg（－），HBeAb（＋），HBcAb 9.67（＋）。HBV DNA（cobas）2.0×10^2 IU/ml。B超提示脾脏增大。

（三）鉴别诊断

（1）自身免疫性肝炎：此病多见于中老年女性，表现为肝功能异常，自身抗体为阳性，多有肝外免疫性疾病表现。该患者M2抗体和GP210抗体均阴性，暂时排除该诊断。

（2）急腹症：患者来院时发热伴右上腹痛，注意与消化道穿孔、急性阑尾炎等急腹症相鉴别，急腹症患者查体示板状腹，急诊影像学检查有相应表现。

六、主要诊疗经过和病情变化

患者入院后，按照胆道感染给予治疗，应用头孢曲松抗感染治疗，患者第二天热退，白细胞降低，腹痛明显好转。从入院后第4天起，患者体温再次大于39℃，伴有寒战，抗生素调整为头孢哌酮舒巴坦＋磷霉素。入院第7天，患者全身出现红色斑丘疹，同时仍然发热，临床怀疑药物热，抗生素停用三天，同时使用抗过敏药物氯雷他定、维生素C及外用激素。患者仍然发热，皮疹无明显消退，再次使用亚胺培南西司他丁、万古霉素抗感染治疗，同时预约骨髓穿刺检查。周四患者热峰下降，周五无发热，做骨髓穿刺。周六早晨患者突然出现意识模糊，血压降低至60/44 mmHg，测毛糖测不出（太高），急查生化（05.13），内分泌会诊静脉给予胰岛素降糖，大量补液，多巴胺升压治疗。经治疗后血糖下降，电解质平衡。周一组织全院大会诊：认为患者由感染引起的细胞因子风暴造成多脏器功能衰竭，包括暴发性1型糖尿病，建议给予甲泼尼龙＋丙种球蛋白治疗，同时抗感染，治疗后患者病情稳定，逐渐恢复至出院。

七、针对病情变化的检查结果

（05.15）胰腺分泌：C肽（空腹）0.10 μg/L（参考值：1.1 ～ 4.4 μg/L），C肽（2 h）0.16 μg/L。

（05.16）IL-1β ＜5.00 pg/ml，IL-2受体＞7500.00 U/ml（参考值：223 ～ 710 U/ml），IL-6 2.46 pg/ml，IL-8 19.60 pg/ml，IL-10 23.00 pg/ml（参考值：＜9.1 pg/ml），TNF 14.70 pg/ml（参考值：＜8.1 pg/ml）。

（05.17）免疫指标：抗RNP/Sm抗体（-），抗Sm抗体（-），抗SSA抗体（-），抗Ro-52抗体（-），抗SSB抗体（-），抗SCL-70抗体（-），抗PM-Scl抗体（-），抗Jo-1抗体（-），抗着丝点蛋白B抗体（-），抗增殖细胞核抗原抗体（-），抗双链DNA抗体（-），抗核小体抗体（-），抗组蛋白抗体（-），抗核糖体P蛋白抗体（-），抗线粒体-M2抗体（-）。IgG 1360 mg/dl，IgA 146 mg/dl，IgM 85 mg/dl，IgE 1040.0 IU/ml，C3 39 mg/dl，C4 12 mg/dl。P-ANCA（-），抗中性粒细胞胞质抗体靶抗原（PR3）（-）；抗中性粒细胞胞质抗体靶抗原（MPO）（-），C-ANCA（-）。

（05.18）HbA1C 17.78%（参考值11%～16%），HbA_{1C} 6%（参考值：4.7%～6.4%）。胰岛素抗体：抗胰岛素抗体（IAA）（-），谷氨酸脱羧酶抗体（GAD-Ab）6.65 U/ml，抗胰岛细胞抗体（ICA）（-）。

（05.26）C肽（空腹）0.05 μg/L（参考值：1.1～4.4 μg/L），C肽（2 h）0.02 μg/L。

八、出院诊断

① 暴发性1型糖尿病；② 急性胆囊炎；③ 慢性乙型病毒性肝炎。

九、预后和转归

患者病情好转后出院，长期胰岛素治疗及抗乙肝病毒治疗。

十、诊疗体会

患者入院时发热伴右上腹痛，体格检查墨菲（+），辅助检查示肝功能异常，以ALT、AST升高为主，ALP、GGT正常，白细胞也在正常范围内，容易漏诊，应注意鉴别。在住院治疗期间体温正常后再次出现高热并伴有皮疹，这里需要鉴别是不是药物过敏。本来没有糖尿病史的患者在又一次体温正常后突发酮症酸中毒，血糖飙升，出现肾功能衰竭、电解质紊乱、肝功能衰竭等多脏器功能衰竭，需要和脓毒症休克鉴别。

患者入院后给予了积极的抗感染治疗，患者体温一度正常，最后突然出现感染引起的细胞因子风暴，造成暴发性1型糖尿病，多脏器功能衰竭，治疗团队在抗感染的基础上给予激素及丙种球蛋白冲剂治疗，并给予胰岛素降糖，补足血容量，使用血管活性药物维持血压等一系列治疗，使患者病情得到有效的控制，并且康复出院。在治疗过程中治疗团队诊断正确，治疗及时，并且请了全院相关科室专家大会诊，多学科协作，使患者治疗顺利。

十一、简要综述

细胞因子风暴是指机体感染微生物后引起体液中多种细胞因子迅速大量产生的现象。

细胞因子风暴的发生，源自人体的免疫系统对于入侵者的反应过于激烈，从而合成了高水平的细胞因子。过多的细胞因子产生后就会导致炎症反应的发生，免疫细胞和相关液体在感染部位的累积会阻碍组织和器官的正常功能，例如肺。这种情况如果严重的话，可以直接导致患者死亡。

主要的细胞因子包括：TNF-α、IL-1、IL-6、IL-12、IFN-α、IFN-β、IFN-γ、MCP-1和IL-8等。细胞因子风暴常见于一些病毒感染、某些药物治疗和造血系统疾病，本例患者可能是由戊型肝炎病毒感染及胆道感染引起。细胞因子风暴是引起急性呼吸窘迫综合征（acute respiratory distress syndrome，ARDS）和多器官衰竭的重要原因，在多种疾病中是致死的重要原因之一，近来越来越引起人们的关注。暴发性1型糖尿病是2000年由日本学者Imagawa等提出的1型糖尿病新亚型，归类于特发性1型糖尿病，以急骤起病、胰酶升高并缺乏胰岛相关抗体为特征。暴发性1型糖尿病的临床表现为胰岛B细胞功能完全丧失、病情进展迅速，预后极差。与典型的1型糖尿病相比，发病患者的年龄大、病程短、酮症酸中毒程度重。此外，暴发性1型糖尿病患者起病前大多有流感症状或胃肠道症状，而自身抗体等大多为阴性，大部分患者血清胰酶升高，女性可能在妊娠期间或产后迅速起病。暴发性1型糖尿病的病因和发病机制尚不十分清楚，目前认为可能与遗传（HLA基因型）、环境（病毒感染）和自身免疫等因素有关。

暴发性1型糖尿病的诊断标准：① 出现糖代谢紊乱症状后迅速（一般1周内）发生酮症或酮症酸中毒；② 初诊时血糖 ≥ 16 mmol/L，且 HbA$_{1C}$ < 8.5%；③ 尿C肽 < 10 μg/L，或空腹血C肽 < 0.1 nmol/L（0.3 μg/L）、胰高血糖素兴奋后或进食后C肽峰值 < 0.17 nmol/L（0.5 μg/L）；④ 其他表现：起病前常有前驱症状如发热、上呼吸道感染或胃肠道症状；胰岛自身抗体如谷氨酸脱羧酶抗体、酪氨酸磷酸酶蛋白抗体、胰岛素自身抗体等可为阴性；多数患者出现胰酶、转氨酶升高；本病可发生在妊娠期或分娩后。

本例患者完全符合上述诊断标准，应积极采取措施，急性期合并酮症酸中毒的患者必须给予静脉补液和小剂量胰岛素静脉滴注，同时严密监测血糖、血酮、尿酮、肝肾功能、胰酶、肌酶等；待酸中毒纠正后，用速效或超短效胰岛素联合中长效胰岛素强化治疗。患者需终生行胰岛素治疗。

专家点评 ··

　　患者入院时以发热、腹痛、呕吐为主要症状,初步诊断为急性胆囊炎和慢性乙肝。然而在治疗过程中出现了暴发性1型糖尿病和多脏器功能衰竭。患者的病情突然恶化,提示感染引起的细胞因子风暴可能是导致多脏器功能衰竭的重要原因。细胞因子风暴的发生机制在于免疫系统对病原体的过度反应,导致大量细胞因子释放,进而引发全身性炎症反应。这一病理过程不仅影响患者的预后,还对临床治疗提出了更高的要求。

　　暴发性1型糖尿病的诊断和治疗也极具挑战性。该病起病急骤,病情进展迅速,且缺乏典型的胰岛自身抗体阳性表现,需要临床医生对患者的症状、实验室检查结果及影像学表现进行全面评估,才能做出准确诊断。在治疗方面,及时的胰岛素治疗和多脏器功能支持是关键。

　　本病例救治体现了多学科协作的重要性。在患者病情恶化时,内分泌科、感染科、肝病科等多个科室的专家共同参与会诊,为患者提供了全面的治疗方案。这种多学科协作模式不仅提高了诊断的准确性,还优化了治疗效果,使患者得以康复出院。

　　总之,该病例提醒我们在临床工作中要保持高度的警惕性和敏锐性,识别病情转归,积极处理病情。同时多学科协作是应对复杂病情的有效手段,能够为患者提供更全面、更精准的医疗服务,体现医院综合实力与救死扶伤底色。

点　评:周惠娟

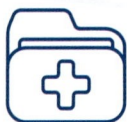

病例32 皮肤溃疡伴意识障碍一例

病例提供者:徐葵花
作者单位:蚌埠医学院第一附属医院感染科

患者基本资料

年龄:54岁	性别:男	居住地:安徽省蚌埠市
职业:铁路工人	民族:汉族	婚否:已婚

一、主诉和现病史

(一)主诉

头痛、皮肤溃疡2个月,伴意识障碍4天。

(二)现病史

2017年4月16日,患者突然出现右侧头部跳痛伴头晕,无恶心、呕吐,无意识障碍,左侧下眼睑内眦处皮肤红肿,就诊于当地医院,予营养脑神经等治疗后,症状好转出院。2017年5月19日,患者上述症状加重,伴反应迟钝,记忆力及计算力下降,左侧肢体肌力减低,右侧面部麻木,发现有阴茎异常勃起伴红肿(图32-1A),少量渗液,左侧下眼睑内眦处皮肤红肿加重,逐渐出现破溃(图32-1B),左眼外侧又出现一红色皮肤硬结(图32-1C),病程中发现血糖升高。

2017年5月26日入住当地某医院神经内科,诊断为"自身免疫性脑炎可能,白塞病待排,2型糖尿病",给予脱水、更昔洛韦抗病毒、免疫球蛋白、阿卡波糖及糖皮质激素(甲泼尼龙和地塞米松)等治疗,患者病情无改善。

2017年6月14日患者出现意识障碍,6月16日家属要求转至外地医院,考虑"中枢神经系统感染可能,脑膜瘤待排",予更昔洛韦、头孢曲松抗感染等治疗。因无床位返回当地医院,2017年6月18日急诊以"意识障碍原因待查,中枢神经系统感染待排"收住感染科。近1天患者出现发热,体温37.5℃,无畏寒、寒战。

病程中患者无明显咳嗽、咳痰,无腹痛、腹泻,无恶心、呕吐。

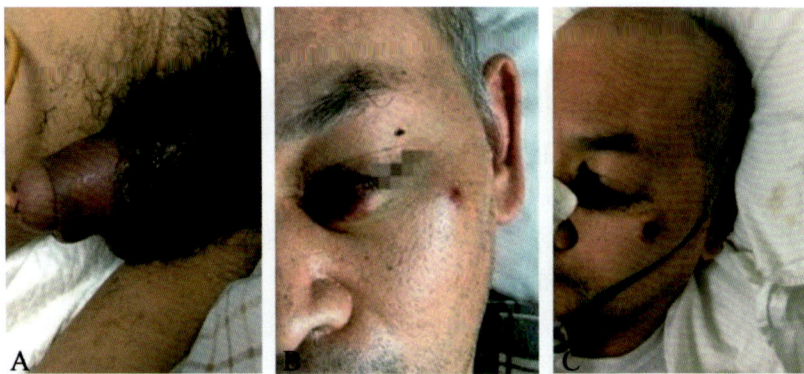

图32-1 皮肤硬肿伴溃疡

A.阴茎硬肿伴溃疡2个月；B.左内眦皮肤硬肿伴溃疡2个月；C.左眼外侧皮肤硬肿伴溃疡1个月

二、重要的既往史、个人史、家族史等

既往体健。否认肝炎、结核病史，否认高血压、冠心病等慢性病史。否认手术、外伤史，否认食物过敏史，有磺胺类药物过敏史，否认输血史，否认吸烟、饮酒等不良嗜好，否认家族遗传性疾病史。

三、入院体格检查

T 37.5 ℃，HR 85次/min，R 22次/min，BP 140/80 mmHg。神志不清，浅昏迷，呼之不应，时有四肢抽搐，查体不合作，皮肤、巩膜无黄疸，浅表淋巴结未及肿大，左侧下眼睑内眦处皮肤红肿、破溃、局部硬结伴黑痂，左眼外侧可见一红色皮肤硬结，右侧瞳孔直径2.5 mm，对光反射存在，颈稍抗，心脏查体未见明显异常，两肺呼吸音清，未闻及干、湿啰音，肝脾不肿大，阴茎硬肿伴皮肤溃疡，布鲁津斯基征（−），克尼格征（＋），双侧巴宾斯基征（−）。

四、入院辅助检查

院外主要检查：

（1）（2017.05.17）空腹血糖（FBG）9.94 mmol/L，C-反应蛋白（CRP）6.3 mg/L；尿葡萄糖（+++），PPD试验（−），T-SPOT（−）；腹部B超未见异常。

（2）（2017.05.27）血常规：WBC 3.8×10^9/L，EOS 0.01×10^9/L，N% 49.2%，Hb 129 g/L，PLT 101×10^9/L。生化常规：ALT 30 U/L，AST 31 U/L，TBIL 10.7 μmol/L，FBG 7.9 mmol/L，CRP 2.6 mg/L。免疫过筛均阴性；肿瘤标志物均正常。脑电图：轻度异常。

（3）（2017.05.31）脑脊液：淡黄色，清晰透明，WBC 12×10^6/L，糖4.0 mmol/L，氯化物112 mmol/L，乳酸4.5 mmol/L，蛋白＞3 g/L，结核DNA检测（−）。

（4）（2017.06.02）胸部CT及腹部B超未见异常。

（5）（2017.06.03）血清抗谷氨酸受体（NMDA型、AMPA1型/2型）抗体IgG、抗富亮氨酸胶质瘤失活蛋白1（LGI1）抗体IgG、抗接触蛋白关联蛋白2（CASPR2）抗体IgG、抗γ-氨基丁酸（GABA）B型受体抗体IgG等均示阴性。血清和脑脊液抗视神经脊髓炎（NMO）抗体IgG、抗神经节苷脂GQ1b抗体IgG/IgM、GT1b抗体IgG/IgM、GD1a/1b抗体IgG/IgM、抗GM1/2/3抗体IgG/IgM等均阴性。

（6）（2017.05.18）头颅MRI示（图32-2）：两侧侧脑室周围散在腔隙性脑梗死，左侧海马区似见异常信号影，无明显强化，海马硬化待排。

（7）（2017.06.12）头颅MRI示：幕上脑实质（两侧额颞叶、左侧顶叶）内多发片状异常信号，未见强化，右侧翼外肌形态信号异常，头颅磁共振静脉成像（magnetic resonance venography，MRV）未见异常。

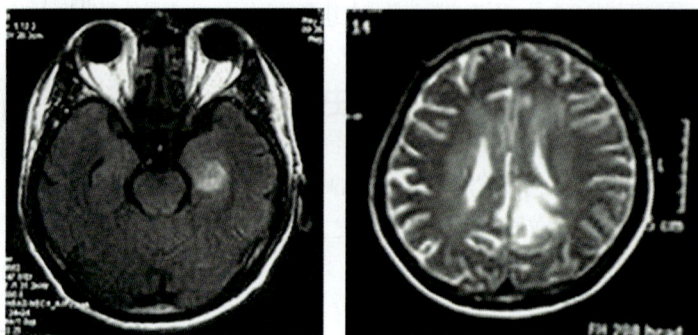

图32-2 头颅MRI

（8）（2017.06.14）CSF：淡黄色，清晰透明，WBC $40 \times 10^6/L$，糖0.93 mmol/L，氯化物107 mmol/L，乳酸9.01 mmol/L，蛋白4.35 g/L，结核DNA检测（−），未查见隐球菌。

（9）（2017.06.16）血常规：WBC $3.4 \times 10^9/L$，EOS $0.00 \times 10^9/L$，N 62%，Hb 146 g/L，PLT $109 \times 10^9/L$；生化常规：ALT 61 U/L，AST 57 U/L，TBIL 12.6 μmol/L，FBG 6.92 mmol/L，ESR 11 mm/h，CRP 3.1 mg/L。

五、入院诊断、诊断依据和鉴别诊断

（一）入院诊断

① 中枢神经系统感染（结核性脑膜炎）可能；② 2型糖尿病。

（二）诊断依据

（1）患者为中年男性，慢性起病，病程中发现多次血糖大于7 mmol/L，较长时间应用激素，存在感染高发因素。

（2）患者主要表现为头痛、头晕，逐渐出现反应迟钝，记忆力及计算力下降，后期出现逐渐加重的意识障碍，伴发热，查体：神志不清，呼之不应，昏睡状态，查体不合作，颈稍抗，布鲁津斯基征（−），克尼格征（＋），双侧巴宾斯基征（−）。

（3）查外周血常规示白细胞偏低，中性粒细胞百分比正常，多次脑脊液检查示浆液性改变，外观呈淡黄色，糖和氯化物降低，乳酸和蛋白明显升高，头颅影像学改变。结核性脑膜炎临床诊断评分系统：得10分，为可疑诊断。

（三）鉴别诊断

患者为中年男性，既往健康，此次发病早期主要表现为头痛，慢性皮肤损害，以皮肤红硬肿伴溃疡为主，近期出现发热，伴意识障碍逐渐加重。有关患者头痛、意识改变和皮肤病变的诊断和鉴别诊断思路如下：

1. 感染性疾病

皮肤伴颅内真菌感染等？患者可能存在免疫功能受损表现，真菌感染确诊依赖于细菌学或病变组织病理学检查，可确认真菌侵入组织并导致炎症反应。

2. 非感染性疾病

主要包括免疫性和肿瘤性疾病等。

1）神经白塞病。其诊断标准包括：符合白塞病诊断标准（按2014年白塞病的国际标准评分系统：得分≥4提示诊断白塞病），加上出现神经系统症状和体征、腰椎穿刺结果异常或颅内典型影像学改变，即可诊断。

2）自身免疫性脑炎。主要特点有：① 边缘系统症状，近事记忆减退、癫痫发作、精神行为异常；② 脑炎综合征；③ 基底节和（或）间脑/下丘脑受累的临床表现；④ 精神障碍；⑤ 脑脊液细胞学呈淋巴细胞性炎症，脑脊液蛋白升高不明显；⑥ 抗神经元表面抗原的自身抗体（＋）；⑦ 激素治疗效果较好。其诊断需要综合患者的临床表现、脑脊液检查、神经影像学和脑电图检查等结果，抗神经元抗体阳性是确诊的主要依据。

3）淋巴瘤等伴神经系统损害。恶性淋巴瘤具有高度异质性。其中皮肤T细胞淋巴瘤（cutaneous T cell lymphoma，CTCL）的主要特点有：

（1）皮肤病变：可有一系列非特异性皮肤表现，皮肤损害呈多形性，如红斑、水疱、糜烂等，常经久破溃、渗液，形成全身性散在的皮肤增厚、脱屑。多见于躯干和四肢，偶尔见于头面部如头顶、鼻部、眼睑、眼眶和手足等部位，罕见于生殖器，组织病理学检查是关键。

（2）中高度侵袭性非霍奇金淋巴瘤（non-Hodgkin lymphoma，NHL）：临床Ⅲ/Ⅳ期患者可能出现中枢神经系统受累，或有中枢神经系统症状者，需行脑脊液检查，表现为脑脊液压力增高、蛋白量增加、细胞数增多，单核细胞为主，病理检查或流式细胞术检查可发现淋巴瘤细胞。

尽早行骨髓穿刺或骨髓活检或病变组织活检进行病理学检查，对上述疾病的诊断与鉴别诊断起着关键作用。

六、主要诊疗经过和病情变化

主要诊治措施（2017.06.18—2017.06.26）：

入院后积极完善常规检查，患者体温波动于36～37.5℃，心电监护示：BP 120/96 mmHg,

氧饱和度89%。2017年6月18日急查血气分析示：pH 7.38，PCO_2 49 mmHg，PO_2 56 mmHg。查血常规：WBC 5.42×10^9/L，EOS 0.00×10^9/L，N% 81.5%，Hb 149 g/L，PLT 78×10^9/L。

尿常规：尿蛋白（++），隐血（+++）；ALT 80 U/L，AST 80 U/L，TBIL 15.8 μmol/L，FBG 8.97 mmol/L，CRP 149.5 mg/L，ESR 12 mm/h，PCT 0.46 ng/ml；HIV抗体（-）。

IgM 0.409 g/L，C3 0.739 g/L。抗ENA抗体谱：抗SSA/R060阳性，血管炎三项阴性，CMV DNA（-）。

（2017.06.20）EBV DNA 1.4×10^5 copies/ml。

结合患者病史和院内、外检查结果，不能排除感染性疾病，如结核性脑膜炎或隐球菌脑膜炎等中枢神经系统感染。患者病程中多次空腹血糖均偏高，随机血糖大于11.1 mmol/L，符合2型糖尿病的诊断。患者入院后一直低热，外周血中性粒细胞百分比、CRP、PCT等炎症指标均升高，同时并发细菌感染败血症可能，予血培养等细菌学检查，并予头孢地嗪抗菌治疗。入院时出现 I 型呼吸衰竭，病情危重，遂请ICU会诊，患者拒绝转科，改予高流量吸氧、脱水降颅压等对症治疗，后病情稍好转。

患者皮肤溃疡伴脑炎表现，是"一元论"还是"二元论"，尚不能明确，中枢神经系统感染的诊断证据不够充分，一些特殊表现如会阴部的症状、体征和颜面部皮肤损害等，不符合典型结核性脑膜炎、隐球菌脑膜炎的表现。因而需进一步考虑有没有非感染性疾病如免疫性疾病或肿瘤性疾病的可能。

患者现病情危重，诊断仍然不明确，为明确诊治，请神经内科、风湿科、皮肤科、血液科等多学科会诊。MDT建议：① 必要时行PET/CT，但患者昏迷，无法配合；② 行骨髓穿刺或骨髓活检、病变皮肤活检术等。

2017年6月21日与患者家属沟通，请整形外科行左眼外侧皮肤溃疡活检术。2017年6月22日皮疹术后病理提示：恶性肿瘤，倾向为淋巴造血系统肿瘤，建议免疫组化。2017年6月22日在患者家属同意下行骨髓细胞学检查。2017年6月23日骨髓象示：粒系比例增高，未见其他明显异常细胞。

继续予以地塞米松、免疫球蛋白等抗炎对症处理，病情未见明显好转。患者于2017年6月26日因呼吸、循环衰竭而死亡。

2017年6月27日皮疹术后病理：（左眼外侧）T细胞淋巴瘤，考虑为间变性大细胞淋巴瘤。免疫组化标记结果显示：瘤细胞CD20（-），Pax-5（-），Bcl-6（-），Mum-1（-），CD10（-），CD56（-），CD3（+），CD4（+），CD30（+），TIA-1（+），Ki-67（+，约80%），CD43（+）。

七、针对病情变化的检查结果

（1）（2017.06.18）血气分析示：pH 7.38，$PaCO_2$ 49 mmHg，PaO_2 56 mmHg。

（2）（2017.06.20）CMV DNA（-），EBV DNA 1.4×10^5 copies/ml。

（3）（2017.06.22）左眼外侧皮疹术后病理（图32-3）：恶性肿瘤，倾向为淋巴造血系统肿瘤，建议免疫组化。

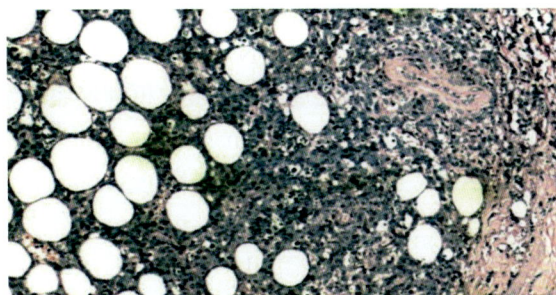

图32-3 左眼外侧皮疹术后病理

（4）（2017.06.23）骨穿：粒系比例增高，未见其他明显异常细胞。

（5）（2017.06.26）血气分析示：pH 7.49，$PaCO_2$ 36.5mmHg，PaO_2 43 mmHg。

（6）（2017.06.27）血培养结果显示无菌生长。

（7）（2017.06.27）皮疹术后病理：（左眼外侧）T细胞淋巴瘤，考虑为间变性大细胞淋巴瘤。免疫组化标记结果如图32-4所示。

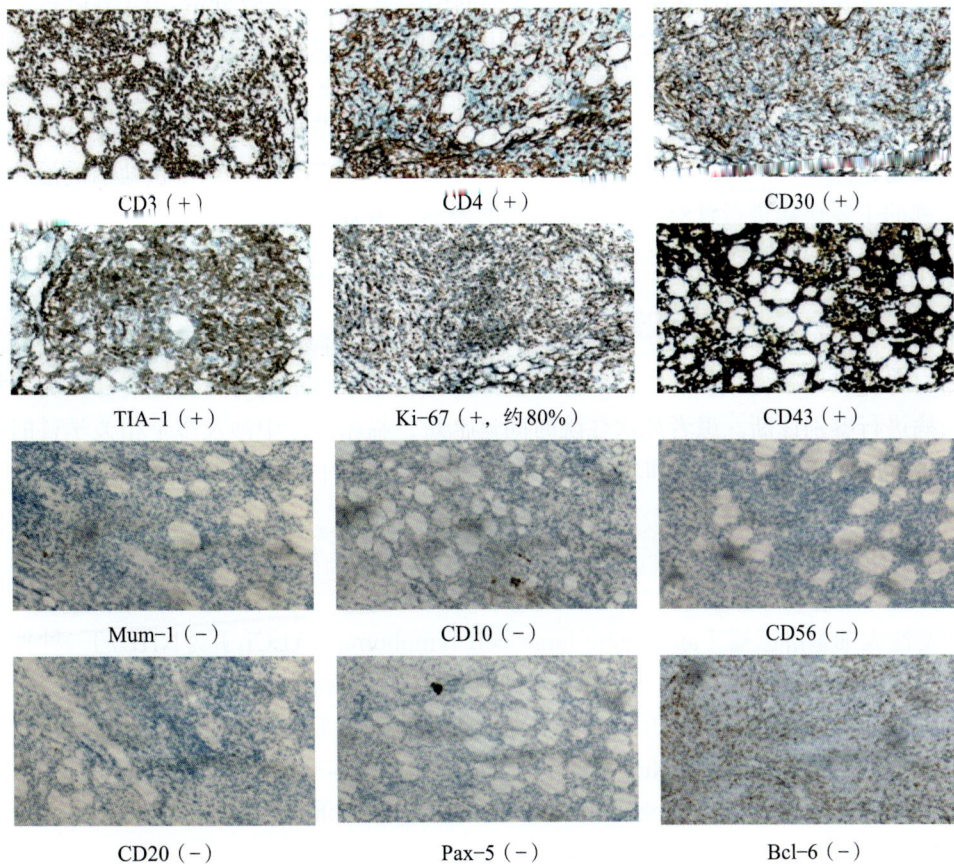

CD3（+）　　　　　　CD4（+）　　　　　　CD30（+）

TIA-1（+）　　　　　Ki-67（+，约80%）　　CD43（+）

Mum-1（-）　　　　　CD10（-）　　　　　　CD56（-）

CD20（-）　　　　　Pax-5（-）　　　　　　Bcl-6（-）

图32-4 皮疹术后病理的免疫组化

八、出院诊断

① T细胞淋巴瘤（间变性大细胞淋巴瘤），并发中枢神经系统病变可能；② 2型糖尿病；③ I型呼吸衰竭。

九、预后和转归

患者于2017年6月26日因呼吸、循环衰竭而死亡。

十、诊疗体会

本例患者慢性起病，院外病程长，入笔者所在科室时已是昏迷状态，伴呼吸衰竭，病情危重。我们首先应该详细询问院外病史，争取时间，尽快弄清楚患者头痛、意识障碍与发热等关键症状的演变过程，根据其先后关系、严重程度、有无中枢神经系统阳性体征、腰椎穿刺等重要检查的阳性或阴性结果、详细的用药史等进行综合分析。

至于患者病程中到底有没有发热，是不是应用糖皮质激素掩盖了发热等症状，此类患者有没有用激素的指征，什么时候用，用多大量，疗程多长，需要结合病情进一步权衡。

患者病程中出现了一些特殊的症状和体征，如患者阴茎异常勃起伴红肿硬、溃疡及皮肤硬结溃疡，医生应分析引起这些表现的可能原因。医生接下来应该尽快地明确诊断，针对考虑到的主要疾病进行针对性的检查，同时及时、有效地和患者及其家属沟通病情，极大程度地取得他们的积极配合。本病例最后明确诊断的关键是对病变组织进行活检并行病理学检查。

本例患者存在头痛、意识改变伴发热，诊治过程中很容易与中枢神经系统感染相混淆。随着对自身免疫性脑炎认识的逐步加深，临床医生也越来越重视与自身免疫性脑炎等神经系统疾病进行鉴别诊断。患者此次住院时间这么短，临床诊疗中涉及多个相关学科的疾病知识，患者最终能明确诊断也和多学科诊治有着密不可分的关系。

十一、简要综述

间变性大细胞淋巴瘤（anaplastic large cell lymphoma，ALCL）为NHL的一种独立类型，由德国病理学家Stein等于1985年应用Ki-1（CD30）抗体识别，常呈间变性特征，被命名为间变性大细胞淋巴瘤。REAL分类将B细胞表型者归为弥漫性大B细胞性淋巴瘤。目前，ALCL只包括T表型和Null（非T非B）表型。60%～85%的ALCL病例表达间变性淋巴瘤激酶（anaplastic lymphoma kinase，ALK）融合蛋白，这是2号染色体上ALK基因位点的畸变所致。

在临床上，ALCL被分为原发性系统型和原发性皮肤型两种。但事实上，有研究表明两者在临床表现、免疫表型、分子遗传学、治疗和预后方面有着显著不同。因此，正确区分原发性皮肤型ALCL和系统型ALCL累及皮肤实属必要。

原发性系统型ALCL根据是否表达ALK分为ALK阳性ALCL和ALK阴性ALCL，越来越多研究表明原发性系统型ALCL中ALK阳性和ALK阴性病例的表现有明显差异。ALK阳性的原发性系统型ALCL主要发生在30岁之前的人群中，多见于男性，大多数成人病例表现为无痛性淋巴结肿大，结外可累及皮肤、骨、软组织、胃肠等。而ALK阴性的原发性系统型ALCL更多见于中老年男性，主要侵犯皮肤、肺、肝，且预后一般较差。因此，对临床诊断来说，检测ALCL中有无ALK融合基因很有必要。

原发性皮肤型ALCL多发生在老年人，平均年龄为60岁，ALK阴性且缺乏细胞毒性表型，表现为实体的、无症状的皮肤或皮下紫红色肿块，表面可发生溃疡，多肿瘤结节侵犯周边区域或多部位、多中心发生肿瘤较少见，多见于躯干和四肢等部位，偶可见于手足和头面部如头顶、鼻部、眼睑、眼眶等，罕见于生殖器。本病极少累及骨髓，因此骨髓活检在诊断中的价值有限。CD30的阳性表达是诊断本组疾病的一个必要条件，如果＞75%肿瘤细胞CD30呈阳性表达则可诊断。

中高度侵袭性NHL临床Ⅲ/Ⅳ期患者可能出现中枢神经系统受累，对于有中枢神经系统症状者，需行脑脊液检查。其表现为脑脊液压力增高、蛋白量增加、细胞数增多，以单核细胞为主，病理检查或流式细胞术检查可发现淋巴瘤细胞。

医生可根据淋巴结、骨髓、皮肤或病变组织活检的病理学检查结果，做出淋巴瘤的诊断和分类分型诊断。应尽量采用免疫组化、细胞遗传学和分子生物学检查，按世界卫生组织（World Health Organization，WHO）和欧洲癌症研究和治疗组织（European Organization for Research and Treatment of Cancer，EORTC）的造血和淋巴组织肿瘤分型标准做出诊断。

ALCL的治疗均以化疗为主，具体化疗方案目前尚未统一，大多数中心采用了CHOP（环磷酰胺、多柔比星、长春新碱、泼尼松）和CHOP样方案。由于ALK阴性ALCL的化疗疗效不佳，目前有研究尝试加大剂量或在CHOP方案的基础上增加新药进行联合化疗，或将大剂量化疗／自体造血干细胞移植（autologous hematopoietic stem cell transplantation，ASCT）作为一线巩固治疗。对于化疗残留肿块、局部巨大肿块或累及中枢神经系统者，可行局部放疗作为化疗的补充。局部治疗譬如放疗、手术切除或低剂量的甲氨蝶呤均被WHO-EORTC推荐作为原发性皮肤型ALCL孤立性病变或局限性多发病变的基础治疗，发生皮肤以外累犯或疾病进展迅速的患者可酌情考虑全身联合化疗。

一般说来，ALCL比其他大细胞淋巴瘤的预后好，其预后与肿瘤的发生年龄、有无症状、原发部位、临床分期及免疫学分型有关，与组织学分型无明显关系。儿童及青年对治疗反应好。临床无症状者较有症状者预后好，原发结内淋巴瘤较结外者预后好。临床Ⅰ、Ⅱ期较Ⅲ、Ⅳ期病例的3年生存率高。原发于皮肤的ALCL，特别是局限于皮肤者，预后大多良好，5年生存率高达90%，且部分病例能自愈，但具有广泛皮损、神经系统受累者预后较差，需要更为积极的治疗方案。

专家点评

　　本例患者为中年男性，以头痛、皮肤溃疡及意识障碍为主要表现，病程为2个月，病情复杂且进展迅速，最终诊断为T细胞淋巴瘤（罕见病——间变性大细胞淋巴瘤，ALK阴性型）。

　　早期非特异性症状（头痛、阴茎、眼睑硬结伴皮肤溃疡）及代谢异常（高血糖），易被误诊为感染（如结核性脑膜炎）或自身免疫病（如白塞病、自身免疫性脑炎）。生殖器、头面部等特殊部位的慢性溃疡/硬结，尤其伴全身症状（发热、体重下降），且对常规治疗无效，应高度怀疑恶性肿瘤（如皮肤T细胞淋巴瘤），尽早进行皮肤组织活检以明确诊断，避免错过早期干预时机。

　　对于EBV DNA阳性者需警惕EB病毒相关淋巴增殖性疾病（如NK/T细胞淋巴瘤或ALCL）。皮肤T细胞淋巴瘤（如ALCL）可表现为惰性病程，但合并中枢侵犯时进展急剧。激素可缓解炎症，但可能掩盖肿瘤进展并加重感染风险，尤其在未明确诊断时，需谨慎使用。

　　综上，在复杂临床表现中应保持对肿瘤性疾病的高度警惕，多学科协作与组织病理活检有助于提升诊断效能。

点　评：王　晖

常用医学缩略语

A

癌胚抗原 （carcinoembryonic antigen，CEA）

B

白蛋白 （albumin，ALB）
白球比例 （albumin/ globulin，A/G）
白细胞 （white blood cell，WBC）
丙氨酸转氨酶 （alanine aminotransferase，ALT）

D

单核细胞 （monocytes，M）
低密度脂蛋白胆固醇 （low-density lipoprotein cholesterol，LDL-C）
动脉血二氧化碳分压 （arterial partial pressure of carbon dioxide，$PaCO_2$）
动脉血氧分压 （arterial partial pressure of oxygen，PaO_2）

E

二氧化碳分压 （partial pressure of carbon dioxide，PCO_2）

G

钙 （calcium，Ca^{2+}）
甘油三酯 （triglyceride，TG）
高密度脂蛋白胆固醇 （high-density lipoprotein cholesterol，HDL-C）
估算肾小球滤过率 （estimated glomerular filtration rate，eGFR）
谷氨酰转移酶 （glutamyl transpeptidase，GGT）
国际标准化比值 （international normalized ratio，INR）

H

红细胞 （red blood cell，RBC）

红细胞沉降率 （erythrocyte sedimentation rate，ESR）

呼吸 （respiratory rate，R）

活化部分凝血活酶时间 （activated partial thromboplastin time，APTT）

J

肌钙蛋白I （Troponin I，TnI）

肌酐 （creatinine，Cr）

肌酸激酶同工酶 （creatine kinase MB，CK-MB）

甲胎蛋白 （alpha fetoprotein，AFP）

钾 （potassium，K^+）

间接胆红素 （indirect bilirubin，IBIL）

碱性磷酸酶 （alkaline phosphatase，ALP）

降钙素原 （procalcitonin，PCT）

结核分枝杆菌基因 （Mycobacterium tuberculosis-DNA，TB-DNA）

结核感染T细胞斑点试验 （T-cell spot test for tuberculosis，T-SPOT）

结核菌素实验 （purified protein derivative test，PPD试验）

K

抗富亮氨酸胶质瘤失活蛋白1 （leucine-rich glioma-inactivated protein 1，LGI1）

抗核抗体 （antinuclear antibody，ANA）

抗环瓜氨酸肽抗体 （anti-cyclic citrullinated peptide antibody，抗CCP抗体）

抗接触蛋白关联蛋白2 （contactin-associated protein-like 2，CASPR2）

抗中性粒细胞胞质抗体 （antineutrophil cytoplasmic antibody，ANCA）

空腹血糖 （fasting blood glucose，FBG）

L

淋巴细胞 （lymphocyte，L）

鳞状细胞癌相关抗原 （squamous cell carcinoma antigen，SCC Ag）

氯 （hlorine，Cl^-）

M

脉搏 （pulse，P）
免疫球蛋白G （immunoglobin G，IgG）

N

钠 （sodium，Na^+）
脑利尿钠肽 （brain natriuretic peptide，BNP）
尿素氮 （urea nitrogen，BUN）
尿酸 （uric acid，UA）
凝血酶时间 （thrombin time，TT）
凝血酶原时间 （prothrombin time，PT）

P

平均红细胞体积 （mean corpuscular volume，MCV）
平均血红蛋白量 （mean corpuscular hemoglobin，MCH）
平均血红蛋白浓度 （mean corpuscular hemoglobin concentration，MCIIC）

Q

前白蛋白 （prealbumin，PAB）
前列腺特异性抗原 （prostate specific antigen，PSA）
球蛋白 （globulin，GLB）

R

人类免疫缺陷病毒 （human immunodeficiency virus，HIV）
人绒毛膜促性腺激素 （human chorionic gonadotropin，HCG）
乳酸脱氢酶 （lactate dehydrogenase，LDH）

S

神经元特异性烯醇化酶 （neuron-specific enolase，NSE）
嗜碱性粒细胞 （basophil，S）
嗜酸性粒细胞 （eosinophil，EOS）

T

糖化血红蛋白 （glycohemoglobin，HbA1C）
糖类抗原125 （carbohydrate antigen 125，CA125）
糖类抗原153 （carbohydrate antigen 153，CA153）
糖类抗原199 （carbohydrate antigen 199，CA199）
糖类抗原242 （carbohydrate antigen 242，CA242）
糖类抗原724 （carbohydrate antigen 724，CA724）
体温 （body temperature，T）
天冬氨酸转氨酶 （aspartate transaminase，AST）

X

细胞角蛋白19 （Cytokeratin 19，CK19）
纤维蛋白降解产物 （fibrin degradation product，FDP）
纤维蛋白原 （fibrinogen，FIB）
心率 （heart rate，HR）
血红蛋白 （hemoglobin，Hb）
血清淀粉样蛋白A （serum amyloid A，SAA）
血糖 （blood glucose，BG）
血细胞比容 （hematocrit，HCT）
血小板 （platelet，PLT）
血压 （blood pressure，BP）
血氧饱和度 （oxygen saturation，SaO_2）

Y

氧分压 （partial pressure of oxygen，PO_2）
乙肝e抗体 （hepatitis B e antibody，HBeAb）
乙肝e抗原 （hepatitis B e antigen，HBeAg）
乙肝表面抗体 （hepatitis B surface antibody，HBsAb）
乙肝表面抗原 （hepatitis B surface antigen，HBsAg）
乙肝核心抗体 （hepatitis B core antibody，HBcAb）
幽门螺杆菌 （Helicobacter pylori，Hp）
游离前列腺特异性抗原 （free prostate specific antigen，fPSA）

Z

正电子发射计算机体层显像 （positron emission tomography and computed tomography, PET/CT）
直接胆红素 （direct bilirubin, DBIL）
中性粒细胞 （neutrophil, N）
总胆固醇 （total cholesterol, TC）
总胆红素 （total bilirubin, TBIL）
总胆汁酸 （total bile acid, TBA）
总蛋白 （total protein, TP）
总前列腺特异性抗原 （total prostate specific antigen, tPSA）

C-反应蛋白 （C-reactive protein, CRP）
D-二聚体 （D-Dimer）
β-D-葡聚糖试验 （β-D-glucan test, G试验）
γ-氨基丁酸 （γ-aminobutyric acid, GABA）

索　引